注解傷寒論
金匱玉函經

影印本

人民衛生出版社

圖書在版編目（CIP）數據

注解傷寒論;金匱玉函經/人民衛生出版社整理.—影印本.
—北京:人民衛生出版社,2013
ISBN 978-7-117-17046-8

Ⅰ.①注… Ⅱ.①人… Ⅲ.①《傷寒論》-注釋②《金匱要略方論》-注釋 Ⅳ.①R222.22②R222.32

中國版本圖書館 CIP 數據核字(2013)第 041040 號

注解傷寒論　金匱玉函經
影印本

整　　理：人民衛生出版社
出版發行：人民衛生出版社（中繼綫 010-59780011）
地　　址：北京市朝陽區潘家園南裏 19 號
郵　　編：100021
E - mail：pmph @ pmph.com
購書熱綫：010-59787592　010-59787584　010-65264830
印　　刷：北京虎彩文化傳播有限公司
經　　銷：新華書店
開　　本：787×1092　1/16　　**印張**：14.5
字　　數：410 千字
版　　次：2013 年 7 月第 1 版　2025 年 3 月第 1 版第 6 次印刷
標準書號：ISBN 978-7-117-17046-8
定　　價：59.00 元
打擊盜版舉報電話：010-59787491　E-mail：WQ @ pmph.com
質量問題聯繫電話：010-59787234　E-mail：zhiliang @ pmph.com

總目録

漢 張機 著

注解傷寒論

刻仲景全書序

歲乙未吾邑疫厲大作予家臧獲率六七就枕席吾吳和緩明卿沈君南昉在海虞藉其力而起死亡殆徧予家得大造于沈君矣不知沈君操何術而若斯之神因詢之君曰予豈探龍藏秘典剖青囊奧而神斯也哉特于仲景之傷寒論窺一斑兩斑耳予曰吾聞是書于家大夫之日久矣而書肆間絕不可得君曰予誠有之予讀而知其為成無己所解之書也然而魚亥不可正句讀不可離矣已而搆得數本字為之正句為之離補其脫略訂其舛錯沈君曰是可謂完書仲景之忠臣也予謝不敏先大夫命之爾其板行斯以惠厥同胞不肖孤曰唯唯沈君曰金匱要略仲景治雜證之秘也盍并刻之以見古人攻擊補瀉緩急調停之心法先大夫曰小子識之不肖孤曰敬哉既合刻則名何從先大夫曰可哉命之名仲景全書既刻已復得宋板傷寒論焉予曩固知成注非全文及得是書不啻拱璧轉卷間而後知成之荒也因復并刻之所以承先大夫之志歟又故紙中檢得傷寒類證三卷所以檃括仲景之書去其煩而歸之簡聚其散而彙之一其于病證脈方若標月指之明且盡仲景之法于是粲然無遺矣乃并附于後予因是哀夫世之人向故不得盡命而死也夫仲景殫心思于軒岐辨證候于絲髮著為百十二方以全民命斯何其仁且愛而躋一世于仁壽之域也乃今之業醫者舍本逐

末趍者曰東垣局者曰丹溪已矣而最稱高識者則玉機微義是宗若素問若靈樞若玄珠密語則嗒焉茫乎而不知旨歸而語之以張仲景劉河間幾不能知其人与世代猶覥然曰吾能已病足矣奚高遠之是務且于今之讀軒岐書者必加誚曰是夫也徒讀父書耳不知兵變已夫不知變者世誠有之以其變之難通而遂棄之者是猶食而咽也去食以求養生者哉必且不然矣則今日是書之刻烏知不為肉食者大嗤乎說者謂陸宣公達而以奏疏醫天下窮而聚方書以醫萬民吾子固悠然有世思哉予曰不々是先大夫之志也先大夫固嘗以奏疏醫父子之倫醫朋黨之漸醫東南之民瘼以直言敢諫

醫諂諛者之膏肓故躓々之日多達々之日少而是書々之刻也其先大夫宣公之志與今先大夫歿垂四年而書成先大夫處江湖退憂々之心蓋与居廟堂進憂々之心同一無窮矣客曰子實為々而以為先公之志殆所謂善則稱親與不肖孤曰不々是先大夫之志也

萬曆已亥三月穀旦海虞清常道人趙開美序

傷寒論序

夫傷寒論蓋祖述大聖人之意諸家莫其倫擬故晋皇甫謐序甲乙鍼經云伊尹以元聖之才撰用神農本草以為湯液漢張仲景論廣湯液為十數卷用之多驗近世太醫令王叔和撰次仲景遺論甚精皆可施用是仲景本伊尹之法伊尹本神農之經得不謂祖述大聖人之意乎張仲景漢書無傳見名醫錄云南陽人名機仲景乃其字也舉孝廉官至長沙太守始受術於同郡張伯祖時人言識用精微過其師所著論其言精而奥其法簡而詳非淺聞寡見者所能及自仲景于今八百餘年惟王叔和能學之其間如葛洪陶景胡洽徐之才孫思邈輩非不才也但各自名家而不能脩明之開寶中節度使高繼沖曾編錄進上其文理舛錯未嘗考正歷代雖藏之書府亦闕於讐校是使治病之流舉天下無或知者國家詔儒臣校正醫書臣奇續被其選以為百病之急無急於傷寒今先校定張仲景傷寒論十卷總二十二篇證外合三百九十七法除複重定有一百一十二方今請頒行太子右贊善大夫臣高保衡尚書屯田員外郎臣孫奇尚書司封郎中祕閣校理臣林億等謹上

傷寒卒病論集

論曰余每覽越人入虢之診望齊侯之色未嘗不慨然歎其才秀也怪當今居世之士曾不留神醫藥精究方術上以療君親之疾下以救貧賤之厄中以保身長全以養其生但競逐榮勢企踵權豪孜孜汲汲惟名利是務崇飾其末忽棄其本華其外而悴其內皮之不存毛將安附焉卒然遭邪風之氣嬰非常之疾患及禍至而方震慄降志屈節欽望巫祝告窮歸天束手受敗賚百年之壽命持至貴之重器委付凡醫恣其所措咄嗟嗚呼厥身已斃神明消滅變為異物幽潛重泉徒為啼泣痛夫舉世昏迷莫能覺悟不惜其命若是輕生彼何榮勢之云哉而進不能愛人知人退不能愛身知已遇災值禍身居厄地蒙蒙昧昧惷若遊魂哀乎趨世之士馳競浮華不固根本忘軀徇物危若冰谷至於是也余宗族素多向餘二百建安紀年以來猶未十稔其死亡者三分有二傷寒十居其七感往昔之淪喪傷橫夭之莫救乃勤求古訓博采衆方撰用素問九卷八十一難陰陽大論胎臚藥錄并平脉辨證為傷寒雜病論合十六卷雖未能盡愈諸病庶可以見病知源若能尋余所集思過半矣夫天布五行以運萬類人禀五常以有五藏經絡府俞陰陽會通玄冥幽微變化難極自非才高識妙豈能探其理致哉上古有神農黄帝岐伯伯高雷公少俞少師仲文中世有長桑扁鵲漢有公乘陽慶及倉公下此以往未之聞也觀今之醫不念思求經旨以演其所知各承家技終始順舊省疾問病務在口給相對斯須便處湯藥按寸不及尺握手不及足人迎趺陽三部不參動數發息不滿五十短期未知決診九候曾無髣髴明堂闕庭盡不見察所謂窺管而已夫欲視死別生實為難矣孔子云生而知之者上學則亞之多聞博識知之次也余宿尚方術請事斯語

醫林列傳

張機

張機字仲景南陽人也受業於同郡張伯祖善於治療尤精經方舉孝廉官至長沙太守後在京師爲名醫於當時為上手以宗族二百餘口建安紀年以来未及十稔死者三之二而傷寒居其七乃著論二十二篇證外合三百九十七法一百一十二方其文辭簡古奥雅古今治傷寒者未有能出其外者也其書為諸方之祖時人以為扁鵲倉公無以加之故後世稱為醫聖

王叔和

王叔和高平人也性度沉靜博好經方尤精診處洞識養生之道深曉療病之源採摭羣論撰成脉經十卷叙陰陽表裏辨三部九候分人迎氣口神門條十二經二十四氣奇經八脉五藏六府三焦四時之痾纖悉備具咸可按用凡九十七篇又次張仲景方論為三十六卷大行於世

成無已

成無已聊攝人家世儒醫性識明敏記問該博譔述傷寒義皆前人未經道者指在定體分形析證若同而異者明之似是而非者辨之古今言傷寒者祖張仲景但因其證而用之初未有發明其意義成無已博極研精深造自得本難素靈樞諸書以發明其奥因仲景方論以辨析其理極表裏虛實陰陽死生之説究藥病輕重去取加減之意眞得長沙公之旨趣所著傷寒論十卷明理論三卷論方一卷大行於世

國子監
准　尚書禮部元祐三年八月八日符元祐三年
八月七日酉時准　都省送下當月六日
勑中書省勘會下項醫書册數重大紙墨價高民
間難以買置八月一日奉
聖旨令國子監别作小字雕印内有浙路小字本
者令所屬官司校對别無差錯即摹印雕版並候
了日廣行印造只收官紙工墨本價許民間請買
仍送諸路出賣奉
勑如右牒到奉行前批八月七日未時付禮部施
行續准禮部符元祐三年九月二十日准
都省送下當月十七日
勑中書省尚書省送到國子監狀據書庫狀准
朝旨雕印小字傷寒論等醫書出賣契勘工錢約
支用五千餘貫未委於是何官錢支給應副使用
本監比欲依雕四子等體例於書庫賣書錢内借
支又緣所降
朝旨候雕造了日令只收官紙工墨本價即别不
收息慮日後難以撥還欲乞
朝廷特賜應副上件錢數支使候指揮尚書省勘
當欲用本監見在賣書錢候將來成書出賣每部
只收息壹分餘依元降指揮奉
聖旨依國子監主者一依
勑命指揮施行

治平二年二月四日

進呈奉
聖旨鏤版施行

朝奉郎守太子右贊善大夫同校正醫書飛
騎尉賜緋魚袋臣高保衡
宣德郎守尚書都官員外郎同校正醫書騎
都尉臣孫奇
朝奉郎守尚書司封郎中充祕閣校理判登
聞檢院護軍賜緋魚袋臣林億
翰林學士朝散大夫給事中知制誥充史館修
撰宗正寺脩玉牒官兼判太常寺兼禮儀
事兼判祕閣祕書省同提舉集禧觀公事
兼提舉校正醫書所輕車都尉汝南郡開
國侯食邑一千三百户賜紫金魚袋臣范
鎮

推忠協謀佐理功臣金紫光祿大夫行尚書吏
部侍郎參知政事柱國天水郡開國公食
邑三千户食實封八百户臣趙槩
推忠協謀佐理功臣金紫光祿大夫行尚書吏
部侍郎參知政事柱國樂安郡開國公食
邑二千八百户食實封八百户臣歐陽脩
推忠協謀同德佐理功臣特進行中書侍郎兼
户部尚書同中書門下平章事集賢殿大
學士上柱國廬陵郡開國公食邑七千一
百户食實封二千二百户臣曾公亮
推忠協謀同德守正佐理功臣開府儀同三司
行尚書右僕射兼門下侍郎同中書門下
平章事昭文館大學士監脩國史兼譯經
潤文使上柱國衛國公食邑一萬七百户
食實封三千八百户臣韓琦
知兗州錄事參軍監國子監書庫臣郭直卿
奉議郎國子監主簿雲騎尉臣孫準
朝奉郎行國子監丞上騎都尉賜緋魚袋臣
何宗元

朝奉郎守國子司業輕車都尉賜緋魚袋臣
豐稷
朝請郎守國子司業上輕車都尉賜緋魚袋
臣盛僑
朝請大夫試國子祭酒直集賢院兼徐王府
翊善護軍臣鄭穆
中大夫守尚書右丞上輕車都尉保定縣開國
男食邑三百户賜紫金魚袋臣胡宗愈
中大夫守尚書左丞上護軍太原郡開國侯食
邑一千八百户食實封二百户賜紫金魚
袋臣王存
中大夫守中書侍郎護軍彭城郡開國侯食邑
一千一百户食實封二百户賜紫金魚袋
臣劉摯
正議大夫守門下侍郎上柱國樂安郡開國公
食邑四千户食實封九百户臣孫固
太中大夫守尚書右僕射兼中書侍郎上柱國
高平郡開國侯食邑一千六百户食實封
五百户臣范純仁

太中大夫守尚書左僕射兼門下侍郎上柱國
汲郡開國公食邑二千九百户食實封六
百户臣吕大防

註解傷寒論序

夫前聖有作後必有繼述之者則其教乃得著於世矣醫之道源自炎黃以至神之妙始興經方繼而伊尹以元聖之才撰成湯液俾黎庶之疾疢咸遂蠲除使萬代之生靈普蒙拯濟後漢張仲景又廣湯液爲傷寒卒病論十數卷然後方大備兹先聖後聖若合符節至晉太醫令王叔和以仲景之書撰次成序得爲完帙昔人以仲景方一部爲衆方之祖蓋能繼述先聖之所作迄今千有餘年不墜於地者又得王氏闡明之力也傷寒論十卷其言精而奥其法簡而詳非寡聞淺見所能賾究後雖有學者又各自名家未見發明僕忝醫業自幼徂老躭味仲景之書五十餘年矣雖粗得其門而近升乎堂然未入於室常爲之慊然昨者解后聊攝成公議論該博術業精通而有家學註成傷寒論十卷出以示僕其三百九十七法之内分析異同彰明隱奥調陳脉理區别陰陽使表裏以昭然俾汗下而灼見百一十二方之後通明名號之由彰顯藥性之主十劑輕重之攸分七精制用之斯見别氣味之所宜明補瀉之所適又皆引内經旁牽衆説方法之辨莫不允當寔前賢所未言後學所未識是得仲景之深意者也昔所謂慊然者今悉達其奥矣親覿其書誠難默默不揆荒蕪聊序其畧時甲子中秋日洛陽嚴器之序

○成無已註解傷寒論

卷第五　方十道

辨陽明病脉證并治

辨少陽病脉證并治

卷第六　方二十道

辨太陰病脉證并治

辨少陰病脉證并治

辨厥陰病脉證并治

卷第七　方五道

辨霍亂病脉證并治

辨陰陽易差病脉證并治

辨不可發汗病脉證并治

辨可發汗病脉證并治

卷第八 無方

辨發汗後病脉證并治

辨不可吐

辨可吐

卷第九 無方

辨不可下病脉證并治

辨可下病脉證并治

卷第十 無方

辨發汗吐下後病脉證并治

此下二十五方，雖於隨證下有之，緣多以加減爲文，似未詳備，故復載方在末卷。

桂枝加葛根湯　桂枝加厚朴杏子湯

桂枝加附子湯术附湯方附　桂枝去芍藥湯

桂枝去芍藥附子湯　桂枝麻黄各半湯

桂枝二麻黄一湯　白虎加人參湯

桂枝去桂茯苓白术湯已上九方證在第二卷

葛根加半夏湯

桂枝加芍藥生薑人參新加湯

梔子甘草豉湯　梔子生薑豉湯

柴胡加芒消湯

桂枝加桂湯已上六方證在第三卷

附子瀉心湯　柴胡桂枝湯

甘草瀉心湯　生薑瀉心湯

黄芩加半夏生薑湯已上五方證在第四卷

桂枝加大黄湯　桂枝加芍藥湯

四逆加吳茱萸生薑湯已上三方證在第六卷

四逆加人參湯

四逆加猪膽汁湯方已上二方證在第七卷

已上十卷内，計方一百一十二道

此經方劑，並按古法，錙銖分兩，與今不同。謂如㕮咀者，即今之剉如麻豆大是也。云一升者，即今之大白盞也。云銖者，六銖為一分，即二錢半也。二十四銖為一兩也。云三兩者，即今之一兩。云二兩，即今之六錢半也。料例大者，只合三分之一足矣。

南政三陰司天脉

太陰　少陰　厥陰

甲子　甲午

右手　寸不應　土運　寸不應　左手

南政三陰司天脉

少陰　厥陰　太陽

己巳　己亥

右手　寸不應　土運　寸口應　左手

南政三陰司天脉

少陽　太陰　少陰

己丑　己未

右手　寸口應　土運　寸不應　左手

南政三陰在泉脉

右手　尺不應　土運　尺不應　左手

己卯　己酉

厥陰　少陰　太陰

南政三陰在泉脉

右手　尺部應　土運　尺不應　左手

甲寅　甲申

太陽　厥陰　少陰

南政三陰在泉脉

右手　尺不應　土運　尺部應　左手

甲辰　甲戌

少陰　太陰　少陽

北政三陰司天脉

太陰　少陰　厥陰

丙戊庚　壬子午

左手　尺不應　金運　尺不應　右手

北政三陰司天脉

少陰　厥陰　太陽

乙辛丁　癸巳亥

左手　尺不應　火運　尺部應　右手

北政三陰司天脉

少陽　太陰　少陰

乙辛丁　癸丑未

左手　尺部應　水運　尺不應　右手

北政三陰在泉脉

左手　寸不應　火運　寸不應　右手

乙辛丁　癸卯酉

厥陰　少陰　太陰

北政三陰在泉脉

左手　寸口應　木運　寸不應　右手

丙壬戌　庚寅申

太陽　厥陰　少陰

北政三陰在泉脉

左手　寸不應　金運　寸口應　右手

丙戊庚　壬辰戌

少陰　太陰　少陽

南政陰陽交脉死

少陰　厥陰　太陽

己巳　己亥

交天左

南政陰陽交脉死

交地左

甲寅　甲申

太陽　厥陰　少陰

南政陰陽交脉死

少陽　太陰　少陰

己丑　己未

交天左

南政陰陽交脉死

交地左

甲辰　甲戌

少陰　太陰　少陽

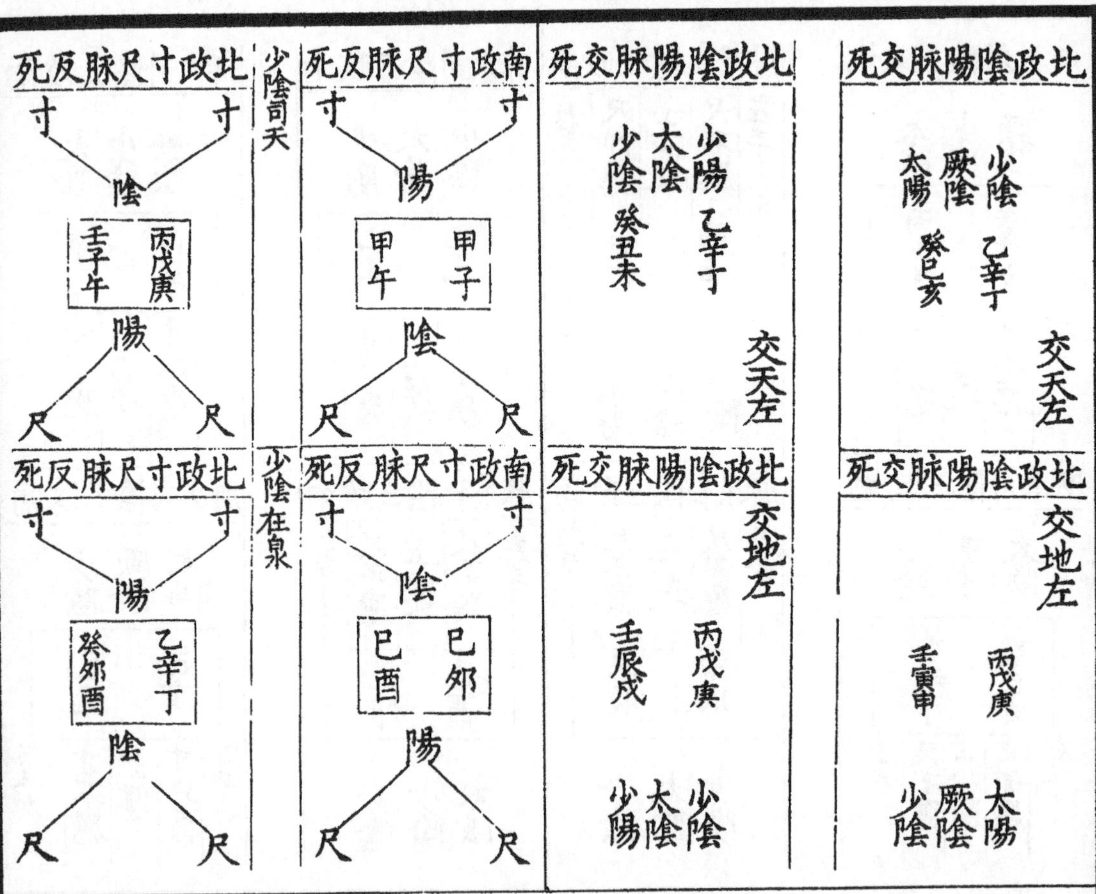

太陽上下加臨補瀉病證之圖

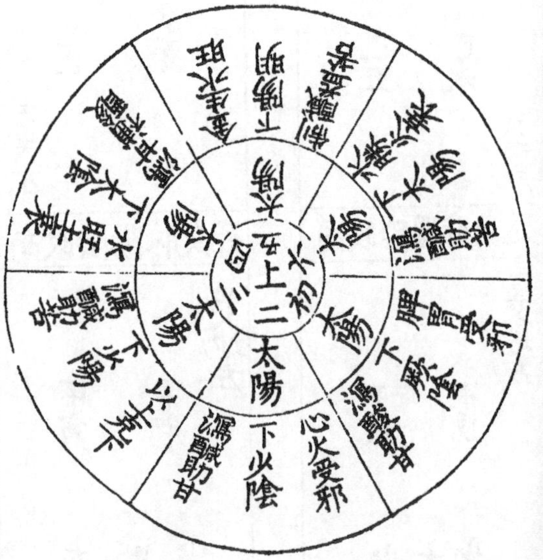

陽明上下加臨補瀉病證之圖

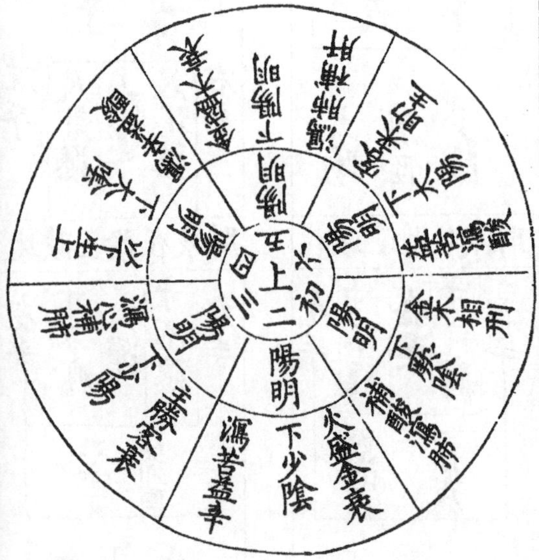

少陽上下加臨補瀉病證之圖

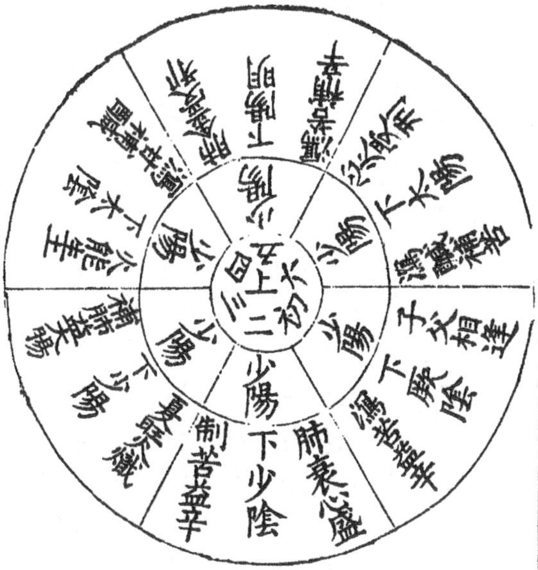

太陰上下加臨補瀉病證之圖

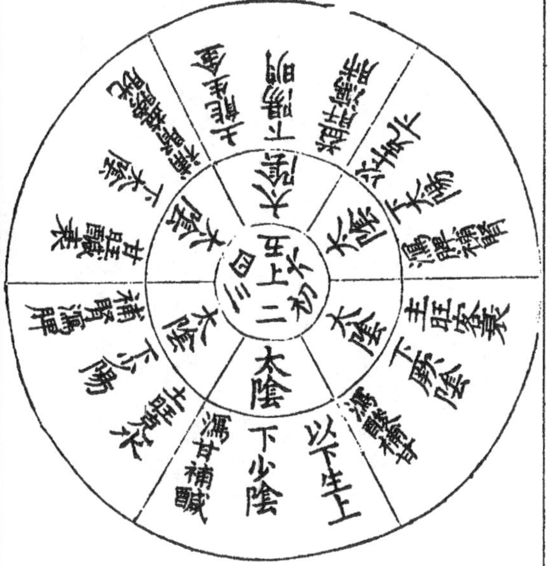

少陰上下加臨補瀉病證之圖

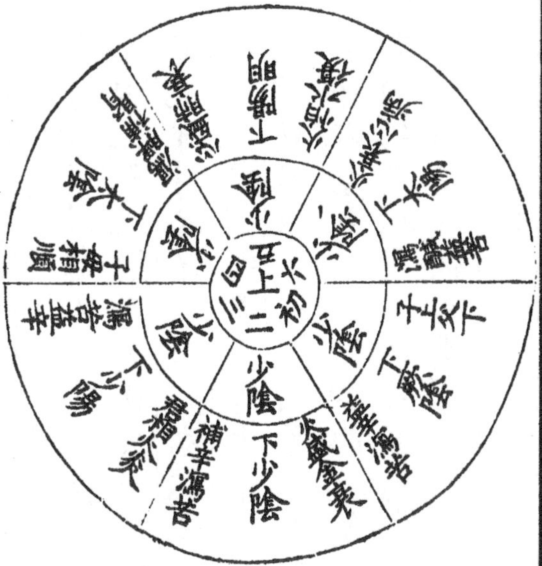

厥陰上下加臨補瀉病證之圖

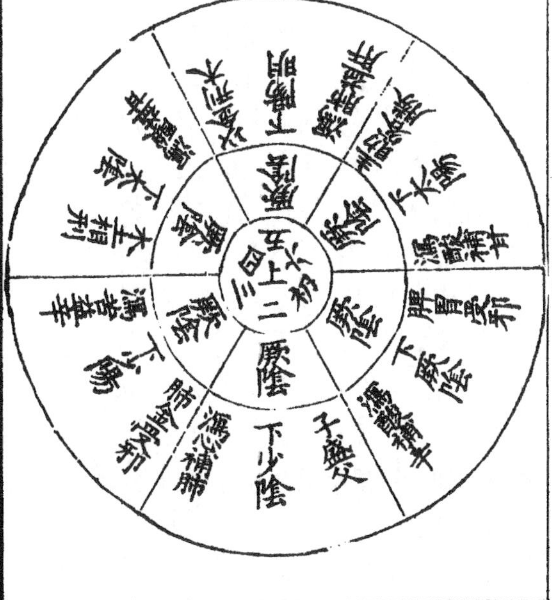

五運六氣主病加臨轉移之圖

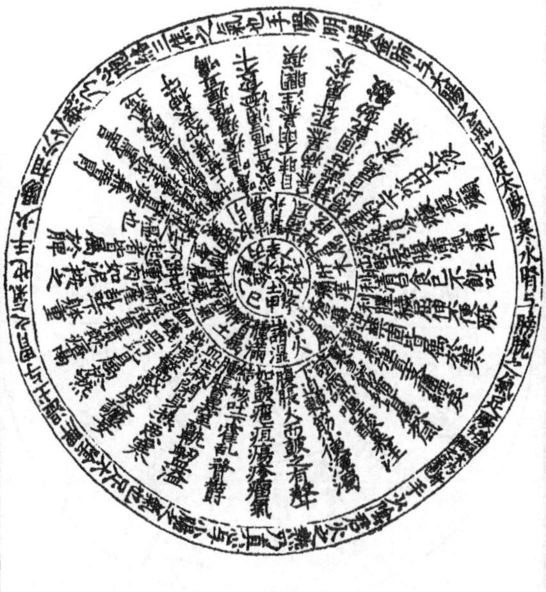

夫五運六氣主病陰陽虛實。無越此圖。經曰。上。天也。下。地也。周天。謂天周也。五行之位。天垂六氣。地布五行。天順地而左迴。地承天而東轉。木運之後天氣常餘。餘氣不加。君火却退一步。加臨相火之上。是以每五歲已退一位而右遷。故曰左右周天餘而復會。會。遇也。言天地之道。常五歲畢。則以餘氣還加。復與五行座位再相會合而為歲法也。周天。謂天周地位。非周天之六氣也。經曰加臨。法曰。先立其年。以知其氣左右應見。然後乃言生死也。

運氣圖解

經曰。天地之氣。勝復之作。不形於診也。言平氣及勝復皆以形證觀察。不以診知也。脉法曰。天地之變。無以脉診。此之謂也。又曰。隨氣所在。期於左右。於左右尺寸四部分位察之。以知應與不應。過與不過也。從其氣則和。違其氣則病。謂當沉浮濇鈎弦大之類。而不應。蓋至而和則平。至而甚則病。至而反則病。至而不至者病。未至而至者病。陰陽易者危。不當其位者病。見於他位也。迭移其位者病。謂左見右脉。右見左脉。氣差錯故爾。失守其位者危。已見於他部。本宮見賊殺之氣故病危。尺寸反者死。子午卯酉四歲有之。反。謂歲當陰在寸。而脉反見於尺。歲當陽在尺。而脉反見於寸。尺寸俱見乃為反也。若尺獨然。或寸獨然。是不應氣。非反也。陰陽交者死。寅申巳亥丑未辰戌八年有之。交。謂歲當陰在右。脉反見左。歲當陽在左。脉反見右。左右交見。是謂交。若左獨然。或右獨然。是不應氣。非交也。先立其年。以知其氣左右應見。然後乃可以言生死之逆順也。凡三陰司天在泉上下南北二政。或左或右。兩手寸尺不相應。皆為脉沉下者。仰手而沉。覆手則沉為浮。細為大者也。若不明此法。如過淵海問津。豈不愚乎。區區白首不能曉明也。況因旬月耶。僕忝留入式之法。加臨五運六氣。三陰三陽標本南北之政。司天在泉。主病立成圖局。易曉其義。又何不達於聖意哉。

釋運氣加臨民病吉凶圖

金見丁辛火乙丁　丙巳木水乙巳并
戊壬土水火丙巳　水木元來號甲丁
土水甲巳從來道　金土丁壬汗似蒸
木土丙辛之日差　火金乙巳汗如傾
水金甲戊言交汗　木火乙戊不差爭
土火乙庚疾大減　金木安康在丙庚
金燥水寒中土濕　木風火熱氣和清
此是加臨安愈訣　莫與迷人取次輕

汗差棺墓總括歌

木土棺臨墓上知　屍臨墓下土金歸
二木棺中無氣止　金水屍中有命隨
火水氣前逢命者　金火屍中有氣微
木火棺中生有氣　屍臨棺下木金危
水火命前逢氣可　土木逢之不可推
墓臨棺上多應死　屍臨棺下救應遲
金土屍來臨墓上　病人危困不須疑
屍向棺頭金木立　患家猶是好求醫

夫運氣陰陽者。各有上下相得不得。乃可從天令乎。於是立此圖局。細述在前。布分十二經。令配合五運六氣。虛實盛衰。或逆或順。相生不和。自知民病吉凶各有所歸。對六十首圖。周而復始。各隨氣運中明解利安愈凶兆。并生數相假。定其徵驗也。且如二木者丙巳火者乙丁土者戊壬金者丁辛二水者乙巳蓋以土無成數。惟九宮為準。其餘氣運並化。總不離十干。從甲至癸內藏九日。明矣。

運氣加臨汗差手經指掌之圖

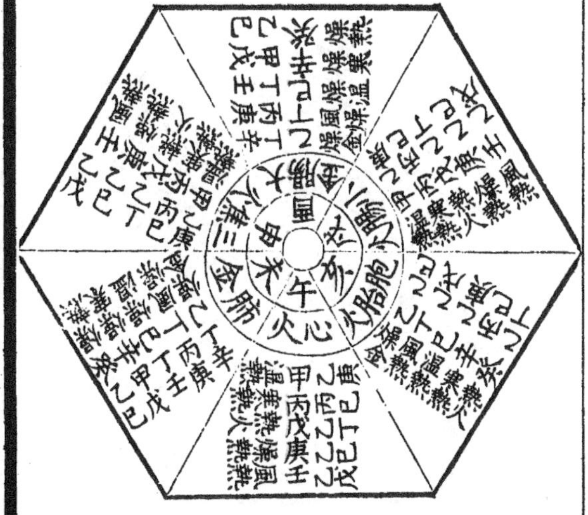

運氣加臨汗差足經指掌之圖

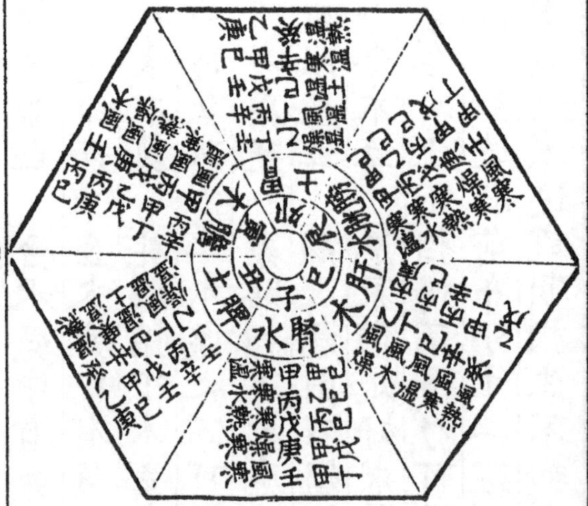

運氣加臨棺墓手經指掌之圖

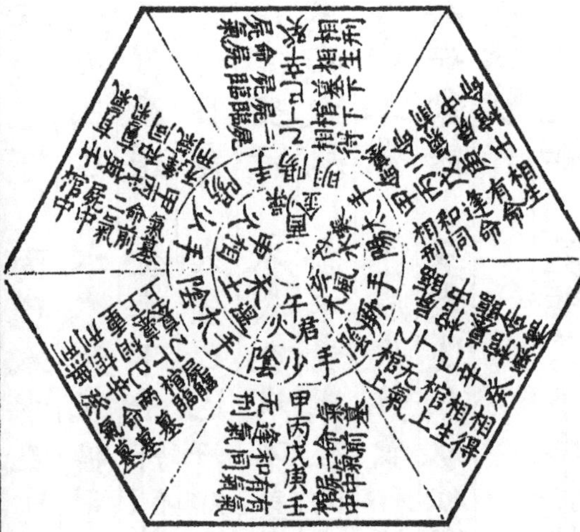

運氣加臨棺墓足經指掌之圖

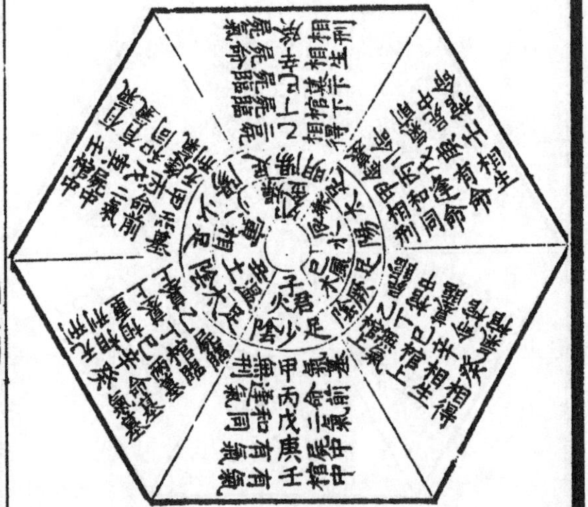

運氣加臨脉候寸尺不應之圖

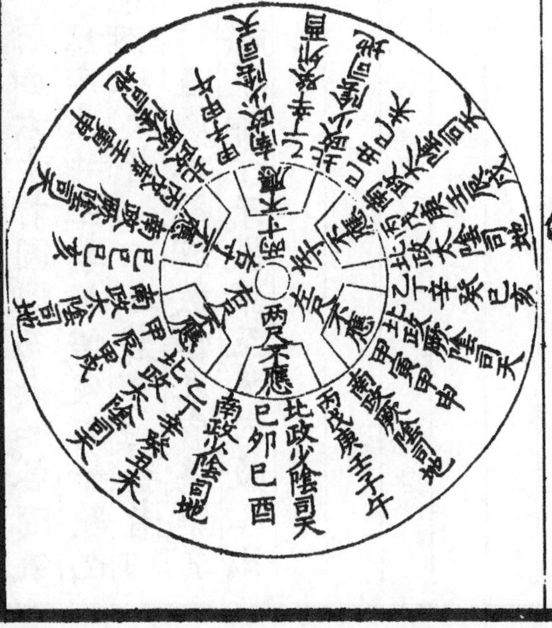

註解傷寒論卷第一　仲景全書第十一

漢　長沙守　張仲景　述
晉　太醫令　王叔和　撰次
宋　聊攝人　成無已　註解
明　虞山人　趙開美　校正

辨脉法第一

問曰脉有陰陽者何謂也荅曰凡脉大浮數動滑此名陽也脉沉濇弱弦微此名陰也凡陰病見陽脉者生陽病見陰脉者死內經曰微妙在脉不可不察察之有紀從陰陽始始之有經從五行生茲首論脉之陰陽者以脉從陰陽始故也陽脉有五陰脉有五以脉從五行生故也陽道常饒大浮數動滑五者比之平脉也有餘故謂之陽陰道常乏沉濇弱弦微五者比之平脉也不及故謂之陰傷寒之為病邪在表則見陽脉邪在裏則見陰脉陰病見陽脉而主生者則邪氣自裏之表欲汗而解也如厥陰中風脉微浮為欲愈不浮為未愈者是也陽病見陰脉而主死者則邪氣自表入裏正虛邪勝如譫言妄語脉沉細者死是也金匱要畧曰諸病在外者可治入裏者即死此之謂也

問曰脉有陽結陰結者何以別之荅曰其脉浮而數能食不大便者此為實名曰陽結也期十七日當劇其脉沉而遲不能食身體重大便反鞕名曰陰結也期十四日當劇結者氣偏結固陰陽之氣不得而雜之陰中有陽陽中有陰陰陽相雜以為和不相雜以為結浮數陽脉也能食而不大便裏實也為陽氣結固陰不得而雜之是名陽結沉遲陰脉也不能食身體重陰病也陰病見陰脉則當下利今大便鞕者為陰氣結固陽不得而雜之是名陰結論其數者傷寒之病一日太陽二日陽明三日少陽四日太陰五日少陰六日厥陰至六日為傳經盡七日當愈七日不愈者謂之再經言再經者再自太陽而傳至十二日再至厥陰為傳經盡十三日當愈十三日不愈者謂之過經言再過太陽之經亦以次而傳之也陽結為火至十七日傳少陰水水能制火火邪解散則愈陰結屬水至十四日傳陽明土土能制水水邪解散則愈彼邪氣結甚水又不能制火土又不能制水故當劇內經曰一候後則病二候後則病甚三候後則病危也

問曰病有洒淅惡寒而復發熱者何荅曰陰脉不足陽往從之陽脉不足陰往乘之曰何謂陽不足荅曰假令寸口脉微名曰陽不足陰氣上入陽中則洒淅惡寒也曰何謂陰不足荅曰假令尺脉弱名曰陰不足陽氣下陷入陰中則發熱也一陰一陽謂之道偏陰偏陽謂之疾陰偏不足則陽得而從之陽偏不足則陰得而乘之陽不足則陰氣上入陽中為惡寒者陰勝則寒矣陰不足陽氣下陷入陰中為發熱者陽勝則熱矣

陽脉浮陰脉弱者則血虛血虛則筋急也陽為氣陰為血陽脉浮者衛氣強也陰脉弱者榮血弱也難經曰氣主呴之血主濡之血虛則不能濡潤筋絡故筋急也其脉沉者榮氣微也內經云脉者血之府也脉實則血實脉虛則血虛此其常也脉沉者知榮血內微也其脉浮而汗出如流珠者衛氣衰也鍼經云衛氣者所以溫分肉充皮毛肥腠理司開闔者也脉浮汗出如流珠者腠理不密開闔不司為衛氣外衰也浮主候衛沉主候榮以浮沉別榮衛之衰微理固然矣然而衰甚於微所以於榮言微而衛言衰者以其汗出如流珠為陽氣外絕所以衛病甚於榮也榮氣微者加燒針則血流不行更發熱而躁煩也衛陽

也。榮，陰也。燒針益陽而損陰。榮氣微者，謂陰虛也。內經曰：陰虛而內熱。方其內熱，又加燒針以補陽，不惟兩熱相合，而榮血不行，必更外發熱而內躁煩也。脉藹藹如車蓋者，名曰陽結也。藹藹如車蓋者，大而厭厭聶聶也。為陽氣鬱結於外，不與陰氣和雜也。脉纍纍如循長竿者，名曰陰結也。纍纍如循長竿者，連連而強直也。為陰氣鬱結於內，不與陽氣和雜也。脉瞥瞥如羹上肥者，陽氣微也。輕浮而主微也。脉縈縈如蜘蛛絲者，陽氣衰也。縈縈，滯也，若縈縈惹惹之不利也。如蜘蛛絲者，至細也。微為陽微，細為陽衰。脉要曰：微為氣痞，是未至於衰。內經曰：細則氣少。以至細為陽衰，宜矣。脉綿綿如瀉漆之絕者，亡其血也。綿綿者，連綿而軟也。如瀉漆之絕者，前大而後細也。正理論曰：天樞開發，精移氣變，陰陽交會，胃和脉生。脉復生也，陽氣先至，陰氣後至，則脉前為陽氣，後為陰氣。脉來前大後細，為陽氣有餘，而陰氣不足，是知亡血。脉来緩，時一止復来者，名曰結。脉來數，時一止復來者，名曰促。脉陽盛則促，陰盛則結，此皆病脉。脉一息四至曰平，一息三至曰遲，小駃於遲曰緩，一息六至曰數。時有一止者，陰陽之氣不得相續也。陽行也速，陰行也緩。緩以候陰，若陰氣勝而陽不能相續，則脉來緩而時一止。數以候陽，若陽氣勝而陰不能相續，則脉來數而時一止。傷寒有結代之脉，動而中止，不能自還為死脉。此結促之脉，止是陰陽偏勝而時有一止，即非脫絕而止云。此皆病脉。陰陽相搏名曰動。陽動則汗出，陰動則發熱，形冷惡寒者，此三焦傷也。動為陰陽相搏，方其陰陽相搏而虛者則動。陽動為陽虛，故汗出；陰動為陰虛，故發熱也。如不汗出發熱，而反形冷惡寒者，三焦傷也。三焦者，原氣之別使，主行氣於陽。三焦既傷，則陽氣不通而微，致身冷而惡寒也。金匱要畧曰：陽氣不通，即身冷。經曰：陽微則惡寒。若數脉見于關上，上下無頭尾，如豆大，厥厥動搖者，名曰動也。脉經云：陽出陰入，以關為界。關為陰陽之中也。若數脉見於關上，上下無頭尾，如豆大，厥厥動搖者，是陰陽之氣相搏也，故名曰動。陽脉浮大而濡，陰脉浮大而濡，陰脉與陽脉同等者，名曰緩也。陽脉寸口也，陰脉尺中也。上下同等，無有偏勝者，是陰陽之氣和緩也，非若遲緩之有邪也。陰陽偏勝者，為結，為促；陰陽相搏者，為動；陰陽氣和者，為緩。學者不可不知也。脉浮而緊者，名曰弦也。弦者狀如弓弦，按之不移也。脉緊者，如轉索無常也。脉經云：弦與緊相類，以弦為虛，故雖緊如弦，而按之不移，不移則不足也。經曰：弦則為減，以緊為實，是切之如轉索無常而不散。金匱要畧曰：脉緊如轉索無常者，有宿食也。脉弦而大，弦則為減，大則為芤，減則為寒，芤則為虛，寒虛相搏，此名為革。婦人則半產漏下，男子則亡血失精。弦則為減，減則為寒。寒者謂陽氣少也。大則為芤，芤則為虛，虛者謂血少不足也。所謂革者，言其既寒且虛，則氣血改革，不循常度。男子得之，為真陽減，而不能內固，故主亡血失精。婦人得之，為陰血虛，而不能滋養，故主半產漏下。問曰：病有戰而汗出，因得解者，何也？答曰：脉浮而緊，按之反芤，此為本虛，故當戰而汗出也。其人本虛，是以發戰，以脉浮，故當汗出而解也。浮為陽，緊為陰，芤為虛。陰陽爭則戰，邪氣將出，邪與正爭，其人本虛，是以發戰。正氣勝則戰，戰已復發熱而大汗解也。若脉浮而數，按之不芤，此人本不虛，若欲自解，但汗出耳，不發戰也。浮數，陽也。本實陽勝，邪不能與正爭，故不發戰也。問曰：病有不戰而汗出解者，何也？答曰：脉大而浮數。故知不戰。汗出而解也。陽勝則熱。陰勝則寒。陰陽爭則戰。脉大而浮數皆陽也。陽氣全勝。陰無所爭。何戰之有。問曰。病有不戰不汗出而解者。何也。荅曰。其脉自微。此以曾經發汗。若吐。若下。若亡血。以內無津液。此陰陽自和。必自愈。故不戰不汗出而解也。脉微者。邪氣微也。邪氣已微。正氣又弱。脉所以微。既經發汗吐下亡陽亡血。內無津液。則不能作汗。得陰陽氣和而自愈也。問曰。傷寒三日。脉浮數而微。病人身涼和者。何也。荅曰。此為欲解也。解以夜半。脉浮而解者。濈然汗出也。脉數而解者。必能食也。脉微而解者。必大汗出也。傷寒三日。陽去入陰之時。病人身熱。脉浮數而大。邪氣傳也。若身涼和。脉浮數而微者。則邪氣不傳而欲解也。解以夜半者。陽生於子也。脉浮。主濈然汗出而解者。邪從外散也。脉數主能食而解者。胃氣和也。脉微。主大汗出而解者邪氣微也。問曰。病脉欲知愈未愈者。何以別之。荅曰。寸口關上尺中三處。大小浮沉遲數同等。雖有寒熱不解者。此脉陰陽為和平。雖劇當愈。三部脉均等。即正氣已和。雖有餘邪。何害之有。立夏得洪大脉。是其本位。其人病身體苦疼重者。須發其汗。若明日身不疼不重者。不須發汗。若汗濈濈自出者。明日便解矣。何以言之。立夏得洪大脉。是其時脉。故使然也。四時倣此。脉來應時。為正氣內固。雖外感邪氣。但微自汗出而亦解耳。內經曰。脉得四時之順者。病無他。問曰。凡病欲知何時得。何時愈。荅曰。假令夜半得病。明日

日中愈。日中得病。夜半愈。何以言之。日中得病。夜半愈者。以陽得陰則解也。夜半得病。明日日中愈者。以陰得陽則解也。日中得病者。陽受之。夜半得病者。陰受之。陽不和。得陰則和。是解以夜半。陰不和。得陽則和。是解以日中。經曰。用陽和陰。用陰和陽。寸口脉浮為在表。沉為在裏。數為在府。遲為在藏。假令脉遲。此為在藏也。經曰。諸陽浮數為乘府。諸陰遲濇為乘藏。趺陽脉浮而濇。少陰脉如經也。其病在脾。法當下利。何以知之。若脉浮大者。氣實血虛也。今趺陽脉浮而濇。故知脾氣不足。胃氣虛也。以少陰脉弦而浮纔見。此為調脉。故稱如經也。若反滑而數者。故知當屎膿也。趺陽者。胃之脉。診得浮而濇者。脾胃不足也。浮者。以為氣實。濇者。以為血虛者。此非也。經曰。脉浮而大。浮為氣實。大為血虛。若脉浮大。當為氣實血虛。今趺陽脉浮而濇。浮則胃虛。濇則脾寒。脾胃虛寒。則穀不消而水不別。法當下利。少陰。腎脉也。腎為肺之子。為肝之母。浮為肺脉。弦為肝脉。少陰脉弦而浮。為子母相生。故云調脉。若滑而數者。則客熱在下焦。使血流腐而為膿。故屎膿也。寸口脉浮而緊。浮則為風。緊則為寒。風則傷衛。寒則傷榮。榮衛俱病。骨節煩疼。當發其汗也。脉經云。風傷陽。寒傷陰。衛為陽。榮為陰。風為陽。寒為陰。各從其類而傷也。易曰。水流濕。火就燥者。是矣。衛得風則熱。榮得寒則痛。榮衛俱病。故致骨節煩疼。當與麻黃湯發汗則愈。趺陽脉遲而緩。胃氣如經也。趺陽脉浮而數。浮則傷胃。數則動脾。此非本病。醫特下之所為也。榮衛內陷。其數先微。脉反但浮。其

人必大便鞕氣噫而除何以言之本以數脉動脾其數先微故知脾氣不治大便鞕氣噫而除今脉反浮其數改微邪氣獨留心中則饑邪熱不殺穀潮熱發渴數脉當遲緩脉因前後度數如法病者則饑數脉不時則生惡瘡也

經常也趺陽之脉以候脾胃故遲緩之脉為常若脉浮數則為醫妄下傷胃動脾邪氣乘虛內陷也邪在表則見陽脉邪在裏則見陰脉邪在表之時脉浮而數也因下裏虛榮衛內陷邪客於脾以數則動脾今數先微則是脾邪先陷於裏也胃虛脾熱津液乾少大便必鞕鍼經曰脾病善噫得後出餘氣則快然而衰今脾客邪熱故氣噫而除脾能磨消水穀今邪氣獨留於脾脾氣不治心中雖飢而不能殺穀也脾主為胃行其津液脾為熱爍故潮熱而發渴也趺陽之脉本遲而緩因下之後變浮為數榮衛內陷數復改微是脉因前後度數如法邪熱內陷於脾而心中善飢也數脉不時者為數當改微而復不微如此則是邪氣不傳於裏但鬱於榮衛之中必出自肌皮為惡瘡也

師曰病人脉微而濇者此為醫所病也大發其汗又數大下之其人亡血病當惡寒後乃發熱無休止時夏月盛熱欲着複衣冬月盛寒欲裸其身所以然者陽微則惡寒陰弱則發熱此醫發其汗令陽氣微又大下之令陰氣弱五月之時陽氣在表胃中虛冷以陽氣內微不能勝冷故欲着複衣十一月之時陽氣在裏胃中煩熱以陰氣內弱不能勝熱故欲裸其身又陰脉遲濇故知血亡也

微為亡陽濇則無血不當汗而強與汗之者令陽氣微陰氣上入陽中則惡寒故曰陽微則惡寒不當下而強與下之者令陰氣弱陽氣下陷入陰中則發熱故曰陰弱則發熱氣為陽血為陰陽脉以候氣陰脉以候血陰脉遲濇為榮血不足故知亡血經曰尺脉遲者不可發汗以榮氣不足血少故也

脉浮而大心下反鞕有熱屬藏者攻之不令發汗

浮大之脉當責邪在表若心下反鞕者則熱已甚而內結也有熱屬藏者為別無虛寒而但見裏熱也藏屬陰為悉在裏故可下之攻之謂下之也不可謂脉浮大更與發汗病源曰熱毒氣乘心心下痞滿此為有實宜速下之

屬府者不令溲數溲數則大便鞕汗多則熱愈汗少則便難脉遲尚未可攻

雖心下鞕若餘無裏證但見表證者為病在陽謂之屬府當先解表然後攻痞溲小便也勿為飲結而利小便使其溲數大便必鞕也經曰小便數者大便必鞕謂走其津液也汗多則邪氣除而熱愈汗少則邪熱不盡又走其津液必便難也鞕家當下設脉遲則未可攻以遲為不足即裏氣未實故也

脉浮而洪身汗如油喘而不休水漿不下體形不仁乍靜乍亂此為命絕也

病有不可治者為邪氣勝於正氣也內經曰大則邪至又曰大則病進脉浮而洪者邪氣勝也身汗如油喘而不休者正氣脫也四時以胃氣為本水漿不下者胃氣盡也一身以榮衛為充形體不仁者榮衛絕也不仁為痛癢俱不知也針經曰榮衛不行故為不仁爭則亂安則靜乍靜乍亂者正與邪爭正負邪勝也正氣已脫胃氣又盡榮衛俱絕邪氣獨勝故曰命絕也

又未知何藏先受其災若汗出髮潤喘不休者此為肺先絕也

肺為氣之主為津液之帥汗出髮潤者津脫也喘不休者氣脫也

陽反獨留形體如煙熏直視搖頭者此心絕也

肺主氣心主血氣為陽血為陰陽反獨留者則為身體大熱是血先絕而氣獨在也形體如煙熏者為身無精華是血絕不榮于身也心脉俠咽系目直視者

心經絶也頭為諸陽之會搖頭者陰絶而陽無根也脣吻反青四肢漐習者此為肝絶也脣吻者脾之候肝色青肝絶則真色見于所勝之部也四肢者脾所主肝主筋肝絶則筋脉引急發于所勝之分也漐習者為振動若搐搦手足時時引縮也環口黧黑柔汗發黃者此為脾絶也脾主口脣絶則精華去故環口黧黑柔為陰柔汗冷汗也脾胃為津液之本陽氣之宗柔汗發黃者脾絶而陽脫真色見也溲便遺失狂言目反直視者此爲腎絶也腎司開闔禁固便溺溲便遺失者腎絶不能約制也腎藏志狂言者志不守也內經曰狂言者是失志矣失志者死鍼經曰五藏之精氣皆上注于目骨之精為瞳子目反直視者腎絶則骨之精不榮于瞳子而瞳子不轉也又未知何藏陰陽前絶若陽氣前絶陰氣後竭者其人死身色必青陰氣前絶陽氣後竭者其人死身色必赤腋下温心下熱也陽主熱而色赤陰主寒而色青其人死也身色青則陰未離乎體故曰陰氣後竭身色赤腋下温心下熱則陽未離乎體故曰陽氣後竭鍼經曰人有兩死而無兩生此之謂也

寸口脉浮大而醫反下之此為大逆浮則無血大則為寒寒氣相搏則為腸鳴醫乃不知而反飲冷水令汗大出水得寒氣冷必相搏其人即䭇經云脉浮大應發汗若反下之為大逆浮大之脉邪在表也當發其汗若反下之是攻其正氣邪氣得以深入故為大逆浮則無血者下後亡血也大則為寒者邪氣獨在也寒邪因裏虛而入寒氣相搏乃為腸鳴醫見脉大以為有熱飲以冷水欲令水寒勝熱而作大汗裏先虛寒又得冷水水寒相搏使中焦之氣濇滯故令䭇也

趺陽脉浮浮則為虛浮虛相搏故令氣䭇言胃氣虛竭也脉滑則為噦此為醫咎責虛取實守空迫血脉浮鼻中燥者必衄也趺陽脉浮為䭇脉滑為噦皆醫之咎責虛取實之過也內經曰陰在內陽之守也陽在外陰之使也發汗攻陽亡津液而陽氣不足者謂之守空經曰表氣微虛裏氣不守故使邪中于陰也陰不為陽守邪氣因得而入之內搏陰血陰失所守血乃妄行未知從何道而出若脉浮鼻燥者知血必從鼻中出也

諸脉浮數當發熱而洒淅惡寒若有痛處飲食如常者畜積有膿也浮數之脉主邪在經當發熱而洒淅惡寒病人一身盡痛不欲飲食者傷寒也若雖發熱惡寒而痛偏着一處飲食如常者即非傷寒是邪氣鬱結于經絡之間血氣壅遏不通欲畜聚而成癰膿也

脉浮而遲面熱赤而戰惕者六七日當汗出而解反發熱者差遲遲為無陽不能作汗其身必痒也脉浮面熱赤者邪氣外浮于表也脉遲戰惕者本氣不足也六七日為邪傳經盡當汗出而解之時若當汗不汗反發熱者為裏虛津液不多不能作汗既不汗邪無從出是以差遲發熱為邪氣浮於皮膚必作身痒也經曰以其不能得小汗出故其身必痒也

寸口脉陰陽俱緊者法當清邪中於上焦濁邪中於下焦清邪中上名曰潔也濁邪中下名曰渾也陰中於邪必內慄也表氣微虛裏氣不守故使邪中于陰也陽中於邪必發熱頭痛項強頸攣腰痛脛酸所謂陽中霧露之氣故曰清邪中上濁邪中下陰氣為慄足膝逆冷便溺妄出表氣微虛裏氣微急三焦相溷內外不通上焦拂鬱藏氣相熏口爛食斷也中焦不治胃氣上衝脾氣不轉

胃中為濁。榮衛不通，血凝不流。若衛氣前通者，小便赤黄，與熱相搏，因熱作使，遊於經絡，出入藏府，熱氣所過，則為癰膿。若陰氣前通者，陽氣厥微，陰無所使，客氣內入，嚏而出之，聲嗢咽塞。寒厥相逐，為熱所擁，血凝自下，狀如豚肝。陰陽俱厥，脾氣孤弱，五液注下。下焦不闔，清便下重，令便數難，臍築湫痛，命將難全。浮為陽，沉為陰。陽脉緊，則霧露之氣中于上焦；陰脉緊，則寒邪中于下焦。上焦者，太陽也。下焦者，少陰也。發熱頭痛，項強頸攣，腰疼脛酸者，霧露之氣中于太陽之經也。濁邪中下，陰氣為慄，足脛逆冷，便溺妄出者，寒邪中于少陰也。因表氣微虛，邪入而客之，又裏氣不守，邪乘裏弱，遂中于陰，陰虛遇邪，內為懼慄，致氣微急矣。內經曰：陽病者，上行極而下；陰病者，下行極而上。此上焦之邪甚，則下干中焦；下焦之邪甚，則上干中焦，由是三焦溷亂也。三焦主持諸氣，三焦既相溷亂，則內外之氣俱不得通。膻中為陽氣之海，氣因不得通于內外，拂鬱于上焦而為熱，與藏相熏，口爛食斷。內經曰：膈熱不便，上為口糜。中焦為上下二焦之邪溷亂，則不得平治。中焦在胃之中，中焦失治，胃氣因上衝也。脾，坤也。坤助胃氣磨消水穀，脾氣不轉，則胃中水穀不得磨消，故胃中濁也。金匱要畧曰：穀氣不消，胃中苦濁。榮者，水穀之精氣也；衛者，水穀之悍氣也。氣不能布散，致榮衛不通，血凝不流。衛氣者，陽氣也；榮血者，陰氣也。陽主為熱，陰主為寒。衛氣前通者，陽氣先通而熱氣得行也。內經曰：膀胱者，津液藏焉，化則能出。以小便赤黄，知衛氣前通也。熱氣與衛氣相搏而行，出入藏府，遊于經絡，經絡客熱，則血凝肉腐而為癰膿，此見其熱氣得行。若陰氣前通者，則不然，陽在外為陰之使，因陽氣厥微，陰無所使，遂陰氣前通也。內經曰：陽氣者，衛外而為固也。陽氣厥微，則不能衛外，寒氣因而客之。鼻者，肺之候，肺主聲。寒氣內入者，客于肺經，則嚏而出之，聲嗢咽塞。寒者，外邪也；厥者，內邪也。外內之邪合併，相逐為熱，則血凝不流。今為熱所擁，使血凝自下，如豚肝也。上焦陽氣厥，下焦陰氣厥，二氣俱厥，不相順接，則脾氣獨弱，不能行化氣血，滋養五藏，致五藏俱虛，而五液注下。鍼經曰：五藏不和，使液溢而下流于陰。闔，合也。清，圊也。下焦氣脫而不合，故數便而下重。臍為生氣之原，臍築湫痛，則生氣欲絕，故曰命將難全。

脉陰陽俱緊者，口中氣出，脣口乾燥，踡卧足冷，鼻中涕出，舌上胎滑，勿妄治也。到七日已來，其人微發熱，手足温者，此為欲解；或到八日已上，反大發熱者，此為難治。設使惡寒者，必欲嘔也；腹內痛者，必欲利也。脉陰陽俱緊，為表裏客寒。寒為陰，得陽則解。口中氣出，脣口乾燥者，陽氣漸復，正氣方温也。雖尔，然而陰未盡散，踡卧足冷，鼻中涕出，舌上滑胎，知陰猶在也。方陰陽未分之時，不可妄治，以偏陰陽之氣。到七日已來，其人微發熱，手足温者，為陰氣已絕，陽氣得復，是為欲解。若過七日不解，到八日已上，反發大熱者，為陰極變熱，邪氣勝正，故云難治。陽脉緊者，寒邪發于上焦，上焦主外也；陰脉緊者，寒邪發于下焦，下焦主內也。設使惡寒者，上焦寒氣勝，是必欲嘔也；腹內痛者，下焦寒氣勝，是必欲利也。

脉陰陽俱緊，至於吐利，其脉獨不解，緊去入安，此為欲解。若脉遲至六七日不欲食，此為晚發，水停故也，為未解；食自可者，為欲解。脉陰陽俱緊，為寒氣甚于上下，至于吐利之後，緊脉不罷者，為其脉獨不解；緊去則入安，為欲解。若脉遲至六七日不欲食者，為吐利後脾胃大虛。內經曰：飲入于胃，遊溢精氣，上輸于脾，脾氣散精，上歸于肺，通調水道，下輸膀胱，水精四布，五經並行。脾胃氣強，則能輸散水飲之氣；若脾胃氣虛，則水飲內停也。所謂晚發者，後來之疾也。若至六七日而欲食者，則脾胃已和，寒邪已散，故云欲解。

病六七日，手足三部脉皆至，

大煩，而口噤不能言，其人躁擾者，必欲解也。煩熱也。傳經之時，病人身大煩，口噤不能言，內作躁擾，則陰陽爭勝。若手足三部脉皆至，為正氣勝，邪氣微，陽氣復，寒氣散，必欲解也。若脉和，其人大煩，目重，瞼內際黃者，此為欲解也。脉經曰：病人兩目眥有黃色起者，其病方愈。病以脉為主，若目黃，大煩，脉不和者，邪勝也，其病為進；目黃，大煩，而脉和者，為正氣已和，故云欲解。脉浮而數，浮為風，數為虛，風為熱，虛為寒，風虛相搏，則洒淅惡寒也。內經曰：有者為實，無者為虛。氣并則無血，血并則無氣。風則傷衛，數則無血。浮數之脉，風邪并于衛，衛勝則榮虛也。衛為陽，風搏于衛，所以為熱；榮為陰，榮氣虛，所以為寒。風并于衛者，發熱惡寒之證具矣。脉浮而滑，浮為陽，滑為實，陽實相搏，其脉數疾，衛氣失度。浮滑之脉數疾，發熱汗出者，此為不治。浮為邪氣并于衛，而衛氣勝；滑為邪氣并于榮，而榮氣實。邪氣勝實，擁于榮衛，則榮衛行速，故脉數疾。一息六至曰數。平人脉一息四至，衛氣行六寸，今一息六至，則衛氣行九寸，計過平人之半，是脉數疾，知衛氣失其常度也。浮滑數疾之脉，發熱汗出而當解，若不解者，精氣脫也，必不可治。經曰：脉陰陽俱盛，大汗出，不解者死。傷寒，欬逆上氣，其脉散者死，謂其形損故也。千金方云：以喘嗽為欬逆，上氣者肺病，散者心脉，是心火刑于肺金也。內經曰：心之肺謂之死陰。死陰之屬，不過三日而死，以形見其損傷故也。

平脉法第二

問曰：脉有三部，陰陽相乘。榮衛血氣，在人體躬。呼吸出入，上下於中，因息遊布，津液流通。隨時動作，效象形容。春弦秋浮，冬沉夏洪。察色觀脉，大小不同，一時之間，變無經常。尺寸參差，或短或長。上下乖錯，或存或亡。病輒改易，進退低昂。心迷意惑，動失紀綱。願為具陳，令得分明。師曰：子之所問，道之根源。脉有三部，尺寸及關。寸為上部，關為中部，尺為下部。榮衛流行，不失衡銓。衡銓者，稱也，可以稱量輕重。內經曰：春應中規，夏應中矩，秋應中衡，冬應中權。榮行脉中，衛行脉外，榮衛與脉相隨，上下應四時，不失其常度。腎沉心洪，肺浮肝弦，此自經常，不失銖分。腎，北方水，王于冬，而脉沉；心，南方火，王于夏，而脉洪；肺，西方金，王于秋，而脉浮；肝，東方木，王于春，而脉弦。此為經常，銖分之不差也。出入升降，漏刻周旋，水下二刻，一周循環。人身之脉，計長一十六丈二尺。一呼脉行三寸，一吸脉行三寸，一呼一吸為一息，脉行六寸。一日一夜，漏水下百刻，人一萬三千五百息，脉行八百一十丈，五十度周于身。則一刻之中，人一百三十五息，脉行八丈一尺；水下二刻，人二百七十息，脉行一十六丈二尺，一周于身也。脉經之行，終而復始，若循環之無端也。當復寸口，虛實見焉。經脉之始，從中焦注于手太陰寸口，二百七十息，脉行一周身，復還至于寸口。寸口為脉之經始，故以診視虛實焉。經曰：虛實死生之要，皆見于寸口之中。變化相乘，陰陽相干。風則浮虛，寒則牢堅；沉潛水畜，支飲急弦；動則為痛，數則熱煩。風傷陽，故脉浮虛；寒傷陰，故脉牢堅；畜積于內者，謂之水畜，故脉沉潛；支散于外者，謂之支飲，故脉急弦。動則陰陽相搏，相搏則痛生焉。數為陽邪氣勝，陽勝則熱煩焉。設有不應，知變所緣。三部不同，病各異端。脉與病不相應者，必緣傳變之所致。三部以候五藏之氣，隨部察其虛實焉。太過可怪，不及亦然。邪不空見，中必有姦。審察表裏，三焦別焉。知其所舍。消息診看。料度府藏。獨見若神。為子條記。傳與賢人。太過不及之脉，皆有邪氣干於正氣。審看在表在裏，入府入藏，隨其所舍而治之。

師曰：呼吸者，脉之頭也。難經曰：一呼脉行三寸，一吸脉行三寸。以脉隨呼吸而行，故言脉之頭也。

初持脉，來疾去遲，此出疾入遲，名曰內虛外實也。初持脉，來遲去疾，此出遲入疾，名曰內實外虛也。外為陽，內為陰。內經曰：來者為陽，去者為陰。是出以候外，入以候內。疾為有餘，有餘則實；遲為不足，不足則虛。來疾去遲者，陽有餘而陰不足，故曰內實外虛。

問曰：上工望而知之，中工問而知之，下工脉而知之，願聞其說。師曰：病家人請云，病人苦發熱，身體疼，病人自卧。師到，診其脉沉而遲者，知其差也。何以知之？表有病者，脉當浮大，今脉反沉遲，故知愈也。望以觀其形，證問以知其所苦，脉以別其表裏。病苦發熱身疼，邪在表也，當卧不安，而脉浮數。今病人自卧而脉沉遲者，表邪緩也。是有裏脉而無表證，則知表邪當愈也。假令病人云腹內卒痛，病人自坐，師到，脉之浮而大者，知其差也。何以知之？若裏有病者，脉當沉而細，今脉浮大，故知愈也。腹痛者，裏寒也。痛甚則不能起，而脉沉細。今病人自坐而脉浮大者，裏寒散也。是有表脉而無裏證也，則知裏邪當愈。是望證問病切脉，三者相參而得之，可為十全之醫。鍼經曰：知一為上，知二為神，知三神且明矣。

師曰：病家人來請云：病人發熱煩極。明日師到，病人向壁卧，此熱已去也。設令脉不和，處言已愈。發熱煩極，則不能靜卧，今向壁靜卧，知熱已去。

設令向壁卧，聞師到，不驚起而盻視，若三言三止，脉之嚥唾者，此詐病也。設令脉自和，處言此病大重，當須服吐下藥，鍼灸數十百處乃愈。詐病者，非善人，以言恐之，使其畏懼則愈。醫者意也。此其是歟。

師持脉，病人欠者，無病也。鍼經曰：陽引而上，陰引而下，陰陽相引，故欠。陰陽不相引則病，陰陽相引則和。是欠者無病也。脉之呻者，病也。呻為呻吟之聲，身有所苦則然也。言遲者，風也。風客于中，則經絡急，舌強難運用也。搖頭言者，裏痛也。裏有病，欲言，則頭為之戰搖。行遲者，表強也。表強者，由筋絡引急，而行步不利也。坐而伏者，短氣也。短氣者裏不和也，故坐而喜伏。坐而下一脚者，腰痛也。內經曰：腰者，身之大關節也。腰痛為大關節不利，故坐不能正，下一脚以緩腰中之痛也。裏實護腹如懷卵物者，心痛也。心痛則不能伸仰，護腹以按其痛。

師曰：伏氣之病，以意候之，今月之內，欲有伏氣，假令舊有伏氣，當須脉之。若脉微弱者，當喉中痛似傷，非喉痺也。病人云：實咽中痛，雖爾，今復欲下利。冬時感寒，伏藏于經中，不即發者，謂之伏氣。至春分之時，伏寒欲發，故云：今月之內，欲有伏氣。假令伏氣已發，當須脉之，審在何經。得脉微弱者，知邪在少陰。少陰之脉，循喉嚨，寒氣客之，必發咽痛。腎司開闔，少陰治在下焦，寒邪內甚，則開闔不治，下焦不約，必成下利。故云雖爾，咽痛，復欲下利。

問曰：人病恐怖者，其脉何狀？師曰：脉形如循絲纍纍然，其面白脫色也。內經曰：血氣者，人之神。恐怖者，血氣不足，而神氣弱也。脉形似循絲纍纍然，面白脫色者，鍼經曰：血奪者，色夭然不澤，其脉空虛，是知恐怖為血氣不足。

問曰：人不飲，其脉何類？師曰：

脉自濇，脣口乾燥也。濇為陰，雖主亡津液，而脣口乾燥，以陰為主內，故不飲也。問曰：人愧者，其脉何類？師曰：脉浮而面色乍白乍赤。愧者羞也。愧則神氣怯弱，故脉浮而面色变改不常也。

問曰：經說脉有三菽、六菽重者，何謂也？師曰：脉者，人以指按之，如三菽之重者，肺氣也；如六菽之重者，心氣也；如九菽之重者，脾氣也；如十二菽之重者，肝氣也；按之至骨者，腎氣也。菽，豆也。難經曰：如三菽之重，與皮毛相得者，肺部也。如六菽之重，與血脉相得者，心部也。如九菽之重，與肌肉相得者，脾部也。如十二菽之重，與筋平者，肝部也。按之至骨，舉指來疾者，腎部也。各隨所主之分，以候藏氣。

假令下利，寸口、關上、尺中悉不見脉，然尺中時一小見，脉再舉頭者，腎氣也。若見損脉來至，為難治。脉經曰：冷氣在胃中，故令脉不通。下利不見脉，則冷氣客于脾胃，令尺中時一小見，為脾虛，腎氣所乘，脉再舉頭者，脾為腎所乘也。若尺中之脉，更或減損，為腎氣亦衰，脾復勝之，鬼賊相刑，故云難治。是脾勝不應時也。

問曰：脉有相乘，有縱有橫，有逆有順，何也？師曰：水行乘火，金行乘木，名曰縱；火行乘水，木行乘金，名曰橫；水行乘金，火行乘木，名曰逆；金行乘水，木行乘火，名曰順也。金勝木，水勝火。縱者，言縱任其氣，乘其所勝。橫者，言其氣橫逆，反乘所不勝也。縱橫與恣縱恣橫之義通。水為金子，火為木子，子行乘母，其氣逆也；母行乘子，其氣順也。

問曰：脉有殘賊，何謂也？師曰：脉有弦、緊、浮、滑、沉、濇，此六者名曰殘賊，能為諸脉作病也。為人病者，名曰八邪。風寒暑濕傷于外也；飢飽勞逸，傷于內也。經脉者，榮衛也。榮衛者，陰陽也。其為諸經脉作病者，必由風寒暑濕傷于榮衛，客于陰陽之中。風則脉浮，寒則脉緊，中暑則脉滑，中濕則脉濇，傷于陰則脉沉，傷于陽則脉浮。所以謂之殘賊者，傷良曰殘，害良曰賊，以能傷害正氣也。

問曰：脉有災怪，何謂也？師曰：假令人病，脉得太陽，與形證相應，因為作湯。比還送湯如食頃，病人乃大吐，若下利，腹中痛。師曰：我前來不見此證，今乃變異，是名災怪。又問曰：何緣作此吐利？荅曰：或有舊時服藥，今乃發作，故名災怪耳。醫以脉證與藥相對，而反變異，為其災可怪，故名災怪。

問曰：東方肝脉，其形何似？師曰：肝者，木也，名厥陰，其脉微弦濡弱而長，是肝脉也。肝病自得濡弱者，愈也。難經曰：春脉弦者，肝東方木也。萬物始生，未有枝葉，故脉來濡弱而長，故曰弦。是肝之平脉。肝病得此脉者，為肝氣已和也。

假令得純弦脉者，死。何以知之？以其脉如弦直，是肝藏傷，故知死也。純弦者，為如弦直而不軟，是中無胃氣，為真藏之脉。內經曰：死肝脉來急益勁，如新張弓弦。

南方心脉，其形何似？師曰：心者，火也，名少陰，其脉洪大而長，是心脉也。心病自得洪大者，愈也。心王于夏，夏則陽外勝，氣血淖溢，故其脉來洪大而長也。

假令脉來微去大，故名反，病在裏也；脉來頭小本大者，故名覆，病在表也。上微頭小者，則汗出；下微本大者，則為關格不通，不得尿。頭無汗者可治，有汗者死。心脉來盛去衰為平，來微去大，是反本脉。內經曰：大則邪至，小則平。微為正氣，大為邪氣，來以候表，來微則知表和去以候裏。去大則知裏病。內經曰。心脈來不盛去反盛。此為不及。病在中。頭小本大者。即前小後大也。小為正氣。大為邪氣。則邪氣先在裏。今復還于表。故名曰覆。不云去而止云來者。是知在表。脈經曰。在上為表。在下為裏。汗者心之液。上微為浮之而微。頭小為前小。則表中氣虛。故主汗出。下微沉之而微。本大為後大。沉則在裏。大則病進。內經曰。心為牡藏。小腸為之使。今邪甚下行。格閉小腸。使正氣不通。故不得尿。名曰關格。脈經曰。陽氣上出。汗見于頭。今關格正氣不通。加之頭有汗者。則陽氣不得下通而上脫也。其無汗者。雖作關格。然陽氣未衰。而猶可治。西方肺脈。其形何似。師曰。肺者金也。名太陰。其脈毛浮也。肺病自得此脈。若得緩遲者。皆愈。若得數者則劇。何以知之。數者南方火。火尅西方金。法當癰腫。為難治也。輕虛浮曰毛。肺之平脈也。緩遲者。脾之脈。脾為肺之母。以子母相生。故云皆愈。數者。心之脈。火尅金。為鬼賊相刑。故劇。肺主皮毛。數則為熱。熱客皮膚。留而不去。則為癰瘍。經曰。數脈不時。則生惡瘡。

問曰。二月得毛浮脈。何以處言至秋當死。師曰。二月之時。脈當濡弱。反得毛浮者。故知至秋死。二月肝用事。肝脈屬木。應濡弱。反得毛浮者。是肺脈也。肺屬金。金來尅木。故知至秋死。他皆倣此。當春時反見秋脈。為金氣乘木。肺來尅肝。奪王脈而見。至秋肺王。肝氣則絕。故知至秋死也。

師曰。脈肥人責浮。瘦人責沉。肥人當沉。今反浮。瘦人當浮。今反沉。故責之。肥人肌膚厚。其脈當沉。瘦人肌膚薄。其脈當浮。今肥人脈反浮。瘦人脈反沉。必有邪氣相干。使脈反常。故當責之。

師曰。寸脈下不至關。為陽絕。尺脈上不至關。為陰絕。此皆不治。決死也。若計其餘命死生之期。期以月節尅之也。脈經曰。陽生于寸。動于尺。陰生于尺。動于寸。寸脈下不至關者。則陽絕。不能下應于尺也。尺脈上不至關者。為陰絕。不能上應于寸也。內經曰。陰陽離訣。精氣乃絕。此陰陽偏絕。故皆決死。期以月節尅之者。謂如陽絕死于春夏。陰絕死于秋冬。

師曰。脈病人不病。名曰行尸。以無王氣。卒眩仆不識人者。短命則死。人病脈不病。名曰內虛。以無穀神。雖困無苦。脈者人之根本也。脈病人不病。為根本內絕。形雖且強。卒然氣脫。則眩運僵仆而死。不曰行尸而何。人病脈不病。則根本內固。形雖且羸。止內虛爾。穀神者。穀氣也。穀氣既足。自然安矣。內經曰。形氣有餘。脈氣不足。死。脈氣有餘。形氣不足。生。

問曰。翕奄沉。名曰滑。何謂也。沉為純陰。翕為正陽。陰陽和合。故令脈滑。關尺自平。陽明脈微沉。食飲自可。少陰脈微滑。滑者緊之浮名也。此為陰實。其人必股內汗出。陰下濕也。脈來大而盛。聚而沉。謂之翕奄沉。正如轉珠之狀也。沉為藏氣。故曰純陰。翕為府氣。故曰正陽。滑者。陰陽氣不為偏勝也。關尺自平。陽明脈微沉者。當陽部見陰脈。則陰偏勝而陽不足也。陽明胃脈。胃中陰多。故食飲自可。少陰脈微滑者。當陰部見陽脈。則陽偏勝而陰不足也。以陽湊陰分。故曰陰實。股與陰。少陰之部也。今陽熱湊陰。必熏發津液。泄達于外。股內汗出而陰下濕也。

問曰。曾為人所難。緊脈從何而來。師曰。假令亡汗若吐。以肺裏寒。故令脈緊也。假令欬者。坐飲冷水。故令脈緊也。假令下利。以胃中虛冷。故令脈緊也。金匱要畧曰。寒令脈急。經曰。諸緊為寒。

寸口衛氣盛。名曰高。高者。暴狂而肥。內經曰。陰不勝其陽。則脈流薄疾。并乃狂。衛為陽氣。衛盛而暴狂者。陰不勝陽也鍼經曰衛氣者所以溫分肉充皮毛肥腠理司開闔者也衛氣盛為肥者氣盛于外也榮氣盛名曰章章者暴澤而光榮者血也榮華于身者也榮盛故身暴光澤也高章相搏名曰綱綱者身筋急脉直榮衛俱盛則筋絡滿急衛氣弱名曰惵惵者心中氣動迫怯衛出上焦弱則上虛而心中氣動迫怯也榮氣弱名曰卑卑者心中常自羞愧鍼經曰血者神氣也血弱則神弱故常自羞愧惵卑相搏名曰損損者五藏六府之虛慢也衛以護陽榮以養陰榮衛俱虛則五藏六府失于滋養致俱乏氣虛慢也衛氣和名曰緩緩者四肢不能自收衛氣獨和不與榮氣相諧則榮病內經曰肝受血而能視足受血而能步掌受血而能握指受血而能攝四肢不收由榮血病不能灌養故也榮氣和名曰遲遲者身體重但欲眠也榮氣獨和不與衛氣相諧則衛病身體重而眠欲眠者衛病而氣不敷布也遲緩相搏名曰沉沉者腰中直腹內急痛但欲卧不欲行榮氣獨和于內衛氣獨和于外榮衛不相和諧相搏而為病腰中直者衛不利于外也腹內痛者榮不和于內也但欲卧不欲行者榮衛不營也寸口脉緩而遲緩則陽氣長其色鮮其顏光其聲商毛髮長遲則陰氣盛骨髓生血滿肌肉緊薄鮮鞕陰陽相抱榮衛俱行剛柔相搏名曰強也緩為胃脉胃合衛氣衛溫分肉充皮毛肥腠理司開闔衛和氣舒則顏色光潤聲清毛澤矣遲為脾脉脾合榮氣榮養骨髓實肌肉濡筋絡利關節榮和血滿則骨正髓生肌肉緊硬矣陰陽調和二氣相抱而不相戾榮衛流通剛柔相得是為強壯趺陽脉滑而緊滑者胃氣實緊者脾氣強持實擊強痛還自傷以手把刃坐作瘡也趺陽之脉以候脾胃滑則穀氣實是為胃實緊則陰氣勝是為脾強以脾胃一實一強而相搏擊故令痛也若一強一弱相搏則不能作痛此脾胃兩各強實相擊府藏自傷而痛譬若以手把刃而成瘡豈非自貽其害乎寸口脉浮而大浮為虛大為實在尺為關在寸為格關則不得小便格則吐逆經曰浮為虛內經曰大則病進浮則為正氣虛大則為邪氣實在尺則邪氣關閉下焦裏氣不得下通故不得小便在寸則邪氣格拒上焦使食不得入故吐逆趺陽脉伏而濇伏則吐逆水穀不化濇則食不得入名曰關格伏則胃氣伏而不宣中焦關格正氣壅塞故吐逆而水穀不化濇則脾氣濇而不布邪氣拒于上焦故食不得入脉浮而大浮為風虛大為氣強風氣相搏必成癮瘮身體為痒痒者名泄風久久為痂癩痂癩者眉少髮稀身有乾瘡而醒臭內經曰脉風成為癘寸口脉弱而遲弱者衛氣微遲者榮中寒榮為血血寒則發熱衛為氣氣微者心內飢飢而虛滿不能食也衛為陽榮為陰弱者衛氣微陽氣不足也遲者榮中寒經中客邪也榮客寒邪搏而發熱也陽氣內微心內雖飢飢而虛滿不能食也趺陽脉大而緊者當即下利為難治大為虛緊為寒胃中虛寒當即下利下利脉當微小反緊者邪勝也故云難治經曰下利脉大者為未止寸口脉弱而緩弱者陽氣不足緩者胃氣有餘噫而吞酸食卒不下氣填於膈上也弱者陽氣不足陽能消穀陽氣不足則不能消化穀食緩者胃氣有餘則胃中有未消穀物也故使噫而吞酸食卒不下氣填于膈上也金匱要畧曰中焦未和不能消穀故令噫趺陽脉緊而浮浮為氣緊為寒浮為腹滿緊為絞痛浮緊相搏腸鳴而轉轉即氣動膈氣乃下少陰脉不出其陰腫大而虛也

浮為胃氣虛。緊為脾中寒。胃虛則滿。脾寒則痛。虛寒相搏。腸鳴而轉。轉則膈中之氣因而下泄也。若少陰脉不出。則虛寒之氣至于下焦。結于少陰而聚于陰器。不得發泄。使陰腫大而虛也。

寸口脉微而濇。微者衛氣不行。濇者榮氣不逮。榮衛不能相將。三焦無所仰。身體痹不仁。榮氣不足。則煩疼。口難言。衛氣虛。則惡寒數欠。三焦不歸其部。上焦不歸者。噫而酢吞。中焦不歸者。不能消穀引食。下焦不歸者。則遺溲。

人養三焦者。血也。護三焦者。氣也。榮衛俱損。不能相將而行。三焦無所依仰。身體為之頑痹而不仁。內經曰。榮氣虛則不仁。鍼經曰。衛氣不行。則為不仁。榮為血。血不足則煩疼。榮屬心。榮弱心虛。則口難言。衛為陽。陽微則惡寒。衛為氣。氣虛則數欠。三焦因榮衛不足。無所依仰。其氣不能歸其部。金匱要畧曰。上焦竭善噫。上焦受中焦氣。中焦未和。不能消穀。故令噫耳。下焦竭。即遺溺失便。以上焦在膈上。物未化之分也。不歸者。不至也。上焦之氣不至其部。則物未能傳化。故噫而酢吞。中焦在胃之中。主腐熟水穀。水穀化則思食。中焦之食不歸其部。則水穀不化。故云不能消穀引食。下焦在膀胱上口。主分別清濁。溲小便也。下焦不歸其部。不能約制溲便。故遺溲。

趺陽脉沉而數。沉為實。數消穀。緊者。病難治。

沉為實者。沉主裏也。數消穀者。數為熱也。緊為肝脉。見于脾部。木來尅土。為鬼賊相刑。故云難治。

寸口脉微而濇。微者衛氣衰。濇者榮氣不足。衛氣衰。面色黃。榮氣不足。面色青。榮為根。衛為葉。榮衛俱微。則根葉枯槁。而寒慄。欬逆。唾腥。吐涎沫也。

衛為氣。面色黃者。衛氣衰也。榮為血。面色青者。榮血衰也。榮行脉中為根。衛行脉外為葉。榮為陰。衛為陽。榮為根。衛為葉。根葉俱微。則陰陽之氣內衰。致生寒慄。而欬逆唾腥吐涎沫也。

趺陽脉浮而芤。浮者。衛氣衰。芤者。榮氣傷。其身體瘦。肌肉甲錯。浮芤相搏。宗氣衰微。四屬斷絕。

經曰。衛氣盛。名曰高。高者。暴狂而肥。榮氣盛。名曰章。章者。暴澤而光。其身體瘦而不肥者。衛氣衰也。肌肉甲錯而不澤者。榮氣傷也。宗氣者。三焦歸氣也。四屬者。皮肉脂髓也。榮衛衰傷。則宗氣亦微。四屬失所滋養。致斷絕矣。

寸口脉微而緩。微者衛氣踈。踈則其膚空。緩者。胃氣實。實則穀消而水化也。穀入於胃。脉道乃行。水入於經。其血乃成。榮盛。則其膚必踈。三焦絕經。名曰血崩。

衛為陽。微為亡陽。脉微者。衛氣踈。衛溫分肉。肥腠理。衛氣既踈。皮膚不得溫肥。則空虛也。經曰。緩者胃氣有餘。有餘為實。故云緩者胃氣實。內經曰。食入于胃。淫精于脉。是穀入於胃。脉道乃行也。鍼經曰。飲而液滲于絡。合和于血。是水入于經。其血乃成也。胃中穀消水化而為血氣。今衛踈榮盛。是榮氣強而衛氣弱也。衛氣弱者。外則不能固密皮膚。而氣為之踈。內則不能衛護其血。而血為之崩。經。常也。三焦者。氣之道路。衛氣踈。則氣不循常度。三焦絕其常度也。

趺陽脉微而緊。緊則為寒。微則為虛。微緊相搏。則為短氣。

中虛且寒。氣自短矣。

少陰脉弱而濇。弱者微煩。濇者厥逆。

煩者。熱也。少陰脉弱者。陰虛也。陰虛則發熱。以陰部見陽脉。非大虛也。故生微煩。厥逆者。四肢冷也。經曰。陰陽不相順接。便為厥。厥者。手足厥冷是也。少陰脉濇者。陰氣濇。不能與陽相順相接。故厥逆也。

趺陽脉不出。脾不上下。身冷膚鞕。

脾胃為榮衛之根。脾能上下。則水穀磨消。榮衛之氣得以行。脾氣虛衰。不能上下。則榮衛之氣不得通營于外。故趺陽脉不出。身冷者。衛氣不溫也。膚鞕者。榮血不濡也。

少陰脉不至。腎氣微。少精血。奔氣促迫。上入胷膈。宗氣反聚。血結心下。陽氣退下。熱歸陰股，與陰相動，令身不仁，此為尸厥，當刺期門、巨闕。尸厥者，為其從厥而生，形無所知，其狀若尸，故名尸厥。少陰脈不出，則厥氣客於腎，而腎氣微，少精血，厥氣上奔，填塞胷膈，壅遏正氣，使宗氣反聚，而血結心下。鍼經曰：五穀入於胃，其糟粕、津液、宗氣分為三隧，宗氣積于胷中，出于喉嚨，以貫心肺，而行呼吸。又曰：营氣者，泌其津液，注之於脈，化而為血，以营四末。今厥氣太甚，宗氣反聚而不行，則絕其呼吸；血結心下而不流，則四體不仁。陽氣為厥氣所壅，不能宣發，退下至陰股間，與陰相動。仁者柔也，不仁者，言不柔和也，為寒熱痛痒俱不覺知者也。陽氣外不為使，內不得通，榮衛俱不能行，身體不仁，狀若尸也。內經曰：厥氣上行，滿脈去形。刺期門者，以通心下結血；刺巨闕者，以行胷中宗氣。血氣流通，厥氣退，則甦矣。

寸口脈微，尺脈緊，其人虛損多汗，知陰常在，絕不見陽也。寸微為亡陽，尺緊為陰勝，陽微陰勝，故云虛損。又加之多汗，則愈損陽氣，是陰常在，而絕不見陽也。

寸口諸微亡陽，諸濡亡血，諸弱發熱，諸緊為寒，諸乘寒者，則為厥，鬱冒不仁，以胃無穀氣，脾濇不通，口急不能言，戰而慄也。衛，陽也，微為衛氣微，故云亡陽；榮，血也，濡為榮氣弱，故云亡血。弱為陰虛，虛則發熱。緊為陰勝，故為寒。諸乘寒者，則陰陽俱虛，而為寒邪乘之也。寒乘氣虛，抑伏陽氣，不得宣發，遂成厥也。鬱冒為昬冒不知人也。不仁為強直而無覺也。為尸厥焉。以胃無穀氣，致脾濇不通於上下，故使口急不能言。戰者，寒在表也；慄者，寒在裏也。

問曰：濡弱何以反適十一頭？師曰：五藏六府相乘，故令十一。濡弱者，氣血也。往反有十一頭，頭者，五藏六府共有十一也。

問曰：何以知乘府？何以知乘藏？師曰：諸陽浮數為乘府，諸陰遲濇為乘藏也。府，陽也，陽脈見者，為乘府也。藏，陰也，陰脈見者，為乘藏也。

釋音

見音現，下同　讝職廉切，病人寐而自語也　劇竭戟切，甚也　鞕音硬，下同　灑淅上所下切，下音析，寒驚貌　惡烏路切　呴香句切，噓氣往來也　濡汝朱切，潤也　闔音合　躁子到切，動也　藹於蓋切　瞥匹蔑切　縈於營切　駃音快，疾貌　痞音備　而濡音軟，柔也　轉索上株恋反，下蘇各反　濈阻立切，汗出和也　趺音夫　腐音府，爛也　燥蘇到切，乾也　噫乙界切　爍式灼切　溲所留切，溺也　縶直立切　俠音協，又音夾　黧力支切，色黑而黃也　餉音噎，義同　噦於月切，逆氣也　衄女六切　慄音栗，懼貌　邪中音衆　溷胡困切，濁亂也　怫鬱上音弗，下音熨　癰於容切　嗢乙骨切，嗢咽也　豚徒渾切　盍音合　圊七情切，廁也　湫子由切，又子小切　齗魚斤切　麋音眉　悍胡旦切　眥靜計切　參差上初簪切，下楚宜切　銓七全切　銖音殊　滀音畜，水聚也　其差楚懈切　呻音申　卵盧管切　嚨力公切，喉嚨也　菽音叔，豆也　勁居正切，健也　淖奴教切　覆芳救切　牝藏上毗忍切，下才浪切，陰藏也　瘍以章切　僵仆上音薑，下音副　翕奄上音吸，下音掩　見陽音現　股音古，脾也　惵徒頰切，動懼貌　諧音鞋，和也　戾音利　痂癩上音加，下力代切　噫烏介切　酢音醋　冐音帽，昬冐也　芤苦候切

註解傷寒論卷第二　仲景全書第十二

漢　長沙守　張仲景　述
晋　太醫令　王叔和　撰次
宋　聊攝人　成無已　註解
明　虞山人　趙開美　校句

傷寒例第三

陰陽大論云。春氣温和。夏氣暑熱。秋氣清涼。冬氣冷冽。此則四時正氣之序也。春夏為陽。春温夏熱者。陽之動。始于温。盛於暑故也。秋冬為陰。秋涼而冬寒者。以陰之動。始于清。盛于寒故也。冬時嚴寒。萬類深藏。君子固密。則不傷於寒。觸冒之者。乃名傷寒耳。冬三月純陰用事。陽乃伏藏。水冰地坼。寒氣嚴凝。當是之時。善攝生者。出處固密。去寒就温。則不傷于寒。其涉寒冷。觸冒霜雪為病者。謂之傷寒也。其傷於四時之氣。皆能為病。春風夏暑秋濕冬寒。謂之四時之氣。以傷寒為毒者。以其最成殺厲之氣也。熱為陽。陽主生。寒為陰。陰主殺。陰寒為病。最為肅殺毒厲之氣。中而即病者。名曰傷寒。不即病者。寒毒藏於肌膚。至春變為温病。至夏變為暑病。暑病者。熱極重於温也。內經曰。先夏至日為温病。後夏至日為暑病。温暑之病。本傷于寒而得之。故太醫均謂之傷寒也。是以辛苦之人。春夏多温熱病。皆由冬時觸寒所致。非時行之氣也。凡時行者。春時應暖而復大寒。夏時應大熱而反大涼。秋時應涼而反大熱。冬時應寒而反大温。此非其時而有其氣。是以一歲之中。長幼之病多相似者。此則時行之氣也。四時氣候不正為病。謂之時行之氣。時氣所行為病。非暴厲之氣。感受必同。是以一歲之中。長幼之病。多相似也。

夫欲候知四時正氣為病。及時行疫氣之法。皆當按斗曆占之。四時正氣者。春風夏暑秋濕冬寒是也。時行者。時行之氣是也。温者。冬時感寒。至春發者是也。疫者。暴厲之氣是也。占前斗建。審其時候之寒温。察其邪氣之輕重而治之。故下文曰。九月霜降節後。宜漸寒。向冬大寒。至正月雨水節後。宜解也。所以謂之雨水者。以水雪解而為雨水故也。至驚蟄二月節後。氣漸和暖。向夏大熱。至秋便涼。冬寒春温夏熱秋涼。為四時之正氣也。從霜降以後。至春分以前。凡有觸冒霜露。體中寒即病者。謂之傷寒也。九月十月。寒氣尚微。為病則輕。十一月十二月。寒冽已嚴。為病則重。正月二月。寒漸將解。為病亦輕。此以冬時不調。適有傷寒之人。即為病也。此為四時正氣中而即病者也。其冬有非節之暖者。名曰冬温。冬温之毒。與傷寒大異。冬温復有先後。更相重沓。亦有輕重。為治不同。證如後章。此為時行之氣。前云冬時應寒。而反大温者是也。從立春節後。其中無暴大寒。又不冰雪。而有人壯熱為病者。此屬春時陽氣發於冬時伏寒。變為温病。此為温病也。內經曰。冬傷于寒。春必病温。從春分以後。至秋分節前。天有暴寒者。皆為時行寒疫也。三月四月或有暴寒。其時陽氣尚弱。為

九月十月至即為病也五十四字宋本作正文今作註誤也

寒所折。病熱猶輕。五月六月陽氣已盛。為寒所折。病熱則重。七月八月陽氣已衰。為寒所折。病熱亦微。其病與溫及暑病相似。但治有殊耳。此為疫氣也。是數者以明前斗曆之法。占其隨時氣候。發病寒熱輕重不同耳。十五日得一氣於四時之中。一時有六氣。四六名為二十四氣也。節氣十二。中氣十二。共二十四。內經曰。五日謂之候。三候謂之氣。六氣謂之時。四時謂之歲。然氣候亦有應至而不至。或有未應至而至者。或有至而不去者。或有至而太過者。皆成病氣也。疑脫或有至而不去句。今補。按金匱要畧曰。有未至而至。有至而不至。有至而不去。有至而太過。何故也。師曰。冬至之後甲子夜半。少陽起。少陰之時。陽始生。天得溫和。以未得甲子。天因溫和。此為未至而至也。以得甲子。而天未溫和。此為至而不至。以得甲子。天大寒不解。此為至而不去也。以得甲子而天溫如盛夏五六月時。此為至而太過也。內經曰。至而和則平。至而甚。則病至而反者病。至而不至者病。未至而至者病。即是觀之。脫漏明矣。但天地動靜。陰陽鼓擊者。各正一氣耳。內經曰。陰陽者。天地之道。清陽為天。動而不息。濁陰為地。靜而不移。天地陰陽之氣。鼓擊而生春夏秋冬。寒熱溫涼。各正一氣也。是以彼春之暖。為夏之暑。彼秋之忿。為冬之怒。春暖為夏暑。從生而至長也。秋忿為冬怒。從肅而至殺也。是故冬至之後。一陽爻升。一陰爻降也。夏至之後。一陽氣下。一陰氣上也。十月六爻皆陰。坤卦為用。陰極陽來。陽生于子。冬至之後。一陽爻升。一陰爻降。於卦為復。言陽氣得復也。四月六爻皆陽。乾卦為用。陽極陰來。陰生于午。夏至之後一陽氣下。一陰氣上。于卦為姤。言陰得遇陽也。內經曰。冬至四十五日。陽氣微上。陰氣微下。夏至四十五日。陰氣微上。陽氣微下。斯則冬夏二至。陰陽合也。春秋二分。陰陽離也。陽生于子。陰生于午。是陰陽相接。故曰合。陽退于酉。陰退于卯。是陰陽相背。故曰離。內經曰。氣至之謂至。氣分之謂分。至則氣同。分則氣異。陰陽交易。人變病焉。天地陰陽之氣。既交錯而不正。人所以變病。內經曰。陰陽相錯。而變由生也。此君子春夏養陽。秋冬養陰。順天地之剛柔也。內經曰養生者必順于時。春夏養陽。以涼以寒。秋冬養陰。以溫以熱。所以然者。從其根故也。小人觸冒。必嬰暴疹。須知毒烈之氣。留在何經。而發何病。詳而取之。不能順四時調養。觸冒寒溫者。必成暴病。醫者當在意審詳而治之。是以春傷於風。夏必飧泄。夏傷於暑。秋必病瘧。秋傷於濕。冬必咳嗽。冬傷於寒。春必病溫。此必然之道。可不審明之。當春之時。風氣大行。春傷于風。風氣通于肝。肝以春適王。風雖入之。不能即發。至夏肝衰。然後始動。風淫末疾。則當發于四肢。夏以陽氣外盛。風不能外發。故攻內而為飧泄。飧泄者下利。米穀不化而色黃。當秋之時。濕氣大行。秋傷於濕。濕則下於肺。肺以秋適王。濕雖入之。不能即發至冬肺衰。然後濕始動也。雨淫腹疾。則當發為下利。冬以陽氣內固。濕氣不能下行。故上逆而為咳嗽。當夏之時。暑氣大行。夏傷于暑。夏以陰為主內。暑雖入之。勢未能動。及秋陰出而陽為內主。然後暑動搏陰而為痎瘧。痎者。二日一發。瘧者。一日一發。當冬之時。寒氣大行。冬傷於寒。冬以陽為主內。寒雖入之。勢未能動。及春陽出。而陰為內主。然後寒動搏陽而為溫病。是感冒四時正氣為病。必然之道。傷寒之病。逐日淺深。以施方治。內經曰。未滿三日者可汗而已。其滿三日者可泄而已。今世人傷寒。或始不早治。或治不對病。或日數久淹。困乃告醫。醫人又不依次第而治之則不中病。皆宜臨時消息制方。無不効也。今搜採仲景舊論。錄其證候診脉聲色。對病真方有神驗者。擬防世急也。仲景之書，逮今千年而顯用于世者，王叔和之力也。又土地温凉高下不同。物性剛柔飡居亦異。是黄帝興四方之問。岐伯舉四治之能。以訓後賢。開其未悟者。臨病之工。宜須兩審也。東方地氣温，南方地氣熱，西方地氣凉，北方地氣寒，西北方高，東南方下，是土地温凉高下不同也。東方安居食魚，西方陵居華食，南方濕處而嗜酸，北方野處而食乳，是食居之異也。東方治宜砭石，西方治宜毒藥，南方治宜微針，北方治宜灸焫，是四方醫治不同也。醫之治病，當審其土地所宜。凡傷於寒。則為病熱。熱雖甚不死。內經曰：風寒客于人，使人毫毛畢直，皮膚閉而為熱，是傷寒為病熱也。鍼經曰：多熱者易已，多寒者難已，是熱雖甚不死。若兩感於寒而病者。必死。表裏俱病者，謂之兩感。尺寸俱浮者。太陽受病也。當一二日發。以其脉上連風府。故頭項痛。腰脊強。太陽為三陽之長，其氣浮于外，故尺寸俱浮，是邪氣初入皮膚，外在表也，當一二日發。風府，穴名也，項中央。太陽之脉，從巔入絡腦，還出別下項，是以上連風府，其經循肩髆內，俠脊抵腰中，故病頭項痛，腰脊強。尺寸俱長者。陽明受病也。當二三日發。以其脉俠鼻絡於目。故身熱目疼鼻乾。不得臥。陽明血氣俱多，尺寸俱長者，邪併陽明，而血氣淖溢也。太陽受邪不已，傳于陽明，是當二三日發。其脉俠鼻者，陽明脉起於鼻，交頞中，絡於目。陽明之脉，正上頞頞，還出繫目系。身熱者，陽明主身之肌肉。鍼經曰：陽明氣盛，則身以前皆熱。目疼鼻乾者，經中客邪也。不得臥者，胃氣逆，不得從其道也。內經曰：胃不和，則臥不安。尺寸俱

弦者。少陽受病也。當三四日發。以其脉循脇絡於耳。故胸脇痛而耳聾。內經曰：陽中之少陽，通于春氣，春脉弦。尺寸俱弦者，知少陽受邪也。二三日陽明之邪不已，傳于少陽，是當三四日發。胸脇痛而耳聾者，經壅而不利也。此三經皆受病。未入於府者。可汗而已。三陽受邪，為病在表，法當汗解。然三陽亦有便入府者，入府則宜下，故云未入于府者，可汗而已。尺寸俱沉細者。太陰受病也。當四五日發。以其脉布胃中。絡於嗌。故腹滿而嗌乾。陽極則陰受之，邪傳三陽既遍，次乃傳于陰經。在陽為在表，在陰為在裏。邪在表則見陽脉，邪在裏則見陰脉。陽邪傳陰，邪氣內陷，故太陰受病，而脉尺寸俱沉細也。自三陽傳于太陰，是當四五日發也。邪入于陰，則漸成熱，腹滿而嗌乾者，脾經壅而成熱也。尺寸俱沉者。少陰受病也。當五六日發。以其脉貫腎。絡於肺。繫舌本。故口燥舌乾而渴。少陰腎水也，性趣下。少陰受病，脉尺寸俱沉也。四五日太陰之邪不已，至五六日則傳于少陰也。是少陰病當五六日發。人傷于寒，則為病熱，謂始為寒，而終成熱也。少陰為病，口燥舌乾而渴，邪傳入裏，熱氣漸深也。尺寸俱微緩者。厥陰受病也。當六七日發。以其脉循陰器。絡於肝。故煩滿而囊縮。緩者，風脉也。厥陰脉微緩者，邪傳厥陰，熱氣已劇，近于風也。當六七日發，以少陰邪傳于厥陰。煩滿而囊縮者，熱氣聚于內也。此三經皆受病。已入於府。可下而已。三陰受邪，為病在裏，于法當下。然三陰亦有在經者，在經則宜汗。故云已入于府者，可下而已。經曰：臨病之工，宜須兩審。若兩感於寒者。一日太陽受之。即與少陰俱病。則頭痛口乾煩滿而渴。二日陽明受之。即與太陰俱病。則腹滿身熱。

不欲食讝語。三日少陽受之，即與厥陰俱病，則耳聾囊縮而厥，水漿不入，不知人者，六日死。若三陰三陽，五藏六府皆受病，則榮衛不行，府藏不通，則死矣。陰陽俱病，表裏俱傷者，為兩感。以其陰陽兩感，病則兩證俱見。至于傳經，則亦陰陽兩經俱傳也。始得一日，頭痛者，太陽；口乾煩滿而渴者，少陰。至二日則太陽傳于陽明，而少陰亦傳于太陰，身熱讝語者，陽明；腹滿不欲食者，太陰。至三日，陽明傳于少陽，而太陰又傳于厥陰，耳聾者，少陽；囊縮而厥者，厥陰。水漿不入，不知人者，胃氣不通也。內經曰：五藏已傷，六府不通，榮衛不行，如是之後，三日乃死。何也？岐伯曰：陽明者，十二經脈之長也，其血氣盛，故云不知人。三日其氣乃盡，故死矣。謂三日六經俱病，榮衛之氣不得行于內外，府藏之氣不得通于上下，至六日府藏之氣俱盡，榮衛之氣俱絕，則死矣。

其不兩感於寒，更不傳經，不加異氣者，至七日，太陽病衰，頭痛少愈也。八日，陽明病衰，身熱少歇也。九日，少陽病衰，耳聾微聞也。十日，太陰病衰，腹減如故，則思飲食。十一日，少陰病衰，渴止舌乾，已而嚏也。十二日，厥陰病衰，囊縱，少腹微下，大氣皆去，病人精神爽慧也。六日傳遍三陰三陽之氣，皆和，大邪之氣皆去，病人精神爽慧也。

若過十三日以上不間，尺寸陷者，大危。間者，瘳也。十二日傳經盡，則當瘳愈。若過十三日已上不瘳，尺寸之脈沉陷者，即正氣內衰，邪氣獨勝，故云大危。

若更感異氣，變為他病者，當依舊壞證病而治之。若脈陰陽俱盛，重感於寒者，變為溫瘧。異氣者，為先病未已，又感別異之氣也。兩邪相合，變為他病。脈陰陽俱盛者，傷寒之脈也。難經曰：傷寒之脈，陰陽俱盛而緊濇。經曰：脈盛身寒，得之傷寒。則為前病熱未已，再感于寒，寒熱相傳，變為溫瘧。

陽脈浮滑，陰脈濡弱者，更遇於風，變為風溫。此前熱未歇，又感于風者也。難經曰：中風之脈，陽浮而滑，陰濡而弱。風來乘熱，故變風溫。

陽脈洪數，陰脈實大者，遇溫熱，變為溫毒。溫毒為病最重也。此前熱未已，又感溫熱者也。陽主表，陰主裏，洪數實大，皆熱也。兩熱相合，變為溫毒。以其表裏俱熱，故為病最重。

陽脈濡弱，陰脈弦緊者，更遇溫氣，變為溫疫。以此冬傷於寒，發為溫病，脈之變證，方治如說。此前熱未已，又感溫氣者也。溫熱相合，變為溫疫。

凡人有疾，不時即治，隱忍冀差，以成痼疾。凡覺不佳，急須求治，苟延時日，則邪氣入深，難可復制。千金曰：凡有少苦，似不如平常，即須早道，若隱忍不治，冀望自差，須臾之間，以成痼疾，此之謂也。

小兒女子，益以滋甚。小兒氣血未全，女子血室多病，凡所受邪，易于滋蔓。

時氣不和，便當早言，尋其邪由，及在腠理，以時治之，罕有不愈者。腠理者，津液腠泄之所，文理縫會之中也。金匱要畧曰：腠者，是三焦通會元真之處，為血氣所注；理者，是皮膚藏府之文理也。邪客于皮膚，則邪氣浮淺，易為散發，若以時治之，罕有不愈者矣。金匱玉函曰：主候常存，形色未病，未入腠理，針藥及時，服將調節，委以良醫，病無不愈。

患人忍之，數日乃說，邪氣入藏，則難可制。此為家有患，備慮之要。邪在皮膚，則外屬陽而易治；邪傳入裏，則內屬陰而難治。內經曰：善治者，治皮毛，其次治肌膚，其次治筋脈，其次治六府，其次治五藏。治五藏者，半死半生也。昔桓侯怠于皮膚之微疾，以至骨髓之病。家有患者，不可備慮。

凡作湯藥，不可避晨夜，覺病須臾，即宜便治，不等早晚，則易愈矣。千金曰：凡始覺不佳。即須治療。迄至於病湯食競進。折其毒勢。自然而差。若或差遲。病即傳變。雖欲除治。必難為力。傳有常也。變無常也。傳為循經而傳。如太陽傳陽明是也。變為不常之變。如陽證變陰證是也。邪既傳變。病勢深也。本草曰。病勢已成。可得半愈。病勢已過。命將難全。服藥不如方法。縱意違師。不須治之。內經曰。拘于鬼神者。不可與言至德。惡于針石者。不可與言至巧。病不許治者。病不必治。治之無功矣。凡傷寒之病。多從風寒得之。凡中風與傷寒為病。自古通謂之傷寒。千金曰。夫傷寒病者。起自風寒。入於腠理。與精氣分爭。榮衛偏隔。周身不通而病。始表中風寒。入裏則不消矣。始自皮膚。入于經絡。傳于藏府是也。未有溫覆而當不消散者。風寒初客于皮膚。便投湯藥。溫暖發散而當者。則無不消散之邪。不在證治。擬欲攻之。猶當先解表。乃可下之。先解表而後下之。則無復傳之邪也。若表已解而內不消。非大滿。猶生寒熱。則病不除。表證雖罷。裏不至大堅滿者。亦未可下之。是邪未收斂成實。下之則裏虛而邪復不除。猶生寒熱也。若表已解而內不消。大滿大實。堅有燥屎。自可除下之。雖四五日。不能為禍也。外無表證。裏有堅滿。為下證悉具。外臺云。表和裏病。下之則愈。下證既具。則不必拘于日數。若不宜下而便攻之。內虛熱入。協熱遂利。煩躁諸變。不可勝數。輕者困篤。重者必死矣。下之不當。病輕者。證猶變易而難治。又矧重者乎。夫陽盛陰虛。汗之則死。下之則愈。陽虛陰盛。汗之則愈。下之則死。表為陽。裏為陰。陰虛者。陽必湊之。陽盛之邪乘其裏虛而入于府者。為陽盛陰虛也。經曰。尺脉弱。名曰陰不足。陽氣下陷入陰中。則發熱者矣。下之。除其內熱而愈。若反汗之。則竭其津液而死。陰脉不足。陽往從之。陽脉不足。陰往乘之。陰邪乘其表虛。客于榮衛之中者。為陽虛陰盛也。經曰。假令寸口脉微。名曰陽不足。陰氣上入陽中。則洒淅惡寒者是矣。汗之。散其表寒則愈。若反下之。則脫其正氣而死。經曰。本發汗而復下之。此為逆也。本先下之。而反汗之為逆。夫如是。則神丹安可以誤發。甘遂何可以妄攻。虛盛之治。相背千里。吉凶之機。應若影響。豈容易哉。神丹者。發汗之藥也。甘遂者。下藥也。若汗下當。則吉。汗下不當。則凶。其應如影隨形。如響應聲。況桂枝下咽。陽盛則斃。承氣入胃。陰盛以亡。桂枝湯者。發汗藥也。承氣湯者。下藥也。金匱玉函曰。不當汗而強與汗之者。令人奪其津液。枯槁而死。不當下而強與下之者。令人開腸洞泄。便溺不禁而死。死生之要。在乎須臾。視身之盡。不暇計日。投湯不當。則災禍立見。豈暇計其日數哉。此陰陽虛實之交錯。其候至微。發汗吐下之相反。其禍至速。而醫術淺狹。懵然不知病源。為治乃誤。使病者殞歿。自謂其分。至今冤魂塞於冥路。死屍盈於曠野。仁者鑒此。豈不痛歟。凡兩感病俱作。治有先後。發表攻裏。本自不同。而執迷妄意者。乃云神丹甘遂。合而飲之。且解其表。又除其裏。言巧似是。其理實違。夫智者之舉錯也。常審以慎。愚者之動作也。必果而速。安危之變。豈可詭哉。世上之士。但務彼翕習之榮。而莫見此傾危之敗。惟明者居然能護其本。近取諸身。夫何遠之有焉。兩感病俱作。欲成不治之疾。醫者大宜消息。審其先後。次第而治之。若妄意攻治。以求速效者。必致傾危之敗。凡發汗溫暖湯藥。其方雖言日三服若病劇不觧當促其間可半日中晝三服若與病相阻即便有所覺重病者一日一夜當晬時觀之如服一劑病證猶在故當復作本湯服之至有不肯汗出服三劑乃解若汗不出者死病也發汗藥須溫暖服者易為發散也日三服者藥勢續也病勢稍重當促急服之以折盛熱不可拘于本方設藥病不相對湯入即便知之如陰多者投以凉藥即寒逆隨生陽多者飲以溫劑則熱毒即起是便有所覺晬時者周時也一日一夜服湯藥盡劑更看其傳如病證猶在當復作本湯以發其汗若服三劑不解汗不出者邪氣太甚湯不能勝必成大疾千金曰熱病脉躁盛而不得汗者此陽脉之極也死。

凡得時氣病至五六日而渴欲飲水飲不能多不當與也何者以腹中熱尚少不能消之便更與人作病也至七八日大渴欲飲水者猶當依證與之與之常令不足勿極意也言能飲一斗與五升若飲而腹滿小便不利若喘若噦不可與之忽然大汗出是為自愈也熱在上焦則為消渴言熱消津液而上焦乾燥則生渴也大熱則能消水熱少不能消之若強飲則停飲變為諸病至七八日陽勝氣溫向解之時多生大渴也亦須少少與之以潤胃氣不可極意飲也若飲而腹滿小便不利若喘若噦者為水飲內停而不散不可更與之忽然陽氣通水氣散宣發于外作大汗而解。

凡得病反能飲水此為欲愈之病其不曉病者但聞病飲水自愈小渴者乃強與飲之因成其禍不可復數小渴者為腹中熱少若強與水水飲不消復為諸飲病也。

凡得病厥脉動數服湯藥更遲脉浮大減小初躁後靜此皆愈證也動數之脉邪在陽也湯入而變遲者陽邪愈也浮大之脉邪在表也而復減小者表邪散也病初躁亂者邪所煩也湯入而安靜者藥勝病也是皆為愈證。

凡治溫病可刺五十九穴五十九穴者以寫諸經之溫熱鍼經曰熱病取之諸陽五十九穴刺以寫其熱而出其汗實其陰而補其不足所謂五十九刺兩手內外側各三凡十二痏五指間各一凡八痏足亦如是頭入髮際一寸旁三分各三凡六痏更入髮三寸邊五凡十痏耳前後口下各一項中一穴凡六痏巔上一顖會一髮際一廉泉一風池二天柱二又內經曰熱俞五十九頭上五行行五者以寫諸陽之熱逆也大杼膺俞缺盆背俞此八者以寫背中之熱氣衝三里巨虛上下廉此八者以寫胃中之熱也雲門髃骨委中髓空此八者以寫四支之熱也五藏俞旁五此十者以寫五藏之熱也凡此五十九穴者皆熱之左右也。又身之穴三百六十有五其三十穴灸之有害七十九穴刺之為災并中髓也穴有三百六十五以應一歲其灸刺之禁皆肉薄骨解之處血脉虛少之分鍼灸并中髓也。

脉四損三日死平人四息病人脉一至名曰四損脉五損一日死平人五息病人脉一至名曰五損脉六損一時死平人六息病人脉一至名曰六損四藏氣絕者脉四損五藏氣絕者脉五損五藏六府俱絕者脉六損。

脉盛身寒得之傷寒脉虛身熱得之傷暑內經曰脉者血之府也脉實血實脉虛血虛寒則傷血邪併於血則血盛而氣虛故傷寒者脉盛而身寒熱則傷氣邪併於氣則氣盛而血虛故傷暑者脉虛而身熱。

脉陰陽俱盛大汗出不解者死脉陰陽俱盛當汗出而解若汗出不解則邪氣內勝正氣外脫故死內經曰汗出而脉尚躁盛者死千金曰熱病已得汗脉尚躁盛此陽脉之極也死。

脉陰

陽俱虛熱不止者死。脉陰陽俱虛者，真氣弱也；熱不止者，邪氣勝也。內經曰：病温虛甚者死。脉至乍踈乍數者死。謂天真榮衛之氣斷絕也。脉至如轉索者，其日死。為緊急而不軟，是中無胃氣，故不出其日而死。讝言妄語，身微熱，脉浮大，手足温者生；逆冷，脉沉細者，不過一日死矣。讝言妄語，陽病也。身微熱，脉浮大，手足温，為脉病相應；若身逆冷，脉沉細，為陽病見陰脉，脉病不相應，故不過一日而死。難經曰：脉不應病，病不應脉，是為死病。此以前是傷寒熱病證候也。

辨痓濕暍脉證第四

傷寒所致太陽痓濕暍三種，宜應別論，以為與傷寒相似，故此見之。痓當作痙，傳寫之誤也。痓者惡也，非強也。內經曰：肺移熱於腎，傳為柔痓。柔為筋柔而無力，痓謂骨痓而不隨。痓者強也，千金以強直為痓。經曰：頸項強急，口噤，背反張者，痓。即是觀之，痓為痙字明矣。

太陽病，發熱無汗，反惡寒者，名曰剛痓。〔一〕千金曰：太陽中風，重感寒濕則變痓。太陽病發熱無汗為表實，則不當惡寒，今反惡寒者，則太陽中風重感於寒，為痓病也。以表實感寒，故名剛痓。

太陽病，發熱汗出，不惡寒者，名曰柔痓。〔二〕太陽病發熱汗出為表虛，則當惡寒，其不惡寒者，為陽明病。今發熱汗出而不惡寒者，非陽明證，則是太陽中風重感於濕，為柔痓也。表虛感濕，故曰柔痓。

太陽病，發熱，脉沉而細者，名曰痓。〔三〕太陽主表，太陽病發熱為表病，脉當浮大，今脉反沉細，既不愈，則太陽中風重感于濕而為痓也。金匱要畧曰：太陽病，其證備，身體強几几然，脉反沉遲，此為痓，括蔞桂枝湯主之。

太陽病，發汗太多，因致痓。〔四〕太陽病發汗太多，則亡陽。內經曰：陽氣者，精則養神，柔則養筋。陽微不能養筋，則筋脉緊急而成痓也。

病身熱足寒，頸項強急，惡寒，時頭熱，面赤目脉赤，獨頭面一本無面字搖，卒口噤，背反張者，痓病也。〔五〕太陽中風為純中風也，太陽傷寒為純傷寒也，皆不作痓。惟是太陽中風重感寒濕，乃變為痓也。身熱足寒者，寒濕傷下也。時頭熱面赤目脉赤，風傷于上也。頭搖者，風主動也。獨頭搖者，頭為諸陽之會，風傷陽也。若純傷風者，身亦為之動搖，手足為之搐搦。此者內挾寒濕，故頭搖也。口噤者，寒主急也。卒口噤者，不常噤也，有時而緩。若風寒相搏，則口噤而不時開。此者加之風濕，故卒口噤也。足太陽之脉，起於目內眥，上額交巔上；其支別者，從巔入絡腦，還出別下項，循肩膊內，夾脊抵腰中，下貫臀，以下至足。風寒客於經中，則筋脉拘急，故頸項強急而背反張也。

太陽病，關節疼痛而煩，脉沉而細者，此名濕痹。濕痹之候，其人小便不利，大便反快，但當利其小便。〔一〕金匱要畧曰：霧傷皮腠，濕流關節，疼痛而煩者，濕氣內流也。濕同水也，脉沉而細者，水性趣下也。痹，痛也。因其關節煩疼，而名曰濕痹，非脚氣之痹也。內經曰：濕勝則濡泄。小便不利，大便反快者，濕氣內勝也。但當利其小便，以宣泄腹中濕氣。古云：治濕之病，不利小便，非其治也。

濕家之為病，一身盡疼，發熱，身色如似熏黃。〔二〕身黃如橘子色者，陽明瘀熱也。此身色如似熏黃，即非陽明瘀熱。身黃發熱者，梔子蘗皮湯主之，為表裏有熱，則身不疼痛。此一身盡疼，非傷寒客熱也，知濕邪在經而使之。脾惡濕，濕傷則脾病而色見，是以身發黃者，為其黃如烟熏，非正黃色也。

濕家，其人但頭汗出，背強，欲得被覆向火，若下之早，則噦，胷滿，小便不利，舌上如胎者，以丹田有熱，胷中有寒，渴欲得水而不能飲，則口燥煩也。〔三〕濕家有風濕，有寒濕，此寒濕相搏者也。濕勝則多汗，傷寒則無汗，寒濕相搏，雖有汗而不能周身，故但頭汗出也。背，陽也；腹，陰也。太陽之脈夾脊抵腰，太陽客寒濕，表氣不利，而背強也。裏有邪者，外不惡寒；表有邪者，則惡寒。欲得被覆向火者，寒濕在表而惡寒也。若下之早，則傷動胃氣，損其津液，故致噦而胸滿，小便不利。下後裏虚，上焦陽氣因虚而陷於下焦，為丹田有熱。表中寒乘而入於胸中，為胸上有寒，使舌上生白胎滑也。藏燥則欲飲水，以胸上客寒濕，故不能飲，而但口燥煩也。

濕家下之，額上汗出，微喘，小便利者，死；若下利不止者，亦死。[四] 濕家發汗則愈。《金匱要畧》曰：濕家身煩疼，可與麻黄加术四兩，發其汗為宜。若妄下，則大逆。額上汗出而微喘者，乃陽氣上逆也；小便自利或下利者，陰氣下流也。陰陽相離，故云死矣。《内經》曰：陰陽離决，精氣乃絶。

問曰：風濕相搏，一身盡疼痛，法當汗出而解，值天陰雨不止，醫云此可發汗，汗之病不愈者，何也？答曰：發其汗，汗大出者，但風氣去，濕氣在，是故不愈也。若治風濕者，發其汗，但微微似欲汗出者，風濕俱去也。值天陰雨不止，明其濕勝也。《内經》曰：陽受風氣，陰受濕氣。又曰：傷於風者，上先受之；傷於濕者，下先受之。風濕相搏，則風在外，而濕在内。汗大出者，其氣暴，暴則外邪出，而裏邪不能出，故風去而濕在。汗微微而出者，其氣緩，緩則内外之邪皆出，故風濕俱去也。

濕家病，身上疼痛，發熱，面黄而喘，頭痛，鼻塞而煩，其脈大，自能飲食，腹中和無病，病在頭中寒濕，故鼻塞，内藥鼻中則愈。[五] 病有淺深，證有中外，此則濕氣淺者也。何以言之？濕家不云關節煩疼，而云身上疼痛，是濕氣不流關節，而外客肌表也；不云發熱身似熏黄，復云發熱面黄而喘，是濕不干於脾，而薄於上焦也。陰受濕氣，則濕邪為深；今頭痛鼻塞而煩，是濕客於陽，而不客於陰也。濕家之脈當沉細，為濕氣内流；脈大者，陽也，則濕不内流，而外在表也。又以自能飲食，胸腹別無滿痞，為腹中和無病，知其濕氣微淺，内藥鼻中，以宣泄頭中寒濕。

病者一身盡疼，發熱，日晡所劇者，此名風濕。此病傷於汗出當風，或久傷取冷所致也。[六] 一身盡疼者，濕也；發熱日晡所劇者，風也。若汗出當風而得之者，則先客濕而後感風；若久傷取冷得之者，則先傷風而後中濕。可與麻黄杏仁薏苡仁甘草湯。見《金匱要畧》中。

太陽中熱者，暍是也。其人汗出惡寒，身熱而渴也。[一] 汗出惡寒，身熱而不渴者，中風也；汗出惡寒，身熱而渴者，中暍也。白虎加人參湯主之。見《金匱要畧》中方。

太陽中暍者，身熱疼重而脈微弱，此亦夏月傷冷水，水行皮中所致也。[二] 經曰：脈虚身熱，得之傷暑。身熱脈微弱者，暍也；身體疼重者，水也。夏時暑熱，以水灌洗而得之。一物瓜蔕散主之。見《金匱要畧》中方。

太陽中暍者，發熱惡寒，身重而疼痛，其脈弦細芤遲，小便已，洒洒然毛聳，手足逆冷，小有勞，身即熱，口開，前板齒燥。若發汗，則惡寒甚；加温針，則發熱甚；數下之，則淋甚。[三] 病有在表，有在裏者，有表裏俱病者。此則表裏俱病者也。發熱惡寒，身重疼痛者，表中暍也；脈弦細芤遲者，中暑脈虚也；小便已，洒洒然毛聳，手足逆冷者，太陽經氣不足也；小有勞，身即熱者，謂勞動其陽而暍即發也；口開，前板齒燥者，重有熱也。《内經》曰：因於暑汗，煩則喘喝。口開，謂喘喝也；以喘喝不止，故前板齒乾燥。若發汗以去表邪，則外虚陽氣，故惡寒甚；若以温針助陽，則火熱内攻，故發熱甚；若下之以除裏熱，則内虚而膀胱燥，故淋甚。

辨太陽病脈證并治法上第五

太陽之為病，脈浮，頭項強痛而惡寒。經曰：尺寸俱浮者，太陽受病。太陽主表，為諸陽主氣。脉浮，頭項强痛而惡寒者，太陽表病也。

太陽病，發熱，汗出，惡風，脉緩者，名為中風。

風，陽也；寒，陰也。風則傷衛。發熱，汗出，惡風者，衛中風。榮病，發熱，無汗，不惡風而惡寒；衛病則發熱，汗出，不惡寒而惡風。以衛為陽，衛外者也，病則不能衛固其外，而皮腠踈，故汗出而惡風也。傷寒脉緊，傷風脉緩者，寒性勁急而風性解緩故也。

太陽病，或已發熱，或未發熱，必惡寒，體痛，嘔逆，脉陰陽俱緊者，名曰傷寒。

經曰：凡傷於寒，則為病熱，為寒氣客於經中，陽經怫結而成熱也。中風即發熱者，風為陽也。及傷寒云或已發熱，或未發熱，以寒為陰邪，不能即熱，鬱而方變熱也。風則傷衛，寒則傷榮，衛虛者惡風，榮虛者惡寒。榮傷寒者，必惡寒也。氣病者則麻，血病者則痛。風令氣緩，寒令氣逆，體痛嘔逆者，榮中寒也。經曰：脉盛身寒，得之傷寒。脉陰陽俱緊者，知其傷寒也。

傷寒一日，太陽受之，脉若靜者，為不傳；頗欲吐，若燥煩，脉數急者，為傳也。

太陽主表，一日則太陽受邪，至二日當傳陽明，若脉氣微而不傳，陽明胃經受邪，則喜吐；寒邪傳裏者，則變熱。如頗欲吐，若煩燥，脉急數者，為太陽寒邪變熱，傳於陽明也。

傷寒二三日，陽明、少陽證不見者，為不傳也。

傷寒二三日，無陽明、少陽證，知邪不傳，止在太陽經中也。

太陽病，發熱而渴，不惡寒者，為溫病。

發熱而渴，不惡寒者，陽明也。此太陽受邪，知為溫病，非傷寒也。積溫成熱，所以發熱而渴，不惡寒也。

若發汗已，身灼熱者，名曰風溫。風溫為病，脉陰陽俱浮，自汗出，身重，多眠睡，鼻息必鼾，語言難出。若被下者，小便不利，直視失溲；若被火者，微發黃色，劇則如驚癇，時瘛瘲；若火熏之，一逆尚引日，再逆促命期。

傷寒發汗已，則身涼；若發汗已，身灼熱者，非傷寒，為風溫也。風傷於上，而陽受風氣，風與溫相合，則傷衛。脉陰陽俱浮，自汗出者，衛受邪也。衛者氣也，風則傷衛，溫則傷氣，身重，多眠睡者，衛受風溫而氣昏也。鼻息必鼾，語言難出者，風溫外甚，而氣擁不利也。若被下者，則傷藏氣，太陽膀胱經也。內經曰：膀胱不利為癃，不約為遺溺。癃者，小便不利也。太陽之脉起目內眥。內經曰：瞳子高者，太陽不足；戴眼者，太陽已絕。小便不利，直視失溲，為下後竭津液，損藏氣，風溫外勝。經曰：欲絕也，為難治。若被火者，則火助風溫成熱，微者熱瘀而發黃，劇者熱甚生風，如驚癇而時瘛瘲也。先曾被火為一逆，若更以火熏之，是再逆也。一逆尚猶延引時日而不愈，其再逆者，必致危殆，故云促命期。

病有發熱惡寒者，發於陽也；無熱惡寒者，發於陰也。發於陽者，七日愈；發於陰者，六日愈。以陽數七，陰數六故也。

陽為熱也，陰為寒也。發熱而惡寒，寒傷陽也；無熱而惡寒，寒傷陰也。陽法火，陰法水。火成數七，水成數六。陽病七日愈者，火數足也；陰病六日愈者，水數足也。

太陽病，頭痛至七日已上自愈者，以行其經盡故也。若欲作再經者，鍼足陽明，使經不傳則愈。

傷寒自一日至六日，傳三陽三陰經盡，至七日當愈。經曰：七日太陽病衰，頭痛少愈。若七日不愈，則太陽之邪再傳陽明，針足陽明，為迎而奪之，使經不傳則愈。

太陽病，欲解時，從巳至未上。

巳為正陽，則陽氣得以復也。始於太陽，終於厥陰，六經各以三時為解，而太陽從巳至未，陽明從申至戌，少陽從寅至辰，至於太陰，從亥至丑，少陰從子至寅，厥陰從丑至卯者，以陽行也速，陰行也緩。陽主於晝，陰主於夜。陽三經解時，從寅至戌，以陽道常饒也；陰三經解時，從亥至卯，以陰道常乏也。內經曰：陽中之太陽，通於夏氣。則巳午未，太陽乘王也。

風家，表解而不了了者，十二日愈。

中風家，發汗解後，未全快暢者，十二日大邪皆去，六經悉和則愈。

病人身大熱，反欲得近衣者，熱

在皮膚，寒在骨髓也。身大寒，反不欲近衣者，寒在皮膚，熱在骨髓也。皮膚言淺，骨髓言深；皮膚言外，骨髓言內。身熱欲得衣者，表熱裏寒也；身寒不欲衣者，表寒裏熱也。太陽中風，陽浮而陰弱，陽浮者，熱自發，陰弱者，汗自出，嗇嗇惡寒，淅淅惡風，翕翕發熱，鼻鳴乾嘔者，桂枝湯主之。[上]陽以候衛，陰以候榮。陽脉浮者，衛中風也；陰脉弱者，榮氣弱也。風并於衛，則衛實而榮虛，故發熱汗自出也。經曰：太陽病，發熱汗出者，此為榮弱衛強者是也。嗇嗇者，不足也，惡寒之貌也。淅淅者，洒淅也，惡風之貌也。衛虛則惡風，榮虛則惡寒，榮弱衛強，惡寒復惡風者，以自汗出，則皮膚緩，腠理踈，是亦惡風也。翕翕者，熇熇然而熱也，若合羽所覆，言熱在表也。鼻鳴乾嘔者，風擁而氣逆也。與桂枝湯，和榮衛而散風邪也。

桂枝湯方

桂枝叁兩，去皮，味辛熱　芍藥叁兩，味苦酸，微寒　甘草貳兩，炙，味甘平　生薑叁兩，切，味辛溫　大棗拾貳枚，擘，味甘溫

內經曰：辛甘發散為陽。桂枝湯，辛甘之劑也，所以發散風邪。內經曰：風淫所勝，平以辛，佐以苦甘，以甘緩之，以酸收之。是以桂枝為主，芍藥、甘草為佐也。內經曰：風淫於內，以甘緩之，以辛散之。是以生薑、大棗為使也。

右伍味，㕮咀，以水柒升，微火煑取叁升，去滓，適寒溫，服壹升。服已須臾，歠熱稀粥壹升餘，以助藥力。溫覆令壹時許，遍身漐漐，微似有汗者益佳，不可令如水流漓，病必不除。若壹服汗出病差，停後服，不必盡劑。若不汗，更服依前法。又不汗，後服小促役其間，半日許，令叁服盡。若病重者，壹日壹夜服，周時觀之。服壹劑盡，病證猶在者，更作服。若汗不出者，乃服至貳叁劑。禁生冷、粘滑、肉麪、五辛、酒酪、臭惡等物。

太陽病，頭痛，發熱，汗出，惡風者，桂枝湯主之。[二]頭痛者，太陽也；發熱汗出惡風者，中風也。與桂枝湯，解散風邪。

太陽病，項背強几几，反汗出惡風者，桂枝加葛根湯主之。[三]几几者，伸頸之貌也。動則伸頸搖身而行。項背強者，動則如之。項背几几者，當無汗，反汗出惡風者，中風表虛也。與桂枝湯以和表，加麻黄、葛根以祛風，且麻黄主表實，後葛根湯證云：太陽病，項背強几几，無汗，惡風，葛根湯主之。藥味正與此方同，其無汗者，當用麻黄，今自汗出，恐不加麻黄，但加葛根也。

太陽病，下之後，其氣上衝者，可與桂枝湯，方用前法。若不上衝者，不可與之。[四]太陽病屬表，而反下之，則虛其裏，邪欲乘虛傳裏。若氣上衝者，裏不受邪，而氣逆上與邪爭也，則邪仍在表，故當復與桂枝湯解外。其氣不上衝者，裏虛不能與邪爭，邪氣已傳裏也，故不可更與桂枝湯攻表。

太陽病三日，已發汗，若吐、若下、若溫針，仍不解者，此為壞病，桂枝不中與也。觀其脉證，知犯何逆，隨證治之。太陽病三日中，曾經發汗、吐下、溫針，虛其正氣，病仍不解者，謂之壞病，言為醫所壞病也。不可復與桂枝湯，審觀脉證，知犯何逆而治之，逆者隨所逆而救之。桂枝本為解肌，若其人脉浮緊，發熱汗不出者，不可與也。常須識此，勿令誤也。[五]脉浮，發熱，汗出惡風者，中風也，可與桂枝湯解肌；脉浮緊，發熱，不汗出者，傷寒也，可與麻黄湯。常須識此，勿妄

治也。若酒客病，不可與桂枝湯，得湯則嘔，以酒客不喜甘故也。酒客內熱，喜辛而惡甘。桂枝湯甘，酒客得之，則中滿而嘔。喘家作桂枝湯，加厚朴杏子佳。〔六〕太陽病，為諸陽主氣，風甚氣擁，則生喘也。與桂枝湯以散風，加厚朴杏仁以降氣。凡服桂枝湯吐者，其後必吐膿血也。內熱者，服桂枝湯則吐。如酒客之類也。既亡津液，又為熱所搏，其後必吐膿血。吐膿血，謂之肺痿。金匱要畧曰：熱在上焦為肺痿。謂或從汗，或從嘔吐，重亡津液，故得之。太陽病，發汗，遂漏不止，其人惡風，小便難，四支微急，難以屈伸者，桂枝加附子湯主之。〔七〕太陽病，因發汗，遂汗漏不止而惡風者，為陽氣不足，因發汗，陽氣益虛，而皮腠不固也。內經曰：膀胱者，州都之官，津溢藏焉，氣化則出。小便難者，汗出亡津液，陽氣虛弱，不能施化。四肢者，諸陽之本也。四肢微急，難以屈伸者，亡陽而脫液也。針經曰：液脫者，骨屬屈伸不利。與桂枝加附子湯，以溫經復陽。太陽病，下之後，脉促胷滿者，桂枝去芍藥湯主之。〔八〕若微惡寒者，去芍藥方中加附子湯主之。〔九〕脉來數，時一止復來者，名曰促。促為陽盛，則不因下後而脉促者也。此下後脉促，不得為陽盛也。太陽病下之，其脉促不結胷者，此為欲解。此下後脉促而復胷滿，則不得為欲解，由下後陽虛，表邪漸入而客於胷中也。與桂枝湯以散客邪，通行陽氣。芍藥益陰，陽虛者非所宜，故去之。陽氣已虛，若更加之微寒，則必當溫劑以散之，故加附子。太陽病，得之八九日，如瘧狀，發熱惡寒，熱多寒少，其人不嘔，清便欲自可，一日二三度發，脉微緩者，為欲愈也。脉微而惡寒者，此陰陽俱虛，不可更發汗、更下、更吐也。面色反有熱色者，未欲解也，以其不能得小汗出，身必痒，宜桂枝麻黃各半湯。〔十〕傷寒八九日，則邪傳再經，又遍三陽，欲傳三陰之時也。傳經次第，則三日傳遍三陽，至四日陽去入陰，不入陰者，為欲解。其傳陰經，第六日傳遍三陰，為傳經盡而當解。其不解，傳為再經者，至九日又遍三陽，陽不傳陰則解。如瘧，發作有時也。寒多者為病進，熱多者為病退。經曰：厥少熱多，其病為愈；寒多熱少，陽氣退，故為進也。今雖發熱惡寒，而熱多寒少，為陽氣進而邪氣少也。裏不和者，嘔而利，今不嘔，清便自調者，裏和也。寒熱間日發者，邪氣深也；日一發者，邪氣復常也；日再發者，邪氣淺也；日二三發者，邪氣微也。內經曰：大則邪至，小則平。言邪甚則脉大，邪少則脉微，今日數多而脉微緩者，是邪氣微緩也，故云欲愈。脉微而惡寒者，表裏俱虛也。陽表也，陰裏也。脉微為裏虛，惡寒為表虛，以表裏俱虛，故不可更發汗、更下、更吐也。陰陽俱虛，則面色青白，反有熱色者，表未解也。熱色為赤色也。得小汗則和，不得汗則不得邪氣外散皮膚而為痒也。與桂枝麻黃各半湯，小發其汗，以除表邪。太陽病，初服桂枝湯，反煩不解者，先刺風池、風府，卻與桂枝湯則愈。〔十一〕煩者，熱也。服桂枝湯後，當汗出而身涼和；若反煩不解者，風甚而未能散也。先刺風池、風府，以通太陽之經，而泄風氣，卻與桂枝湯解散則愈。服桂枝湯，大汗出，脉洪大者，與桂枝湯如前法。若形如瘧，日再發者，汗出必解，宜桂枝二麻黃一湯。〔十二〕經曰：如服一劑，病證猶在者，故當復作本湯服之。服桂枝湯，汗出後，脉洪大者，病猶在也。若形如瘧，日再發者，邪氣客於榮衛之間也。與桂枝二麻黃一湯，解散榮衛之邪。服桂枝湯，大汗出後，大煩渴不解，脉洪大者，白虎加人參湯主之。〔十三〕大汗出，脉洪大而不渴，邪氣猶在表也，可更與桂枝湯。若大汗出，脉洪大，而煩渴不解者，表裏有熱，不可更與桂枝湯，可與白虎加人參湯，生津止渴，和表散熱。太陽病，發熱惡寒，熱

多寒。少脉微弱者。此無陽也。不可發汗。宜桂枝二越婢一湯。【十四】

桂枝二越婢一湯方

桂枝去皮　芍藥　甘草各拾捌銖　生薑壹兩叁錢切　大棗肆枚擘　麻黃拾捌銖去節　石膏貳拾肆銖碎綿裹

胃為十二經之主。脾治水穀。為卑藏若婢。內經曰。脾主為胃行其津液。是湯所以謂之越婢者。以發越脾氣。通行津液。外臺方。一名越脾湯。即此義也。

右柒味。㕮咀。以伍升水。煮麻黃壹貳沸。去上沫。內諸藥。煮取貳升。去滓。溫服壹升。本方當裁為越婢湯。桂枝湯。合飲壹升。今合為一方。桂枝二越婢一。

服桂枝湯。或下之。仍頭項強痛。翕翕發熱。無汗。心下滿。微痛。小便不利者。桂枝去桂加茯苓白朮湯主之。【十五】頭項強痛。翕翕發熱。雖經汗下。為邪氣仍在表也。心下滿微痛。小便利者。則欲成結胷。今外證未罷。無汗。小便不利。則心下滿微痛。為停飲也。與桂枝湯以解外。加茯苓白朮。利小便。行留飲。

傷寒脉浮。自汗出。小便數。心煩。微惡寒。腳攣急。反與桂枝湯欲攻其表。此誤也。得之便厥。咽中乾。煩燥。吐逆者。作甘草乾薑湯與之。以復其陽。若厥愈足溫者。更作芍藥甘草湯與之。其腳即伸。若胃氣不和。讝語者。少與調胃承氣湯。若重發汗。復加燒鍼者。四逆湯主之。【十六】脉浮自汗出。小便數而惡寒者。陽氣不足也。心煩腳攣急者。陰氣不足也。陰陽血氣俱虛。則不可發汗。若與桂枝湯攻表。則又損陽氣。故為誤也。得之便厥。咽中乾。煩燥吐逆者。先作甘草乾薑湯。復其陽氣。得厥愈足溫。乃與芍藥甘草湯。益其陰血。則腳脛得伸。陰陽雖復。其有胃燥讝語。少與調胃承氣湯微溏。以和其胃。重發汗為亡陽。加燒鍼則損陰。內經曰。榮氣微者。加燒鍼則血不流行。重發汗。復燒鍼。是陰陽之氣太虛。四逆湯以復陰陽之氣。

甘草乾薑湯方

甘草肆兩炙味甘平　乾薑貳兩炮味辛熱

內經曰。辛甘發散為陽。甘草乾薑相合。以復陽氣。

右㕮咀。以水叁升。煮取壹升伍合。去滓。分溫再服。

芍藥甘草湯方

白芍藥肆兩苦酸微寒　甘草肆兩炙甘平

芍藥白補而赤瀉。白收而赤散也。酸以收之。甘以緩之。酸甘相合。用補陰血。

右貳味。㕮咀。以水叁升。煮取壹升半。去滓。分溫再服之。

調胃承氣湯方

大黃肆兩去皮清酒浸　苦大寒　甘草貳兩炙味甘平　芒消半升味鹹

內經曰。熱淫於內。治以鹹寒。佐以苦甘。芒消鹹寒以除熱。大黃苦寒以蕩實。甘草甘平。助二物推陳而緩中。

右叁味，㕮咀，以水叁升，煑取壹升，去滓，内芒消，更上火，微煑令沸，少少溫服之。

四逆湯方

甘草貳兩，炙。味甘平　乾薑壹兩半。味辛熱　附子壹枚，生用，去皮，破捌片。辛大熱

内經曰：寒淫於内，治以甘熱。又曰：寒淫所勝，平以辛熱。甘草薑附相合，為甘辛大熱之劑，乃可發散陰陽之氣。

右叁味，㕮咀，以水叁升，煑取壹升貳合，去滓，分溫再服。強人可大附子壹枚，乾薑叁兩。

問曰：證象陽旦，按法治之而增劇，厥逆，咽中乾，兩脛拘急而譫語。師曰：言夜半手足當溫，兩脚當伸。後如師言。何以知此？荅曰：寸口脉浮而大，浮則為風，大則為虛，風則生微熱，虛則兩脛攣，病證象桂枝，因加附子參其間，增桂令汗出，附子溫經，亡陽故也。厥逆，咽中乾，煩燥，陽明内結，譫語煩亂，更飲甘草乾薑湯，夜半陽氣還，兩足當熱，脛尚微拘急，重與芍藥甘草湯，爾乃脛伸，以承氣湯微溏，則止其譫語，故知病可愈。

陽旦，桂枝湯別名也。前證脉浮，自汗出，小便數，心煩，微惡寒，脚攣急，與桂枝湯證相似，是證象陽旦也。與桂枝湯而增劇，得寸口脉浮大，浮為風邪，大為血虛，即與桂枝湯，加附子溫經以補虛，增桂令汗出以祛風。其有治之之逆，而增厥者，與甘草乾薑湯，陽復而足溫；更與芍藥甘草湯，陰和而脛伸；表邪已解，陰陽已復，而有陽明内結，譫語煩亂，少與調胃承氣湯，微溏泄以和其胃，則陰陽之氣皆和，内外之邪悉去，故知病可愈。

釋音

清凉上七正切　疫音役　忿孚吻切　疹之忍切，癮疹也　飧泄上音孫，下音薛　顑音信　痎音皆，瘧也　齃頞上音拙，面骨也；下音遏，鼻也　逮音代，及也　砭悲廉切，石針也　焫如劣切　中病上音衆　之長音掌　嗌音益，咽也　沓徒合切　俱見音現　嚏丁計切　瘳音抽，病愈也　痼音固　迄許訖切，至也　狹懵上户甲切，下莫孔切　殞羽粉切　晬祖對切，周歲也　痏羽軌切　膺於陵切，胷也　髃音偶，又音虞，肩前也　痓充至切，惡也，一曰風病　暍音謁，傷暑也　痙巨井切，強急也　几几音殊，短羽鳥飛几几也　攣力全切　内藥上音納　晡布胡切　洒蘇狠切，驚貌　惡寒上烏路切　怫音佛　鼾音汗，卧息也　癃音隆　淅思歷切　熇許酷切，熱也　歠昌悅切　漐直立切，汗出貌　脛胡定切

註解傷寒論卷第三　　仲景全書第十三

漢　長沙守　張仲景　述

晉　太醫令　王叔和　撰次

宋　聊攝人　成無已　註解

明　虞山人　趙開美　校句

辨太陽病脉證并治中第六

太陽病，項背強几几，無汗，惡風，葛根湯主之。[一]太陽

太陽病，項背強几几，汗出惡風者，中風表虛也；項背強几几，無汗惡風者，中風表實也。表虛宜解肌，表實宜發汗，是以葛根湯發之也。

葛根湯方

葛根肆兩　麻黃叁兩去節　桂貳兩去皮　芍藥貳兩

甘草貳兩炙　生薑叁兩切　大棗拾貳枚擘

本草云：輕可去實，麻黃、葛根之屬是也。此以中風表實，故加二物於桂枝湯中也。

右七味，㕮咀，以水壹斗，先煮麻黃、葛根，減貳升，去沫，內諸藥，煮取叁升，去滓，溫服壹升，覆取微似汗，不須啜粥，餘如桂枝法將息及禁忌。

太陽與陽明合病者，必自下利，葛根湯主之。[二]傷寒

有合病，有併病。本太陽病不解，併于陽明者，謂之併病。二經俱受邪，相合病者，謂之合病。合病者，邪氣甚也。太陽陽明合病，與太陽少陽合病、陽明少陽合病，皆言必自下利者，以邪氣併於陰，則陰實而陽虛；邪氣併於陽，則陽實而陰虛。寒邪氣甚，客于二陽，二陽方外實而不主裏，則裏氣虛，故必下利。與葛根湯，以散經中甚邪。

太陽與陽明合病，不下利，但嘔者，葛根加半夏湯主之。[三]

邪氣外甚，陽不主裏，裏氣不和，氣下而不上者，但下利而不嘔；裏氣上逆而不下者，但嘔而不下利。與葛根湯，以散其邪，加半夏以下逆氣。

葛根加半夏湯方

葛根肆兩　麻黃叁兩去節湯泡去黃汁焙乾秤　生薑叁兩切

甘草貳兩炙　芍藥貳兩　桂枝貳兩去皮

大棗拾貳枚擘　半夏半升洗

右捌味，以水壹斗，先煮葛根、麻黃，減貳升，去白沫，內諸藥，煮取叁升，去滓，溫服壹升，覆取微似汗。

太陽病，桂枝證，醫反下之，利遂不止，脉促者，表未解也；喘而汗出者，葛根黃連黃芩湯主之。[四]

經曰：不宜下而便攻之，內虛熱入，協熱遂利。桂枝證者，邪在表也，而反下之，虛其腸胃，為熱所乘，遂利不止。邪在表則見陽脉，邪在裏則見陰脉。下利脉微遲，邪在裏也。促為陽盛，雖下利而脉促者，知表未解也。病有汗出而喘者，為自汗出而喘也，即邪氣外甚所致。喘而汗出者，為因喘而汗出也，即裏熱氣逆所致。與葛根黃芩黃連湯，散表邪，除裏熱。

葛根黃芩黃連湯方

葛根半斤　甘草貳兩炙味甘平　黃芩貳兩味苦寒

黃連叁兩味苦寒

內經曰：甘發散為陽。表未解者，散以葛根、甘草之甘；苦以堅裏，氣弱者，堅以黃芩、黃連。

右肆味，以水捌升，先煑葛根，減貳升，內諸藥，煑取貳升，去滓，分温再服。

太陽病，頭痛發熱，身疼腰痛，骨節疼痛，惡風無汗而喘者，麻黄湯主之。〔五〕此太陽傷寒也。寒則傷榮，頭痛身疼腰痛，以至牽連骨節疼痛者，太陽經榮血不利也。內經曰：風寒客于人，使人毫毛畢直，皮膚閉而為熱者，寒在表也。風并於衛，衛實而榮虛者，自汗出而惡風寒也；寒并于榮，榮實而衛虛者，無汗而惡風也。以榮強衛弱，故氣逆而喘。與麻黄湯以發其汗。

麻黄湯方

麻黄叁兩，味甘温，去節　桂枝貳兩，去皮，味辛熱

甘草壹兩，炙，味甘平　杏仁柒拾箇，湯去皮尖，味辛温

內經曰：寒淫于內，治以甘熱，佐以苦辛。麻黄、甘草開肌發汗，桂枝、杏仁散寒下氣。

右肆味，以水玖升，先煑麻黄，減貳升，去上沫，內諸藥，煑取貳升半，去滓，温服捌合，覆取微似汗，不須啜粥，餘如桂枝法將息。

太陽與陽明合病，喘而胷滿者，不可下，宜麻黄湯主之。〔六〕陽受氣于胷中，喘而胷滿者，陽氣不宣發，壅而逆也。心下滿、腹滿，皆為實，當下之。此以為胷滿，非裏實，故不可下。雖有陽明，然與太陽合病，為屬表，是與麻黄湯發汗。

太陽病，十日以去，脉浮細而嗜卧者，外已解也。設胷滿脇痛者，與小柴胡湯。脉但浮者，與麻黄湯。〔七〕十日以去，向解之時也。脉浮細而嗜卧者，表邪已罷也。病雖已解之，若脉但浮而不細者，則邪氣但在表也，與麻黄湯發散之。

太陽中風，脉浮緊，發熱惡寒，身疼痛，不汗出而煩躁者，大青龍湯主之。〔八〕若脉微弱，汗出惡風者，不可服。服之則厥逆，筋惕肉瞤，此為逆也。此中風見寒脉也。浮則為風，風則傷衛；緊則為寒，寒則傷榮。榮衛俱病，故發熱惡寒，身疼痛也。風并于衛者，為榮弱衛強；寒并于榮者，為榮強衛弱。今風寒兩傷，則榮衛俱實，故不汗出而煩躁也。與大青龍湯發汗，以除榮衛風寒。若脉微弱，汗出惡風者，為榮衛俱虛，反服青龍湯，則必亡陽，故生厥逆、筋惕肉瞤。此治之逆也。

大青龍湯方

麻黄陸兩，去節，味甘温　桂枝貳兩，去皮，味辛熱　甘草貳兩，炙，味甘平

杏仁肆拾箇，去皮尖，味苦甘温　生薑叁兩，切，味辛温

大棗拾貳枚，擘，味甘温　石膏如雞子大，碎，味甘微寒

辛甘均為發散。然風宜辛散，寒宜甘發。辛甘相合，乃能發散榮衛之風寒。麻黄、甘草、石膏、杏仁以發散榮中之寒，桂枝、姜棗以解除衛中之風。

右柒味，以水玖升，先煑麻黄，減貳升，去上沫，內諸藥，煑取叁升，去滓，温服壹升，取微似汗。汗出多者，温粉粉之。壹服汗者，停後服。汗多亡陽，遂虛，惡風煩躁，不得眠也。

傷寒脉浮緩，身不疼，但重，乍有輕時，無少陰證者，大青龍湯發之。〔九〕此傷寒見風脉也。傷寒者身疼，此以風勝，故身不疼；中風者身重，此以兼風，故乍有輕時，不久厥吐利，無少陰裏證者，為風寒外甚也，與大青龍湯，以發散表中風

寒。

傷寒表不解，心下有水氣，乾嘔，發熱而欬，或渴，或利，或噎，或小便不利，少腹滿，或喘者，小青龍湯主之。〔十〕傷寒表不解，心下有水飲，則水寒相搏，肺寒氣逆，故乾嘔發熱而欬。針經曰：形寒飲冷則傷肺。以其兩寒相感，中外皆傷，故氣逆而上行，此之謂也。與小青龍湯發汗散水。水氣內漬，則所傳不一，故有或為之證，隨證增損，以解化之。

小青龍湯方

麻黃 叁兩去節 味甘溫

芍藥 叁兩 味酸微寒

五味子 半升 味酸溫

乾薑 叁兩 味辛熱

甘草 叁兩炙 味甘平

細辛 叁兩 味辛溫

桂枝 叁兩去皮 味辛熱

半夏 半升湯洗 味辛微溫

寒邪在表，非甘辛不能散之，麻黃、桂枝、甘草之辛甘，以發散表邪。水停心下而不行，則腎氣燥。內經曰：腎苦燥，急食辛以潤之。乾薑、細辛、半夏之辛，以行水氣而潤腎。欬逆而喘，則肺氣逆。內經曰：肺欲收，急食酸以收之。芍藥、五味子之酸，以收逆氣而安肺。

右捌味，以水壹斗，先煮麻黃，減貳升，去上沫，內諸藥，煮取叁升，去滓，溫服壹升。

加減法

若微利者，去麻黃，加蕘花如雞子，熬令赤色。下利者，不可攻其表，汗出必脹滿。麻黃發其陽，水漬入胃，必作利。蕘花下十二水，水去利則止。　若渴者，去半夏，加栝蔞根三兩。辛燥而苦潤，半夏辛而燥津液，非渴者所宜，故去之；栝蔞味苦而生津液，故加之。　若噎者，去麻黃，加附子一枚，炮。經曰：水得寒氣，冷必相搏，其人即噎。加附子溫散水寒。病人有寒，復發汗，胃中冷，必吐蚘。去麻黃，惡發汗。　若小便不利，少腹滿，去麻黃，加茯苓四兩。水蓄下焦不行，為小便不利，少腹滿。麻黃發津液於外，非所宜也；茯苓泄蓄水于下，加所當也。　若喘者，去麻黃，加杏仁半升，去皮尖。金匱要畧曰：其人形腫，故不內麻黃，內杏仁，以麻黃發其陽故也。喘呼形腫，水氣標本之疾。

傷寒心下有水氣，欬而微喘，發熱不渴。服湯已渴者，此寒去欲解也。小青龍湯主之。〔十一〕欬而微喘者，水寒射肺也；發熱不渴者，表證未罷也；與小青龍湯發表散水。服湯已渴者，裏氣溫，水氣散，為欲解也。

太陽病，外證未解，脈浮弱者，當以汗解，宜桂枝湯。〔十二〕脈浮弱者，榮弱衛強也。

太陽病，下之微喘者，表未解故也。桂枝加厚朴杏仁湯主之。〔十三〕下後大喘，則為裏氣太虛，邪氣傳裏，正氣將脫也。下後微喘，則為裏氣上逆，邪不能傳裏，猶在表也。與桂枝湯以解外，加厚朴、杏仁以下逆氣。

太陽病，外證未解者，不可下也，下之為逆。欲解外者，宜桂枝湯主之。〔十四〕經曰：本發汗而復下之，為逆也。若先發汗，治不為逆。

太陽病，先發汗不解，而復下之，脈浮者不愈。浮為在外，而反下之，故令不愈。今脈浮，故知在外，當須解外則愈。宜桂枝湯主之。〔十五〕經曰：柴胡湯證具，而以他藥下之，柴胡湯仍在者，復與柴胡湯。此雖已下之，不為逆，則其類矣。

太陽病，脈浮緊，無汗，發熱，身疼痛，八九日不解，表證仍在，此當發其汗。服藥已微除，其人發煩目瞑，劇者必衄，衄乃解。所以然者，陽氣重故也。麻黃湯主之。〔十六〕脈浮緊，無汗，發熱，身疼痛，太陽傷寒也。雖至八九日，而表證仍在，亦當發其汗。既服溫暖發散湯藥，雖未作大汗，亦微除也。煩者，身熱也。邪氣不為汗解，鬱而變熱，蒸于經絡，發于肌表，故生熱煩。肝受血而能視，始者氣傷榮，寒既變熱，則血為熱搏肝氣不治。故目瞑也。劇者。熱甚于經。迫血妄行。而為衄。得衄。則熱隨血散而解。陽氣重者。熱氣重也。與麻黄湯。以解前太陽傷寒之邪也。太陽病。脉浮緊。發熱。身無汗。自衄者愈。風寒在經。不得汗解。鬱而變熱。衄則熱隨血散。故云自衄者愈。二陽併病。太陽初得病時。發其汗。汗先出不徹。因轉屬陽明。續自微汗出。不惡寒。若太陽病證不罷者。不可下。下之為逆。如此可小發汗。設面色緣緣正赤者。陽氣怫鬱在表。當解之熏之。若發汗不徹。不足言陽氣怫鬱不得越。當汗不汗。其人躁煩。不知痛處。乍在腹中。乍在四肢。按之不可得。其人短氣。但坐以汗出不徹故也。更發汗則愈。何以知汗出不徹。以脉濇故知也。太陽病未解。轉併入陽明。而太陽證未罷者。名曰併病。續自微汗出。不惡寒者。為太陽證罷。陽明證具也。法當下之。若太陽證未罷者。為表未解。則不可下。當小發其汗。先解表也。陽明之經循面。色緣緣正赤者。陽氣怫鬱在表也。當解之熏之。以取其汗。若發汗不徹者。不足言陽氣怫鬱。止是當汗不汗。陽氣不得越散。邪無從出。擁甚于經。故躁煩也。邪循經行。則痛無常處。或在腹中。或在四肢。按之不可得而短氣。但責以汗出不徹。更發汗則愈。內經曰。諸過者切之。濇者。陽氣有餘。為身熱無汗。是以脉濇。知陽氣擁鬱而汗出不徹。脉浮數者。法當汗出而愈。若下之。身重心悸者。不可發汗。當自汗出乃解。所以然者。尺中脉微。此裏虛。須表裏實。津液自和。便自汗出愈。經曰。諸脉浮數。當發熱而淅洒惡寒。言邪氣在表也。是當汗出愈。若下之。身重心悸者。損其津液。虛其胃氣。若身重心悸。而尺脉實者。則下後裏虛。邪氣乘虛傳裏也。今尺脉微。身重心悸者。知下後裏虛。津液不足。邪氣不傳裏。但在表也。然以津液不足。則不可發汗。須裏氣實。津液足。便自汗出而愈。脉浮緊者。法當身疼痛。宜以汗解之。假令尺中遲者。不可發汗。何以知之。然。以榮氣不足。血少故也。鍼經曰。奪血者無汗。尺脉遲者。為榮血不足。故不可發汗。脉浮者。病在表。可發汗。宜麻黄湯。十七 浮為輕手得之。以候皮膚之氣。內經曰。其在皮者。汗而發之。脉浮而數者。可發汗。宜麻黄湯。十八 浮則傷衛。數則傷榮。榮衛受邪。為病在表。故當汗散。病常自汗出者。此為榮氣和。榮氣和者。外不諧。以衛氣不共榮氣和諧故爾。以榮行脉中。衛行脉外。復發其汗。榮衛和則愈。宜桂枝湯。十九 風則傷衛。寒則傷榮。衛受風邪而榮不病者。為榮氣和也。衛既客邪。則不能與榮氣和。謂亦不能衛護皮膚。是以常自汗出。與桂枝湯解散風邪。調和榮衛則愈。病人藏無他病。時發熱。自汗出而不愈者。此衛氣不和也。先其時發汗則愈。宜桂枝湯主之。二十 藏無他病。裏和也。衛氣不和。表病也。外臺云。裏和表病。汗之則愈。所謂先其時者。先其發熱汗出之時發汗則愈。傷寒脉浮緊。不發汗。因致衄者。麻黄湯主之。二十一 傷寒脉浮緊。邪在表也。當與麻黄湯發汗。若不發汗。則邪無從出。擁甚于經。迫血妄行。因致衄也。傷寒不大便六七日。頭痛有熱者。與承氣湯。其小便清者。知不在裏。仍在表也。當須發汗。若頭痛者必衄。宜桂枝湯。二十二 不大便六七日。頭痛有熱者。故宜當下。若小便清者。知裏無熱。則不可下。經曰。小便數者。大便必鞕。不更衣十日無所苦也。況此不大便六七日。小便清者。不可責邪在裏。是仍在表也，與桂枝湯以解外。若頭疼不已，為表不罷，衄甚于經，迫血妄行，止為衄也。

傷寒發汗解，半日許復煩，脉浮數者，可更發汗，宜桂枝湯主之。[五三]

煩者，熱也。發汗身涼，為已解。至半日許，身復熱，脉浮數者，邪不盡也，可更發汗，與桂枝湯。

凡病若發汗，若吐，若下，若亡津液，陰陽自和者，必自愈。

重亡津液，則不能作汗，必待陰陽自和，乃自愈矣。

大下之後，復發汗，小便不利者，亡津液故也。勿治之，得小便利，必自愈。

因亡津液而小便不利者，不可以藥利之，俟津液足，小便利，必自愈也。

下之後，復發汗，必振寒，脉微細。所以然者，以內外俱虛故也。

發汗則表虛而亡陽，下之則裏虛而亡血。振寒者，陽氣微也。脉微細者，陰血弱。

下之後，復發汗，晝日煩躁不得眠，夜而安靜，不嘔，不渴，無表證，脉沉微，身無大熱者，乾薑附子湯主之。[五四]

下之虛其裏，汗之虛其表，既下又汗，則表裏俱虛。陽至於晝，陽欲復，虛不勝邪，正邪交爭，故晝日煩燥不得眠。夜陰為主，陽虛不能與之爭，是夜則安靜。不嘔不渴者，裏無熱也。身無大熱者，表無熱也。又無表證而脉沉微，知陽氣大虛，陰寒氣勝，與乾薑附子湯退陰復陽。

乾薑附子湯方

乾薑壹兩（味辛熱）　附子壹枚（生用，去皮，破捌片。味辛熱）

內經曰：寒淫所勝，平以辛熱。虛寒太甚，是以辛熱劑勝之也。

右貳味，以水叁升，煑取壹升，去滓，頓服。

發汗後，身疼痛，脉沉遲者，桂枝加芍藥生姜各壹兩人參叁兩新加湯主之。[五五]

汗後身疼痛，邪氣未盡也。脉沉遲，榮血不足也。經曰：其脉沉者，榮氣微也。又曰：遲者，榮氣不足，血少故也。與桂枝湯以解未盡之邪，加芍藥生姜人參以益不足之血。

發汗後，不可更行桂枝湯，汗出而喘，無大熱者，可與麻黄杏仁甘草石膏湯主之。[五六]

發汗後喘，當作桂枝加厚朴杏仁湯，汗出則喘愈。今汗出而喘，為邪氣擁甚，桂枝湯不能發散，故不可更行桂枝湯。汗出而喘有大熱者，內熱氣甚也。無大熱者，表邪必甚也，與麻黄杏仁甘草石膏湯以散其邪。

麻黄杏仁甘草石膏湯方

麻黄肆兩（去節。味甘溫）　杏仁伍拾箇（去皮尖。味甘溫）

甘草貳兩（炙。味甘平）　石膏半觔（碎，綿裹。味甘寒）

內經曰：肝苦急，急食甘以緩之。風氣通於肝，風邪外甚，故以純甘之劑發之。

右肆味，以水柒升，先煑麻黄，減貳升，去上沫，內諸藥，煑取貳升，去滓，溫服壹升。本云黄耳杯。

發汗過多，其人叉手自冒心，心下悸，欲得按者，桂枝甘草湯主之。[五七]

發汗過多，亡陽也。陽氣受于胷中，胷中陽氣不足，故病叉手自冒心。心下悸，欲得按者，與桂枝甘草湯以調不足之氣。

桂枝甘草湯方

桂枝肆兩（去皮。味辛熱）　甘草貳兩（炙。味甘平）

桂枝之辛，走肺而益氣；甘草之甘，入脾而緩中。

右貳味，以水叁升，煑取壹升，去滓，頓服。

發汗後，其人臍下悸者，欲作奔豚，茯苓桂枝甘草大棗湯主之。[六五]汗者，心之液。發汗後臍下悸者，心氣虚而腎氣發動也。腎之積名曰奔豚。發則從少腹上至心下，為腎氣逆，欲上凌心。今臍下悸，為腎氣發動，故云欲作奔豚。與茯苓桂枝甘草大棗湯，以降腎氣。

茯苓桂枝甘草大棗湯方

茯苓半斤　味甘平　桂枝肆兩　去皮　甘草貳兩　炙　味甘平　大棗拾伍枚　擘　味甘平

茯苓以伐腎邪，桂枝能泄奔豚，甘草大棗之甘，滋助脾土，以平腎氣。煎用甘爛水者，揚之無力，取不助腎氣也。

右肆味，以甘爛水壹斗，先煑茯苓，減貳升，內諸藥，煑取叁升，去滓，温服壹升，日叁服。作甘爛水法：取水貳斗，置大盆內，以杓揚之，水上有珠子伍陸千顆相逐，取用之。

發汗後，腹脹滿者，厚朴生薑甘草半夏人參湯主之。[六六]吐後腹脹與下後腹滿，皆為實，言邪氣乘虚入裏為實。發汗後外已解也。腹脹滿知非裏實，由脾胃津液不足，氣澁不通，壅而為滿，與此湯和脾胃而降氣。

厚朴生薑甘草半夏人參湯方

厚朴半斤　去皮　炙　味苦温　生薑半斤　切　味辛温　半夏半升　洗　味辛平　人參壹兩　味温　甘草貳兩　炙　味甘平

內經曰：脾欲緩，急食甘以緩之，用苦泄之。厚朴之苦，以泄腹滿。人參甘草之甘，以益脾胃。半夏生薑之辛，以散滯氣。

右伍味，以水壹斗，煑取叁升，去滓，温服壹升，日叁服。

傷寒若吐若下後，心下逆滿，氣上衝胸，起則頭眩，脉沉緊，發汗則動經，身為振振搖者，茯苓桂枝白术甘草湯主之。[六七]吐下後裏虚，氣上逆者，心下逆滿，氣上衝胸。表虚陽不足，起則頭眩。脉浮緊，為邪在表，當發汗。脉沉緊，為邪在裏，則不可發汗。發汗則外動經絡，損傷陽氣，陽氣外虚，則不能主持諸脉，身為振振搖也。與此湯以和經益陽。

茯苓桂枝白术甘草湯方

茯苓肆兩　味甘平　桂枝叁兩　去皮　味辛熱　白术貳兩　味苦甘温　甘草貳兩　炙　味甘平

陽不足者，補之以甘。茯苓白术，生津液而益陽也。裏氣逆者，散之以辛。桂枝甘草，行陽散氣。

右肆味，以水陸升，煑取叁升，去滓，分温叁服。

發汗，病不解，反惡寒者，虚故也。芍藥甘草附子湯主之。[六八]發汗病解，則不惡寒。發汗病不解，表實者，亦不惡寒。今發汗，病且不解，又反惡寒者，榮衛俱虚也。汗出則榮虚，惡寒則衛虚。與芍藥甘草附子湯，以補榮衛。

芍藥甘草附子湯方

芍藥叁兩　味酸微寒　甘草叁兩　炙　味甘平　附子壹枚　炮　去皮　破捌片　味辛熱

芍藥之酸，收斂津液而益榮。附子之辛熱，固陽氣而補胃。甘草之甘，調和辛酸而安正氣。

右叁味，以水伍升，煑取壹升伍合，去滓，分温服。

疑非仲景意

發汗若下之病仍不解煩躁者茯苓四逆湯主之〔六十九〕發汗若下病宜解也若病仍不解則發汗外虛陽氣下之內虛陰氣陰陽俱虛邪獨不解故生煩躁與茯苓四逆湯以復陰陽之氣

茯苓四逆湯方

茯苓陸兩 味甘平　人参壹兩 味甘温　附子壹枚生用去皮破捌片 味辛熱　甘草貳兩炙 味甘平　乾薑壹兩半 味辛熱

四逆湯以補陽加茯苓人参以益陰

右伍味以水伍升煑取叁升去滓温服柒合日叁服

發汗後惡寒者虛故也不惡寒但熱者實也當和胃氣與調胃承氣湯〔七十〕汗出而惡寒者表虛也汗出而不惡寒但熱者裏實也經曰汗出不惡寒者此表解裏未和與調胃承氣湯和胃氣

太陽病發汗後大汗出胃中乾煩躁不得眠欲得飲水者少少與飲之令胃氣和則愈若脉浮小便不利微熱消渴者與五苓散主之〔七十一〕發汗已解胃中乾煩躁不得眠欲飲水者少少與之胃氣得潤則愈若脉浮者表未解也飲水多而小便少者謂之消渴裏熱甚實也微熱消渴者熱未成實上焦燥也與五苓散生津液和表裏

五苓散方

猪苓拾捌銖去皮 味甘平　澤瀉壹兩陸銖半 味酸鹹　茯苓拾捌銖 味甘平　桂半兩去皮 味辛熱　白术拾捌銖 味甘平

淡者一也口入一而為甘甘甚而反淡甘緩而淡滲猪苓白术茯苓三味之甘潤虛燥而利津液鹹味下泄為陰澤瀉之鹹以泄伏水辛甘發散為陽桂枝之辛甘以和肌表

右伍味為末以白飲和服方寸匕日叁服多飲煖水汗出愈

發汗已脉浮數煩渴者五苓散主之〔七十二〕發汗已脉浮數者表邪未盡也煩渴亡津液胃燥也與五苓散和表潤燥

傷寒汗出而渴者五苓散主之不渴者茯苓甘草湯主之〔七十三〕傷寒汗出而渴者亡津液胃燥邪氣漸傳裏也五苓散以和表裏若汗出不渴者邪氣不傳裏但在表而表虛也與茯苓甘草湯和表合衛

茯苓甘草湯方

茯苓貳兩 味甘平　桂枝貳兩去皮 味辛熱　生薑叁兩切 味辛温　甘草壹兩炙 味甘平

茯苓甘草之甘益津液而和衛桂枝生薑之辛助陽氣而解表

右肆味以水肆升去滓分温叁服

中風發熱六七日不解而煩有表裏證渴欲飲水水入則吐者名曰水逆五苓散主之〔七十四〕中風發熱至六七日則當解若不解煩者邪在表也渴欲飲水邪傳裏也裏熱甚則能飲水水入則不吐裏熱少則不能消水停積不散飲而吐水也以其因水而吐故名水逆與五苓散和表裏散停飲

未持脉時病人手叉自冒心師因教試令欬而不欬者此

必兩耳聾無聞也。所以然者，以重發汗，虛故如此。發汗多亡陽，胸中陽氣不足者，病人手叉自冒心。師見外證，知陽氣不足也。又試令欬而不即欬者，耳聾也。知陽氣虛明矣。耳聾者，陽氣虛，精氣不得上通於耳故也。

發汗後，飲水多，必喘，以水灌之亦喘。喘，肺疾。飲水多喘者，飲冷傷肺也。以冷水灌洗而喘者，形寒傷肺也。

發汗後，水藥不得入口為逆，若更發汗，必吐下不止。發汗後，水藥不得入口，為之吐逆。發汗亡陽，胃中虛冷也。若更發汗，則愈損陽氣，胃氣大虛，故吐下不止。

發汗吐下後，虛煩不得眠，若劇者，必反覆顛倒，心中懊憹，梔子豉湯主之。〔七六〕發汗吐下後，邪熱乘虛客於胸中，謂之虛煩者，熱也。胸中煩熱，鬱悶而不得發散者是也。熱氣伏於裏者，則喜睡；今熱氣浮於上，煩擾陽氣，故不得眠。心惡熱，熱甚則必神昏，是以劇者反覆顛倒而不安，心中懊憹而憒悶。懊憹者，俗謂鶻突是也。《內經》曰：其高者，因而越之。與梔子豉湯，以吐胸中之邪。

梔子豉湯方

梔子拾肆枚，擘，味苦寒　香豉肆合，綿裹，味苦寒

酸苦湧泄為陰，苦以湧吐，寒以勝熱，梔子豉湯相合，吐劑宜矣。

右貳味，以水肆升，先煮梔子，得貳升半，內豉，煮取壹升半，去滓，分為貳服，溫進壹服，得吐者，止後服。

若少氣者，梔子甘草豉湯主之；若嘔者，梔子生薑豉湯主之。少氣者，熱傷氣也，加甘草以益氣；嘔者，熱煩而氣逆也，加生薑以散氣。少氣，則氣為熱搏，散而不收者，甘以補之可也；嘔，則氣為熱搏，逆而不散者，辛以散之可也。

發汗若下之，而煩熱，胸中窒者，梔子豉湯主之。〔七七〕陽受氣於胸中。發汗若下，使陽氣不足，邪熱客於胸中，結而不散，故煩熱而胸中窒塞，與梔子豉湯，以吐胸中之邪。

傷寒五六日，大下之後，身熱不去，心中結痛者，未欲解也，梔子豉湯主之。〔七八〕傷寒五六日，邪氣在裏之時，若大下後，身熱去，心胸空者，為欲解；若大下後，身熱去，而心結痛者，結胸也；身熱不去，心中結痛者，虛煩也。結胸為熱結胸中，為實，是熱氣已收斂於內，則外身熱去；虛煩為熱客胸中，未結為熱，散漫為煩，是以身熱不去。六七日為欲解之時，以熱為虛煩，故云未欲解也，與梔子豉湯以吐除之。

傷寒下後，心煩腹滿，臥起不安者，梔子厚朴湯主之。〔七九〕下後，但腹滿而不心煩，即邪氣入裏，為裏實；但心煩而不腹滿，即邪氣在胸中，為虛煩。既煩且滿，則邪氣壅於胸腹之間也。滿則不能坐，煩則不能臥，故臥起不安。與梔子厚朴湯，吐煩泄滿。

梔子厚朴湯方

梔子拾肆枚，擘，味苦寒　厚朴肆兩，薑炙，味苦溫　枳實肆枚，水浸，去穰，炒，味苦寒

酸苦湧泄。梔子之苦，以湧虛煩；厚朴、枳實之苦，以泄腹滿。

已上叁味，以水叁升半，煮取壹升半，去滓，分貳服，溫進壹服，得吐者，止後服。

傷寒，醫以丸藥大下之，身熱不去，微煩者，梔子乾薑湯主之。〔八〇〕丸藥不能除熱，但損正氣。邪氣乘虛留於胸中，而未入深者，則身熱不去而微煩，與梔子乾薑湯，吐煩益正氣。

梔子乾薑湯方

梔子拾肆枚擘　味苦寒　乾薑貳兩切　味辛熱

苦以湧之，梔子之苦以吐煩；辛以潤之，乾薑之辛以益氣。

右貳味，以水叁升半，煑取壹升半，去滓，分貳服。溫進壹服，得吐者，止後服。

凡用梔子湯，病人舊微溏者，不可與服之。病人舊微溏者，裏虛而寒在下也，雖煩，則非蘊熱，故不可與梔子湯。內經曰：先泄而後生他病者，治其本，必且調之，後乃治其他病。

太陽病，發汗，汗出不解，其人仍發熱，心下悸，頭眩，身瞤動，振振欲擗地者，真武湯主之。[四十二]發汗不解，仍發熱，邪氣未解也。心下悸，頭眩，身瞤動，振振欲擗地者，汗出亡陽也。裏虛為悸，上虛為眩，經虛為身瞤振振搖，與真武湯主之，溫經復陽。

咽喉乾燥者，不可發汗。津液不足也。

淋家不可發汗，發汗必便血。膀胱裏熱則淋，反以湯藥發汗，亡耗津液，增益客熱，膀胱虛燥，必小便血。

瘡家雖身疼痛，不可發汗，發汗則痓。表虛聚熱則生瘡，瘡家身疼，如傷寒，不可發汗，發汗則表氣愈虛，熱勢愈甚，生風，故變痓也。

衄家不可發汗，汗出必額上陷，脉急緊，直視不能眴，不得眠。衄者，上焦亡血也。若發汗，則上焦津液枯竭，經絡乾澀，故額上陷，脉急緊。諸脉者皆屬於目，筋脉緊急則牽引其目，故直視不能眴。眴，瞬合目也。針經曰：陰氣虛則目不瞑。亡血為陰虛，是以不得眠也。

亡血家不可發汗，發汗則寒慄而振。針經曰：奪血者無汗，奪汗者無血。亡血發汗，則陰陽俱虛，故寒慄而振搖。

汗家重發汗，必恍惚心亂，小便已陰疼，與禹餘粮丸。闕[四十三]汗者心之液，汗家重發汗，則心虛恍惚心亂；奪汗則無水，故小便已陰中疼。

病人有寒，復發汗，胃中冷，必吐蚘。病人有寒，則當溫散；反發汗，損陽氣，胃中冷，必吐蚘也。

本發汗，而復下之，此為逆也；若先發汗，治不為逆。

本先下之，而反汗之，為逆；若先下之，治不為逆。病在表者，汗之為宜，下之為逆；病在裏者，下之為宜，汗之為逆。經曰：陽盛陰虛，汗之則死，下之則愈；陽虛陰盛，汗之則愈，下之則死。

傷寒，醫下之，續得下利清穀不止，身疼痛者，急當救裏；後身疼痛，清便自調者，急當救表。救裏宜四逆湯，救表宜桂枝湯。[四十四]傷寒下之，續得下利清穀不止，身疼痛者，急當救裏者，以裏氣不足，必先救之，急與四逆湯；得清便自調，知裏氣已和，然後急與桂枝湯以救表。身疼者，表邪也。內經曰：病發而不足，標而本之，先治其標，後治其本。此以寒為本也。

病發熱頭痛，脉反沉，若不差，身體疼痛，當救其裏，宜四逆湯。發熱頭痛，表病也；脉反沉者，裏脉也。經曰：表有病者，脉當浮大；今脉反沉遲，故知愈也。見表病而得裏脉，則當差；若不差，為內虛寒甚也，與四逆湯救其裏。

太陽病，先下之而不愈，因復發汗，以此表裏俱虛，其人因致冒，冒家汗出自愈。所以然者，汗出表和故也。裏未和，然後復下之。冒者，鬱也。下之則裏虛而亡血，汗之則表虛而亡陽，表裏俱虛，寒氣怫鬱，其人因致冒。金匱要畧曰：亡血復汗，寒多，故令鬱冒。汗出則怫鬱之邪得解，則冒愈。金匱要畧曰：冒家欲解，必大汗出。汗出表和而裏未和者，然後復下之。

太陽病未解，脉陰陽俱停，必先振慄，汗出而解。但陽脉微者，先汗出而解；但陰脉微者，下之而解。若欲下之，宜調胃承氣湯主之。[四十五]陰陽脉俱停，無偏勝者，陰陽氣和也。經曰：寸口、關上、尺中三處，大小浮沉遲數同等。此脉陰陽為和平。雖劇當愈。今陰陽既和。必先振慄汗出而解。但陽脉微者。陽不足而陰有餘也。經曰。陽虛陰盛。汗之則愈。陰脉微者陰不足而陽有餘也。經曰。陽盛陰虛。下之則愈。

太陽病。發熱汗出者。此為榮弱衛強。故使汗出。欲救邪風者。宜桂枝湯。〔四七〕太陽中風。風併於衛。則衛實而榮虛。榮者陰也。衛者陽也。發熱汗出。陰弱陽強也。內經曰。陰虛者陽必湊之。故少氣時熱而汗出。與桂枝湯解散風邪。調和榮衛。

傷寒五六日中風。往來寒熱。胸脇苦滿。默默不欲飲食。心煩喜嘔。或胸中煩而不嘔。或渴。或腹中痛。或脇下痞鞕。或心下悸。小便不利。或不渴。身有微熱。或欬者。與小柴胡湯主之。〔四八〕病有在表者。有在裏者。有在表裏之間者。此邪氣在表裏之間。謂之半表半裏證。五六日。邪氣自表傳裏之時。中風者。或傷寒至五六日也。玉函曰。中風五六日。傷寒往來寒熱。即是或中風。或傷寒。非是傷寒再中風。中風復傷寒也。經曰。傷寒中風。有柴胡證。但見一證便是。不必悉具者。正是謂或中風或傷寒也。邪在表則寒。邪在裏則熱。今邪在半表半裏之間。未有定處。是以寒熱往來也。邪在表。則心腹不滿。邪在裏。則心腹脹滿。今止言胸脇苦滿。知邪氣在表裏之間。未至於心腹滿。言胸脇苦滿。知邪氣在表裏也。默默靜也。邪在表。則呻吟不安。邪在裏。則煩悶亂。內經曰。陽入之陰則靜。默默者。邪方自表之裏。在表裏之間也。邪在表。則能食。邪在裏。則不能食。不欲食者。邪在表裏之間。未至於必不能食也。邪在表。則不煩不嘔。邪在裏。則煩滿而嘔。煩喜嘔者。邪在表方傳裏也。邪初入裏。未有定處。則所傳不一。故有或為之證。有柴胡證。但見一證便是。即是此或為之證。

小柴胡湯方

柴胡半斤味苦微寒　黃芩叁两味苦寒　人參叁两味甘溫

甘草叁两味甘平　半夏半斤洗味辛溫　生薑叁两切味辛溫

大棗拾貳枚擘味甘溫

內經曰。熱淫於內。以苦發之。柴胡黃芩之苦。以發傳邪之熱。裏不足者。以甘緩之。人參甘草之甘。以緩中和之氣。邪半入裏。則裏氣逆。辛以散之。半夏以除煩嘔。邪在半表。則榮衛爭之。辛甘解之。薑棗以和榮衛。

右柒味。以水壹斗貳升。煮取陸升。去滓。再煎取叁升。溫服壹升。日叁服。後加減法。

若胸中煩而不嘔。去半夏人參。加栝蔞實壹枚。胸中煩而不嘔。熱聚而氣不逆也。甘者令人中滿。方熱聚。無用人參之補。辛散逆氣。既不嘔。無用半夏之辛。溫熱宜寒。療聚宜苦。栝蔞實苦寒。以泄胸中蘊熱。若渴者。去半夏。加人參合前成肆两半。栝蔞根肆两。半夏燥津液。非渴者所宜。人參甘而潤。栝蔞根苦而凉。徹熱生津。二物為當。若腹中痛者。去黃芩。加芍藥叁两。去黃芩。惡寒中。加芍藥。以通壅。若脇下痞鞕。去大棗。加牡蠣肆两。甘令人中滿。痞者去大棗之甘。鹹以耎之。痞鞕者。加牡蠣之鹹。若心下悸。小便不利者。去黃芩。加茯苓肆两。飲而水畜不行為悸。小便不利。內經曰。腎欲堅。急食苦以堅腎。則水益堅。故去黃芩。淡味滲泄為陽。茯苓甘淡。以泄伏水。若不渴。外有微熱者。去人參。加桂叁两。溫覆取微汗愈。不渴者。裏和也。故去人參。外有微熱。表未解也。加桂以發汗。若欬者。去人參大棗生薑。加五味子半升。乾薑貳两。欬者。氣逆也。甘則壅氣。故去人參大棗。內經曰。肺欲收。急食酸以收之。五味子之酸。以收逆氣。肺寒則欬。散以辛熱。故易生薑以乾薑之熱也。

血弱氣盡，腠理開，邪氣因入，與正氣相搏，結於脇下。正邪分爭，往來寒熱，休作有時，默默不欲飲食。藏府相連，其痛必下，邪高痛下，故使嘔也。小柴胡湯主之。[九十七]人之氣血隨時盛衰，當月郭空之時，則為血弱氣盡，腠理開疏之時也。邪氣乘虛傷人則深。針經曰：月郭空則海水東盛，人血氣虛，衛氣去，形獨居，肌肉減，皮膚緩，腠理開，毛髮殘，膲理薄，垢落，當是時遇賊風，則其入深者是矣。邪因正虛，自表之裏，而結於脇下，與正分爭，作往來寒熱，默默不欲飲食，此為自外之內。經絡與藏府相連，氣隨經必傳於裏，故曰其痛下。痛一作病。邪在上焦為邪高，邪漸傳裏為痛下。裏氣與邪氣相搏，逆而上行，故使嘔也。與小柴胡湯以解半表半裏之邪。

服柴胡湯已，渴者，屬陽明也，以法治之。服小柴胡湯，表邪已而渴，裏邪傳於陽明也，以陽明治之。

得病六七日，脈遲浮弱，惡風寒，手足溫，醫二三下之，不能食而脇下滿痛，面目及身黃，頸項強，小便難者，與柴胡湯，後必下重。本渴而飲水嘔者，柴胡湯不中與也。食穀者噦。得病六七日，脈遲浮弱，惡風寒，手足溫，則邪氣在半表半裏，未為實，反二三下之，虛其胃氣，損其津液，邪蘊於裏，故不能食而脇下滿痛。胃虛為熱烝之，熏發於外，面目及身悉黃也。頸項強者，表仍未解也。小便難者，內亡津液。雖本柴胡湯證，然以裏虛下焦氣澁而小便難，若與柴胡湯，又走津液，後必下重也。不因飲水而嘔者，柴胡湯證。若本因飲而嘔者，水停心下也。金匱要畧曰：先渴却嘔者，為水停心下，此屬飲家。飲水者，水停而嘔；食穀者，物聚而噦，皆非小柴胡湯所宜，二者皆柴胡湯之戒，不可不識也。

傷寒四五日，身熱惡風，頸項強，脇下滿，手足溫而渴者，小柴胡湯主之。[九十八]身熱惡風，頸項強者，表未解也。脇下滿而渴者，裏不和也。邪在表則手足通熱，邪在裏則手足厥寒。今手足溫者，知邪在表裏之間也。與小柴胡湯以解表裏之邪。

傷寒，陽脈澁，陰脈弦，法當腹中急痛者，先與小建中湯，不差者，與小柴胡湯主之。[九十九]脈陽澁陰弦而腹中急痛者，當作裏有虛寒治之，與小建中湯溫中散寒。若不差者，非裏寒也，必由邪氣自表之裏，裏氣不利所致，與小柴胡湯去黃芩加芍藥，以除傳裏之邪。

小建中湯方

桂枝叁兩，去皮　味辛熱　甘草叁兩，炙　味甘平　大棗拾貳枚，擘　味甘溫

芍藥陸兩　味酸微寒　生薑貳兩，切　味辛溫　膠飴壹升　味甘溫

建中者，建脾也。內經曰：脾欲緩，急食甘以緩之。膠飴、大棗、甘草之甘以緩中也。辛，潤散也。榮衛不足，潤而散之。桂枝、生薑之辛，以行榮衛。酸，收也，泄也。正氣虛弱，收而行之。芍藥之酸，以收正氣。

右陸味，以水柒升，煑取叁升，去滓，內膠飴，更上微火消解，溫服壹升，日叁服。嘔家不可用建中湯，以甜故也。

傷寒中風，有柴胡證，但見一證便是，不必悉具。柴胡證是邪氣在表裏之間也。或胷中煩而不嘔，或渴，或腹中痛，或脇下痞鞕，或心下悸、小便不利，或不渴、身有微熱，或欬，但見一證，便宜與柴胡湯治之，不必待其證候全具也。凡柴胡湯病證而下之，若柴胡證不罷者，復與柴胡湯，必蒸蒸而振，却發熱汗出而解。邪在半表半裏之間，為柴胡證，即未作裏實，醫便以

藥下之。若柴胡證仍在者。雖下之不為逆。可復與柴胡湯以和解之。得湯。邪氣還表者。外作蒸蒸而熱。先經下。裏虛。邪氣欲出。内則振振然也。正氣勝。陽氣生。却復發熱。汗出而解也。

傷寒二三日。心中悸而煩者。小建中湯主之。〔102〕傷寒二三日。邪氣在表。未當傳裏之時。心中悸而煩。是非邪氣搏所致。心悸者。氣虛也。煩者。血虛也。以氣血内虛。與小建中湯。先建其裏。

太陽病。過經十餘日。反二三下之。後四五日。柴胡證仍在者。先與小柴胡湯。嘔不止。心下急。鬱鬱微煩者。為未解也。與大柴胡湯下之則愈。〔103〕日數過多。累經攻下。而柴胡證不罷者。亦須先與小柴胡湯。以解其表。經曰。凡柴胡湯疾證而下之。若柴胡證不罷者。復與柴胡者。是也。嘔止者。表裏和也。若嘔不止。鬱鬱微煩者。裏熱已甚。結於胃中也。與大柴胡湯。下其裏熱。則愈。

大柴胡湯方

柴胡半斤 味甘平　黄芩叁两 味苦寒　芍藥叁两 味酸微寒

半夏半升洗 味辛温　生薑伍两切 味辛温　枳實肆枚炙 味苦寒

大棗拾貳枚擘 甘温　大黄貳两 味苦寒

柴胡、黄芩之苦。入心而折熱。枳實、芍藥之酸苦。湧泄而扶陰。辛者。散也。半夏之辛。以散逆氣。辛甘。和也。薑棗之辛甘。以和榮衛。

右柒味。以水壹斗貳升。煑取陸升。去滓。再煎。温服壹升。日叁服。壹方加大黄貳两。若不加大黄。恐不為大柴胡湯也。

傷寒十三日不解。胷脇滿而嘔。日晡所發潮熱。已而微利。此本柴胡證。下之而不得利。今反利者。知醫以丸藥下之。非其治也。潮熱者。實也。先宜小柴胡湯以解外。後以柴胡加芒消湯主之。〔104〕傷寒十三日。再傳經盡。當解之時也。若不解。胷脇滿而嘔者。邪氣猶在表裏之間。此為柴胡湯證。若以柴胡湯下之。則更無潮熱自利。醫反以丸藥下之。虛其腸胃。邪氣乘虛入府。日晡所發潮熱。熱已而利也。潮熱雖為熱實。然胷脇之邪未已。故先與小柴胡湯以解外。後以柴胡加芒消以下胃熱。

傷寒十三日不解。過經譫語者。以有熱也。當以湯下之。若小便利者。大便當鞕。而反下利。脉調和者。知醫以丸藥下之。非其治也。若自下利者。脉當微厥。今反和者。此為内實也。調胃承氣湯主之。〔105〕傷寒十三日。再傳經盡。謂之過經。譫語者。陽明胃熱也。當以諸承氣湯下之。若小便利者。津液漏滲。大便當鞕。反下利者。知醫以丸藥下之也。下利脉微而厥者。虛寒也。今脉調和。則非虛寒。由腸虛胃熱。脇熱而利也。與調胃承氣湯。以下胃熱。

太陽病不解。熱結膀胱。其人如狂。血自下。下者愈。其外不解者。尚未可攻。當先解外。外解已。但少腹急結者。乃可攻之。宜桃核承氣湯。〔106〕太陽。膀胱經也。太陽經邪熱不解。隨經入府。為熱結膀胱。其人如狂者。為未至於狂。但不寧爾。經曰。其人如狂者。以熱在下焦。太陽多熱。熱在膀胱。必與血相搏。若血不為蓄。為熱迫之。則血自下。血下則熱隨血出而愈。若血不下者。則血為熱搏。蓄積於下。而少腹急結。乃可攻之。與桃核承氣湯。下熱散血。内經曰。從外之内而盛於内者。先治其外。後調其内。此之謂也。

桃核承氣湯方

桃仁伍拾箇去皮尖味甘平　桂枝貳兩去皮味辛熱　大黄肆兩

芒消貳兩　甘草貳兩炙

甘以緩之，辛以散之。少腹急結，緩以桃仁之甘；下焦畜血，散以桂枝辛熱之氣；寒以取之。熱甚搏血，故加三物於調胃承氣湯中也。

右伍味，以水柒升，煑取貳升半，去滓，内芒消，更上火微沸，下火。先食温服伍合，日叁服，當微利。

傷寒八九日，下之，胷滿煩驚，小便不利，讝語，一身盡重，不可轉側者，柴胡加龍骨牡蠣湯主之。【一百七】傷寒八九日，邪氣已成熱，而復傳陽經之時，下之虚其裏而熱不除。胷滿而煩者，陽熱客於胷中也；驚者，心惡熱而神不守也；小便不利者，裏虚津液不行也；讝語者，胃熱也；一身盡重不可轉側者，陽氣内行於裏，不營於表也。與柴胡湯以除胷滿而煩，加龍骨、牡蠣、鉛丹，收斂神氣而鎮驚；加茯苓以行津液、利小便；加大黄以逐胃熱、止讝語；加桂枝以行陽氣而解身重。錯雜之邪，斯悉愈矣。

柴胡加龍骨牡蠣湯方

半夏貳合洗　大棗陸枚　柴胡肆兩　生薑壹兩半

人參壹兩半　龍骨壹兩半　鉛丹壹兩半

桂枝壹兩半去皮　茯苓壹兩半　大黄貳兩

牡蠣壹兩半熬

右拾壹味，以水捌升，煑取肆升，内大黄，切如碁子，更煑壹貳沸，去滓，温服壹升。

傷寒腹滿讝語，寸口脉浮而緊，此肝乘脾也，名曰縱，刺期門。【一百八】腹滿讝語者，脾胃疾也；浮而緊者，肝脉也。脾病見肝脉，木行乘土也。經曰：水行乘火，木行乘土，名曰縱。此其類矣。期門者，肝之募，刺之以瀉肝經盛氣。

傷寒發熱，嗇嗇惡寒，大渴欲飲水，其腹必滿，自汗出，小便利，其病欲解，此肝乘肺也，名曰横，刺期門。【一百九】傷寒發熱，嗇嗇惡寒，肺病也；大渴欲飲水，肝氣勝也。玉函曰：作大渴欲飲酢漿。是知肝氣勝也。傷寒欲飲水者愈，若不愈而腹滿者，此肝行乘肺，水不得行也。經曰：木行乘金，名横。刺期門以瀉肝之盛氣，肝肺氣平，水散而津液得通，外作自汗出，内為小便利而解也。

太陽病二日，反躁，凡熨其背，而大汗出，大熱入胃，胃中水竭，躁煩，必發讝語。十餘日振慄、自下利一本下利二字作汗者，此為欲解也。故其汗從腰已下不得汗，欲小便不得，反嘔，欲失溲，足下惡風，大便鞕，小便當數，而反不數及不多。大便已，頭卓然而痛，其人足心必熱，穀氣下流故也。太陽病二日，則邪在表，不當發躁，而反躁者，熱氣行於裏也。反熨其背而發汗，大汗出則胃中乾燥，火熱入胃，胃中燥熱，躁煩而讝語。至十餘日，振慄自下利者，火邪勢微，陰氣復生，津液得復也，故為欲解。火邪去，大汗出則愈。若從腰以下不得汗，則津液不得下通，故欲小便不得，熱氣上逆而反嘔也。欲失溲，足下惡風者，氣不得通於下而虚也。津液偏滲，令大便鞕者，小便當數。經曰：小便數者，大便必鞕也。此以火熱内燥，津液不得下通，故小便不數及不多也。若火熱消，津液和，則結鞕之便得潤，因自大便也。便已，頭卓然而痛者，先大便鞕，則陽氣不得下通，既得大便，則陽氣降下，頭中陽虚，故卓然而痛。穀氣者，陽氣也。先陽氣不通於下之時，足下惡風，今陽氣得下，故足心熱也。

太陽病中風，以火刼發汗，邪風被火熱，血氣流溢，失其常度。兩陽相熏灼。其身發黃。陽盛則欲衄。陰虛則小便難。陰陽俱虛竭。身體則枯燥。但頭汗出。劑頸而還。腹滿微喘。口乾咽爛。或不大便。久則讝語。甚者至噦。手足躁擾。捻衣摸牀。小便利者。其人可治。風為陽邪。因火熱之氣。則邪風愈甚。迫於血氣。使血氣流溢。失其常度。風與火氣謂之兩陽。兩陽相熏灼。熱發於外。必發身黃。若熱搏於經絡。為陽盛外熱。迫血上行。必衄。熱搏於內者。為陰虛內熱。必小便難。若熱消血氣。血氣少。為陰陽俱虛。血氣虛少。不能榮於身體。為之枯燥。三陽經絡至頸。三陰至胷中而還。但頭汗出。劑頸而還者。熱氣炎上。搏陽而不搏於陰也。內經曰。諸脹腹大。皆屬於熱。腹滿微喘者。熱氣內鬱也。內經曰。火氣內發。上為口乾咽爛者。火熱上熏也。熱氣上而不下者。則大便不鞕。若熱氣下入胃。消耗津液。則大便鞕。故云或不大便。久則胃中躁熱。必發讝語。內經曰。病深者。其聲噦。火氣大甚。正氣逆亂。則噦。內經曰。四肢者。諸陽之本也。陽盛。則四肢實。火熱大甚。故手足躁擾。捻衣摸牀擾亂也。小便利者。為火未劇。津液未竭。而猶可治也。

傷寒脉浮。醫以火迫劫之。亡陽必驚狂。起臥不安者。桂枝去芍藥加蜀漆牡蠣龍骨救逆湯主之。【注】傷寒脉浮。責邪在表。醫以火劫發汗。汗大出者。亡其陽。汗者。心之液。亡陽則心氣虛。心惡熱。火邪內迫。則心神浮越。故驚狂。起臥不安。與桂枝湯。解未盡表邪。去芍藥。以芍藥益陰。非亡陽所宜也。火邪錯逆。加蜀漆之辛以散之。陽氣亡脫。加龍骨牡蠣之澁以固之。本草云。澁可去脫。龍骨牡蠣之屬是也。

桂枝去芍藥加蜀漆龍骨牡蠣救逆湯方

桂枝叁兩去皮　甘草貳兩炙　生薑叁兩切　牡蠣伍兩熬味酸鹹　龍骨肆兩味甘平　大棗拾貳枚擘　蜀漆叁兩洗去脚味辛平

右為末。以水壹斗貳升。先煮蜀漆。减貳升。內諸藥。煮取叁升。去滓。溫服壹升。

形作傷寒。其脉不弦緊而弱。弱者必渴。被火者必讝語。弱者發熱。脉浮。解之。當汗出愈。形作傷寒。謂頭痛身熱也。脉不弦緊。則無傷寒表脉也。經曰。諸弱發熱。則脉弱為裏熱。故云弱者必渴。若被火氣。兩熱相合。傳於胃中。胃中躁煩。必發讝語。脉弱發熱者。得脉浮。為邪氣還表。當汗出而解矣。

太陽病。以火熏之。不得汗。其人必躁。到經不解。必清血。名為火邪。此火邪迫血。而血下行者也。太陽病用火熏之。不得汗。則熱無從出。陰虛被火。必發躁也。六日傳經盡。至七日再到太陽經。則熱氣當解。若不解。熱氣迫血下行。必清血。清。廁也。

脉浮熱甚。反灸之。此為實。實以虛治。因火而動。必咽燥唾血。此火邪迫血。而血上行者也。脉浮熱甚為表實。醫以脉浮為虛。用火灸之。因火氣動血。迫血上行。故咽燥唾血。

微數之脉。慎不可灸。因火為邪。則為煩逆。追虛逐實。血散脉中。火氣雖微。內攻有力。焦骨傷筋。血難復也。微數之脉。則為熱也。灸則除寒。不能散熱。是慎不可灸也。若反灸之。熱因火則甚。遂為煩逆。灸本以追虛。而復逐熱為實。熱則傷血。又加火氣。使血散脉中。氣主呴之。血主濡之。氣血消散。不能濡潤筋骨。致骨焦筋傷。血散而難復也。

脉浮。宜以汗解。用火灸之。邪無從出。因火而盛。病從腰以下必重而痺。名火逆也。脉浮在表。宜以汗解之。醫以火灸取汗。而不得汗。邪無從出。又加火氣相助。則熱愈甚。身半以上。同天之陽。身半以下。同地之陰。火性炎上。則腰已下陰氣獨治。故從腰以下。必重而痹也。欲自解者，必當先煩，乃有汗而解。何以知之？脈浮，故知汗出解也。煩，熱也。邪氣還表，則為煩熱，汗出而解。以脈浮，故為邪還表也。

燒針令其汗，針處被寒，核起而赤者，必發奔豚。氣從少腹上衝心者，灸其核上各壹壯，與桂枝加桂湯，更加桂貳兩。〔一一七〕燒針發汗，則損陰血而驚動心氣。針處被寒，氣聚而成核。心氣因驚而虛，腎氣乘寒氣而動，發為奔豚。金匱要畧曰：病有奔豚，從驚發得之。腎氣欲上乘心，故其氣從少腹上衝心也。先灸核上，以散其寒，與桂枝加桂湯，以泄奔豚之氣。

火逆下之，因燒針煩躁者，桂枝甘草龍骨牡蠣湯主之。〔一一八〕先火為逆，復以下除之，裏氣因虛，又加燒針，裏虛而為火熱所煩，故生煩躁，與桂枝甘草龍骨牡蠣湯，以散火邪。

桂枝甘草龍骨牡蠣湯方

桂枝壹兩　甘草貳兩　牡蠣熬，貳兩　龍骨貳兩

辛甘發散，桂枝甘草之辛甘也，以發散經中火邪。澁可去脫，龍骨牡蠣之澁，以收斂浮越之正氣。

右為末，以水伍升，煑取貳升半，去滓，溫服捌合，日叁服。

太陽傷寒者，加溫針必驚也。寒則傷榮，榮氣微者，加燒針，則血留不行，驚者，溫針損榮血而動心氣。金匱要畧曰：血氣少者，屬於心。

太陽病，當惡寒發熱，今自汗出，不惡寒發熱，關上脈細數者，以醫吐之過也。一二日吐之者，腹中饑，口不能食；三四日吐之者，不喜糜粥，欲食冷食，朝食暮吐，以醫吐之所致也，此為小逆。惡寒發熱，為太陽表病。自汗出不惡寒發熱者，陽明證。本太陽表病，醫反吐之，傷動胃氣，表邪乘虛，傳於陽明也。以關脈細數，知醫吐之所致。病一二日為表邪尚寒，而未成熱，吐之則表寒傳於胃中，胃中虛寒，故腹中饑而口不能食。病三四日則表邪已傳成熱，吐之則表熱乘虛入胃，胃中虛熱，故不喜糜粥，欲食冷食。朝食暮吐也。朝食暮吐者，晨食入胃，胃虛不能尅化，即知至暮，胃氣行裏，與邪氣相搏，則胃氣反逆，而以胃氣尚在，故止云小逆。

太陽病吐之，但太陽病當惡寒，今反不惡寒，不欲近衣，此為吐之內煩也。太陽表病，醫反吐之，傷於胃氣，邪熱乘虛入胃，胃為邪熱內煩，故不惡寒，不欲近衣也。

病人脈數，數為熱，當消穀引食，而反吐者，此以發汗，令陽氣微，膈氣虛，脈乃數也。數為客熱，不能消穀，以胃中虛冷，故吐也。陽受氣於胷中，發汗外虛陽氣，是令陽氣微，膈氣虛也。數為熱，本熱則合消穀，客熱則不能消穀，因發汗外損陽氣，致胃中虛冷，故吐也。

太陽病，過經十餘日，心下溫溫欲吐，而胷中痛，大便反溏，腹微滿，鬱鬱微煩。先此時自極吐下者，與調胃承氣湯。〔一二三〕若不爾者，不可與。但欲嘔，胷中痛，微溏者，此非柴胡證，以嘔，故知極吐下也。心下溫溫欲吐，鬱鬱微煩，胷中痛，當責邪熱客於胷中。大便反溏，腹微滿，則邪熱已下於胃也。日數雖多，若不經吐下，止是傳邪，亦未可下，當與柴胡湯，以除上中二焦之邪。若曾吐下，傷損胃氣，胃虛則邪乘虛入胃，為實，非柴胡湯所能去，與調胃承氣湯下胃熱。以嘔，知胃氣先曾傷動也。

太陽病

六七日。表證仍在。脉微而沉。反不結胸。其人發狂者。以熱在下焦。少腹當鞕滿。小便自利者。下血乃愈。所以然者。以太陽隨經。瘀熱在裏故也。抵當湯主之。【註】太陽。經也。膀胱。府也。此太陽隨經入府者也。六七日邪氣傳裏之時。脉微而沉。邪氣在裏之脉也。表證仍在者。則邪氣猶淺。當結於胸中。若不結於胸中。其人發狂者。熱結在膀胱也。經曰。熱結膀胱。其人如狂。此發狂則熱又深也。少腹鞕滿小便不利者。為無血也。小便自利者。血證諦也。與抵當湯以下畜血。

抵當湯方

水蛭 叁拾箇熬 味鹹苦寒　蝱蟲 叁拾箇熬去翅足 味苦微寒

桃仁 貳拾箇去皮尖 味苦甘平　大黃 叁兩酒浸 味苦寒

苦走血。鹹勝血。蝱蟲水蛭之鹹苦。以除畜血。甘緩結。苦泄熱。桃仁大黃之苦。以下結熱。

右肆味為末。以水伍升。煑取叁升。去滓。溫服壹升。不下。再服。

太陽病身黃。脉沉結。少腹鞕。小便不利者。為無血也。小便自利。其人如狂者。血諦證也。抵當湯主之。【註】身黃脉沉結。少腹鞕。小便不利者。胃熱發黃也。可與茵陳湯。身黃脉沉結。少腹鞕。小便自利。其人如狂者。非胃中瘀熱。為熱結下焦。而為畜血也。與抵當湯以下畜血。

傷寒有熱。少腹滿。應小便不利。今反利者。為有血也。當下之。不可餘藥。宜抵當丸。【註】傷寒有熱。少腹滿。是畜血於下焦。若熱畜。津液不通。則小便不利。其熱不畜。津液行。小便自利者。乃為畜血。當與桃仁承氣湯。抵當湯下之。然此無身黃屎黑。又無喜忘發狂。是未至於甚。故不可餘駃峻之藥也。可與抵當丸。小可下之也。

抵當丸方

水蛭 貳拾箇 味苦寒　蝱蟲 貳拾伍箇 味苦微寒　桃仁 貳拾箇去皮尖　大黃 叁兩

右肆味。杵分為肆丸。以水壹升。煑壹丸。取柒合服之。晬時當下血。若不下者。更服。

太陽病。小便利者。以飲水多。必心下悸。小便少者。必苦裏急也。飲水多而小便自利者。則水不內畜。但腹中水多。令心下悸。金匱要畧曰。食少飲多。水停心下。甚者則悸。飲水多而小便不利。則水畜於內而不行。必苦裏急也。

音釋

內諸藥 上音納　啜粥 上昌悅切 飲水也　協熱 上音挾　見風脉 上音現　漬 音疾智切 漚也　蚘 音回 入腹中長蟲也　眦 音柴　瞑 音冥 視不明也　悸 其季切 心動也　人蓡 下音參　㕮咀 上音父 下才與切 㕮咀 嚼也 剉如麻豆也　更衣 下音庚 改也　沫 音末　懊憹 上於刀切 下奴刀切 又女江切 心亂也 懊憹 痛悔聲　窒 陟栗切 塞也　擗 脾入切　瞤 音縣 目搖也　慄 音栗 懼也　蘊 紆問切 積也　嘿 音墨 靜也　但見 下音現　飴 音怡 餳也　烝 諸仍切 火氣上行也　募 音墓　滲 色蔭切　諦 音帝 審也　水蛭 音質　蝱 音盲　駃峻 上音決 下思俊切 嶮也

註解傷寒論卷第四　仲景全書第十四

漢　長沙守　張仲景　述

晉　太醫令　王叔和　撰次

宋　聊攝人　成無巳　註解

明　虞山人　趙開美　校句

辨太陽脉證并治下第七

問曰。病有結胷。有藏結。其狀何如。荅曰。按之痛。寸脉浮。關脉沉。名曰結胷也。何謂藏結。荅曰。如結胷狀。飲食如故。時時下利。寸脉浮。關脉小細沉緊。名曰藏結。舌上白胎滑者。難治。結胷者。邪結在胷。藏結者。邪結在藏。二者皆下後邪氣乘虛入裏所致。下後邪氣入裏。與陽相結者為結胷。以陽受氣於胷中故爾。與陰相結者為藏結。以陰受之。則入五藏故爾。與宜通而塞。故痛。邪結陽分。則陰氣不得上通。邪結陰分。則陽氣不得下通。是二者皆心下鞕痛。寸脉浮。關脉沉。知邪結在陽也。寸脉浮。關脉小細沉緊。知邪結在陰也。陰結而陽不結。雖心下結痛。飲食亦自如故。陰氣乘陽虛而下。故時時自下利。陰得陽則觧。藏結得熱證多。則易治。舌上白胎滑者。其胷中亦寒。故云難治。

藏結無陽證。不往來寒熱。其人反靜。舌上胎滑者。不可攻也。藏結於法當下。無陽證。為表無熱。不往來寒熱。為半表半裏無熱。其人反靜。為裏無熱。經曰。舌上如胎者。以丹田有熱。胷中有寒。邪氣以表裏皆寒。故不可攻。

病發於陽而反下之。熱入因作結胷。病發於陰而反下之。因作痞。所以成結胷者。以下之太早故也。發熱惡寒者。發於陽也。而反下之。則表中陽邪入裏。結於胷中。為結胷。無熱惡寒者。發於陰也。而反下之。表中之陰入裏。結於心下。為痞。

結胷者。項亦強。如柔痓狀。下之則和。宜大陷胷丸。[一]結胷病項強者。為邪結胷中。胷膈結滿。心下緊實。但能仰而不能俛。是項強。亦如柔痓之狀也。與大陷胷丸。下結泄滿。

大陷胷丸方

大黃 半斤味苦寒　葶藶 半升熬味苦寒　芒消 半升味鹹寒

杏仁 半升去皮尖熬黑味苦甘溫

大黃芒消之苦鹹。所以下熱。葶藶杏仁之苦甘。所以泄滿。甘遂取其直達。白蜜取其潤利。皆以下泄滿實物也。

右肆味。擣篩貳味。內杏仁芒消。合研如脂。和散。取如弾丸壹枚。別擣甘遂末壹錢匕。白蜜貳合。水貳升。煑取壹升。溫頓服之。壹宿乃下。如不下。更服。取下為效。禁如藥法。

結胷證。其脉浮大者。不可下。下之則死。結胷為邪結胷中。屬上焦之分。得寸脉浮。關脉沉者。為在裏。則可下。若脉浮大。心下雖結。是在表者猶多。未全結也。下之重虛。邪氣復結。則難可制。故云下之則死。

結胷證悉具。煩躁者亦死。結胷證悉具。邪結已深也。煩躁者。正氣散亂也。邪氣勝正。病者必死。

太陽病。脉浮而動數。浮則為風。數則為熱。動則為痛。數則為虛。頭痛發熱。微盜汗出。而反惡寒者。表未解也。醫反下之。動數變遲。膈內拒痛。胃中空虛。客氣動膈。短氣躁煩。

心中懊憹，陽氣內陷，心下因鞕，則為結胷。大陷胷湯主之。〔三〕若不結胷，但頭汗出，餘處無汗，劑頸而還，小便不利，身必發黃也。動數皆陽脉也，當責邪在表。睡而汗出者，謂之盗汗，為邪氣在半表半裏，則不惡寒。此頭痛發熱微盗汗出，反惡寒者，表未解也，當發其汗。醫反下之，虛其胃氣，表邪乘虛則陷。邪在表則見陽脉，邪在裏則見陰脉。邪氣內陷，動數之脉所以變遲，而浮脉獨不變者，以邪結胷中，上焦陽結，脉不得而沉也。客氣者，外邪乘胃中空虛入裏，結於胷膈。膈中拒痛者，客氣動膈也。金匱要畧曰：短氣不足以息者，實也。短氣躁煩，心中懊憹，皆邪熱為實。陽氣內陷，氣不得通于膈，壅于心下，為鞕滿而痛，成結胷也。與大陷胷湯，以下結熱。若胃中空虛，陽氣內陷，不結於胷膈，下入於胃中者，遍身汗出，則為熱越，不能發黃。若但頭汗出，身無汗，劑頸而還，小便不利者，熱不得越，必發黃也。

大陷胷湯方

大黃陸兩，去皮，苦寒　芒消壹升，鹹寒　甘遂壹錢，苦寒

大黃謂之將軍，以苦蕩滌。芒消一名消石，以其鹹能耎鞕。夫間有甘遂以通水也。甘遂若夫間之遂，其氣可以直達。透結陷胷，三物為允。

右叁味，以水陸升，先煑大黃取貳升，去滓，內芒消，煑壹兩沸，內甘遂末，溫服壹升。得快利，止後服。

傷寒六七日，結胷熱實，脉沉而緊，心下痛，按之石鞕者，大陷胷湯主之。〔三〕病在表而下之，熱入因作結胷。此不云下之後，而云傷寒六七日，則是傳裏之實熱也。沉為在裏，緊為裏實。以心下痛，按之實鞕，是以為結胷，與大陷胷湯，以下結熱。

傷寒十餘日，熱結在裏，復往來寒熱者，與大柴胡湯。〔四〕但結胷，無大熱者，此為水結在胷脇也。但頭微汗出者，大陷胷湯主之。傷寒十餘日，熱結在裏，是可下之證。復往來寒熱，為正邪分爭，未全斂結，與大柴胡湯下之。但結胷無大熱者，非熱結也，是水飲結於胷脇，謂之水結胷。周身汗出者，是水飲外散，則愈。若但頭微汗出，餘處無汗，是水飲不得外泄，停畜而不行也。與大陷胷湯以逐其水。

太陽病，重發汗而復下之，不大便五六日，舌上燥而渴，日晡所小有潮熱，從心下至少腹鞕滿而痛，不可近者，大陷胷湯主之。〔五〕重發汗而復下之，則內外重亡津液，而邪熱內結，致不大便五六日，舌上燥而渴也。日晡潮熱者，屬胃。此日晡小有潮熱，非但在胃。從心下至少腹鞕滿而痛不可近者，是一腹之中，上下邪氣俱甚也。與大陷胷湯以下其邪。

小結胷病，正在心下，按之則痛，脉浮滑者，小陷胷湯主之。〔六〕心下鞕痛，手不可近者，結胷也。正在心下，按之則痛，是熱氣猶淺，謂之小結胷。結胷脉沉緊，或寸浮關沉。今脉浮滑，知熱未深結，與小陷胷湯，以除胷膈上結熱。

小陷胷湯方

黃連壹兩，苦寒　半夏半升，洗，辛溫　栝蔞實大者壹箇，苦寒

苦以泄之，辛以散之。黃連、栝蔞實苦寒以泄熱，半夏之辛以散結。

右叁味，以水陸升，先煑栝蔞取叁升，去滓，內諸藥，煑取貳升，去滓，分溫叁服。

太陽病二三日，不能卧，但欲起，心下必結，脉微弱者，此本有寒分也。反下之，若利止，必作結胷；未止

者。四日復下之。此作協熱利也。太陽病二三日。邪在表也。不能卧。但欲起。心下必結者。以心下結滿。卧則氣壅而愈甚。故不能卧。而但欲起也。心下結滿。有水分。有寒分。有氣分。今脉微弱。知本有寒分。醫見心下結而反下之。則太陽表邪乘虛入裏。利止。則邪氣留結為結胷。利不止。至次日。復如前下利不止者。是邪熱下攻腸胃。為挾熱利也。太陽病。下之其脉促。不結胷者。此為欲解也。脉浮者。必結胷也。脉緊者。必咽痛。脉弦者。必兩脇拘急。脉細數者。頭痛未止。脉沉緊者。必欲嘔。脉沉滑者。協熱利。脉浮滑者。必下血。此太陽病下之後。邪氣傳變。其脉促者。為陽盛。下後脉促。為陽勝陰也。故不作結胷。為欲解。下後脉浮。為上焦陽邪結而為結胷也。經曰。結胷者。寸脉浮。關脉沉。下後脉緊。則太陽之邪傳於少陰。經曰。脉緊者屬少陰。內經曰。邪客於少陰之絡。令人嗌痛。不可內食。所以脉緊者。必咽痛。脉弦則太陽之邪傳於少陽。經曰。尺寸俱弦者。少陽受病也。其脉循脇。絡於耳。所以脉弦者。必兩脇拘急。下後邪氣傳裏。則頭痛未止。脉細數。為邪未傳裏而傷氣也。細為氣少。數為在表。故頭痛未止。脉沉緊。則太陽之邪傳於陽明。為裏實也。沉為在裏。緊為裏實。陽明裏實。故必欲嘔。脉滑則太陽之邪傳於腸胃。以滑為陰氣有餘。知邪氣入裏。干於下焦也。沉為血勝氣虛。是為協熱利。浮為氣勝血虛。是知必下血。經曰。不宜下而便攻之。諸變不可勝數。此之謂也。病在陽。應以汗解之。反以冷水潠之。若灌之。其熱被刼。不得去。彌更益煩。肉上粟起。意欲飲水。反不渴者。服文蛤散。若不差者。與五苓散。寒實結胷。無熱證者。與三物小陷胷湯。白散亦可服。【七】病在陽。為邪在表也。法當汗出而解。反以冷水潠之。灌洗。熱被寒水。外不得出。則反攻其裏。彌更益煩。肉上粟起者。水寒之氣。客於皮膚也。意欲飲水者。裏有熱也。反不渴者。寒在表也。與文蛤散以散表中水寒之氣。若不差。是水熱相搏。欲傳於裏。與五苓散。發汗以和之。始熱在表。因水寒制之。不得外泄。內攻於裏。結於胷膈。心下鞕痛。本以水寒伏熱為實。故謂之寒實結胷。無熱證者。外無熱而熱悉收斂於裏也。與小陷胷湯以下逐之。白散下熱。故亦可攻。

文蛤散方

文蛤伍兩味鹹寒 鹹走腎則可以勝水氣。

右壹味為散。以沸湯和壹錢匕。服湯用伍合。

白散方

桔梗叁分味辛苦微溫　巴豆壹分去皮心熬黑研如脂平溫

貝母叁分味辛苦平

辛散而苦泄。桔梗貝母之苦辛。用以下氣。巴豆之辛。用以散實。

右件叁味為末。內巴豆。更於臼中杵之。以白飲和服。強人半錢。羸者減之。病在膈上必吐。在膈下必利。不利進熱粥壹杯。利過不止。進冷粥壹杯。身熱皮粟不解。欲引衣自覆者。若以水潠之洗之。益令熱却不得出。當汗而不汗則煩。假令汗出已。腹中痛。與芍藥叁兩如上法。

太陽與少陽併病。頭項強痛。或眩冒。時如結胷。心下痞鞕者。當刺大椎第一間。肺俞。肝俞。慎不可發

汗，發汗則讝語，脉弦，五日讝語不止，當刺期門。〔八〕

太陽之脉，絡頭下項，頭項強痛者，太陽表病也。少陽之脉，循胸絡脅，如結胸心下痞鞕者，少陽裏病也。太陽少陽相併為病，不純在表，故頭項不但強痛而或眩冒；亦未全入裏，故時如結胸心下痞鞕。此邪在半表半裏之間也。刺大椎第一間肺俞，以寫太陽之邪；刺肝俞，以寫少陽之邪。邪在表則可發汗，邪在半表半裏則不可發汗。發汗則亡津液，損動胃氣，少陽之邪因干於胃，土為木刑，必發讝語。脉弦，至五六日傳經盡，邪熱去而讝語當止；若復不止，為少陽邪熱甚也，刺期門以寫肝膽之氣。

婦人中風，發熱惡寒，經水適來，得之七八日，熱除而脉遲身凉，胸脅下滿，如結胸狀，讝語者，此為熱入血室也。當刺期門，隨其實而寫之。〔九〕

中風發熱惡寒，表病也。若經水不來，表邪傳裏，則入府而不入血室也。因經水適來，血室空虛，至七八日邪氣傳裏之時，更不入府，乘虛而入於血室。熱除，脉遲身凉者，邪氣内陷而表證罷也。胸脅下滿，如結胸狀，讝語者，熱入血室而裏實。期門者，肝之募，肝主血，刺期門者，寫血室之熱。審看何經氣實，更隨其實而寫之。

婦人中風，七八日續得寒熱，發作有時，經水適斷者，此為熱入血室，其血必結，故使如瘧狀，發作有時，小柴胡湯主之。〔十〕

中風七八日，邪氣傳裏之時，本無寒熱，而續得寒熱，經水適斷者，此為表邪乘血室虛，入於血室，與血相搏而血結不行，經水所以斷也。血氣與邪分爭，致寒熱如瘧而發作有時，與小柴胡湯以解傳經之邪。

婦人傷寒發熱，經水適來，晝日明了，暮則讝語，如見鬼狀者，此為熱入血室，無犯胃氣及上二焦，必自愈。〔十一〕

傷寒發熱者，寒已成熱也。經水適來，則血室虛空，邪熱乘虛入於血室。若晝日讝語，為邪客於府，與陽爭也；此晝日明了，暮則讝語，如見鬼狀，是邪不入府，入於血室，與陰爭也。陽盛讝語則宜下；此熱入血室，不可與下藥，犯其胃氣。熱入血室，血結寒熱者，與小柴胡湯，散邪發汗；此雖熱入血室，胸脅滿如結胸狀者，可刺期門；此雖熱入血室而無滿結，不可刺期門，犯其中焦。必自愈者，以經行則熱隨血去，血下也已，則邪熱悉除而愈矣。所為發汗為犯上焦者，發汗則動衛氣，衛氣出上焦故也；刺期門為犯中焦者，刺期門則動榮氣，榮氣出中焦故也。脉經曰：無犯胃氣及上二焦，必自愈。豈謂藥不謂針耶。

傷寒六七日，發熱，微惡寒，支節煩疼，微嘔，心下支結，外證未去者，柴胡加桂枝湯主之。〔十二〕

傷寒六七日，邪當傳裏之時。支，散也。嘔而心下結者，裏證也，法當攻裏。發熱，微惡寒，支節煩疼，為外證未去，不可攻裏，與柴胡桂枝湯以和解之。

傷寒五六日，已發汗而復下之，胸脅滿微結，小便不利，渴而不嘔，但頭汗出，往來寒熱，心煩者，此為未解也，柴胡桂枝乾薑湯主之。〔十三〕

傷寒五六日，已經汗下之後，則邪當解。今胸脅滿微結，小便不利，渴而不嘔，但頭汗出，往來寒熱，心煩者，即邪氣猶在半表半裏之間，為未解也。胸脅滿微結，寒熱心煩者，邪在半表半裏之間也。小便不利而渴者，汗下後亡津液内燥也。若熱消津液，令小便不利而渴者，其人必嘔；今渴而不嘔，知非裏熱也。傷寒汗出則和，今但頭汗出而餘處無汗者，津液不足而陽虛於上也。與柴胡桂枝乾薑湯，以解表裏之邪，復津液而助陽也。

柴胡桂枝乾薑湯方

柴胡半斤　苦平
桂枝叁兩，去皮　味辛熱
乾薑貳兩　辛熱
括蔞根肆兩　苦寒
黄芩叁兩　苦寒
牡蠣貳兩，熬　鹹寒
甘草貳兩，炙　味甘平

按前此雖熱入血室句下別本有而無血結寒熱不可與小柴胡湯發汗以犯上焦熱入血室向脫今補

內經曰。熱淫於內。以苦發之。柴胡黃芩之苦。以解傳裏之邪。辛甘發散為陽。桂枝甘草之辛甘。以散在表之邪。鹹以耎之。牡蠣之鹹。以消胷脇之滿。辛以潤之。乾薑之辛。以固陽虛之汗。津液不足而為渴。苦以堅之。栝蔞之苦。以生津液。

右柒味。以水壹斗貳升。煑取陸升。去滓。再煎取叁升。溫服壹升。日叁服。初服微煩。復服。汗出便愈。

傷寒五六日。頭汗出。微惡寒。手足冷。心下滿。口不欲食。大便鞕。脉細者。此為陽微結。必有表。復有裏也。脉沉。亦在裏也。汗出為陽微。假令純陰結。不得復有外證。悉入在裏。此為半在裏半在外也。脉雖沉緊。不得為少陰病。所以然者。陰不得有汗。今頭汗出。故知非少陰也。可與小柴胡湯。〔十四〕設不了了者。得屎而解。傷寒五六日。邪當傳裏之時。頭汗出微惡寒者。表仍未解也。手足冷。心下滿。口不欲食。大便鞕。脉細者。邪結於裏也。大便鞕為陽結。此邪熱雖傳於裏。然以外帶表邪。則熱結猶淺。故曰陽微結。脉沉。雖為在裏。若純陰結則更無頭汗惡寒之表證。諸陰脉。皆至頸胷中而還。不上循頭。今頭汗出。知非少陰也。與小柴胡湯。以除半表半裏之邪。服湯已。外證罷。而不了了者。為裏熱未除。與湯。取其微利則愈。故云得屎而解。

傷寒五六日。嘔而發熱者。柴胡湯證具。而以他藥下之。柴胡證仍在者。復與柴胡湯。此雖已下之。不為逆。必蒸蒸而振。却發熱汗出而解。若心下滿而鞕痛者。此為結胷也。大陷胷湯主之。但滿而不痛者。此為痞。柴胡不中與之。宜半夏瀉心湯。〔十五〕傷寒五六日。邪在半表半裏之時。嘔而發熱。邪在半表半裏之證。是為柴胡證具。以他藥下之。柴胡證不罷者。不為逆。却與柴胡湯。則愈。若下後。邪氣傳裏者。邪在半表半裏。則陰陽俱有邪。至於下後。邪氣傳裏。亦有陰陽之異。若下後。陽邪傳裏者。則結於胷中。為結胷。以胷中為陽受氣之分。與大陷胷湯。以下其結。陰邪傳裏者。則留於心下。為痞。以心下為陰受氣之分。與半夏瀉心湯。以通其痞。經曰。病發於陽。而反下之。熱入。因作結胷。病發於陰。而反下之。因此作痞。此之謂也。

半夏瀉心湯方

半夏半升，洗。辛平　黃芩苦寒　乾薑辛熱　人參已上各叁兩。甘溫

黃連壹兩。苦寒　大棗拾貳枚，擘。溫甘　甘草叁兩，炙。甘平

辛入肺而散氣。半夏之辛。以散結氣。苦入心而泄熱。黃芩黃連之苦。以泄痞熱。脾欲緩。急食甘以緩之。人參甘草大棗之甘。以緩之。

右柒味。以水壹斗。煑取陸升。去滓。再煑取叁升。溫服壹升。日叁服。

太陽少陽併病。而反下之。成結胷。心下鞕。下利不止。水漿不下。其人心煩。太陽少陽併病。為邪氣在半表半裏也。而反下之。二經之邪。乘虛而入。太陽表邪入裏。結於胷中。為結胷。心下鞕。少陽裏邪。乘虛下于腸胃。遂利不止。若邪結陰分。則飲食如故。而為藏結。此為陽邪內結。故水漿不下。而心煩。

脉浮而緊。而復下之。緊反入裏。則作痞。按之自濡。但氣痞耳。浮而

緊浮為傷陽，緊為傷陰。當發其汗，而反下之。若浮入裏，為陽邪入裏，則作結胸；浮不入裏，而緊入裏者，陰邪入裏，則作痞。

太陽中風，下利，嘔逆，表解者，乃可攻之。其人漐漐汗出，發作有時，頭痛，心下痞鞕滿，引脇下痛，乾嘔，短氣，汗出不惡寒者，此表解，裏未和也，十棗湯主之。〔十六〕下利嘔逆，裏受邪也。邪在裏者，可下，亦須待表解者，乃可攻之。其人漐漐汗出，發作有時，不惡寒者，表已解也。頭痛，心下痞鞕滿，引脇下痛，乾嘔，短氣者，邪熱內畜，而有伏飲，是裏未和也。與十棗湯，下熱逐飲。

十棗湯方

芫花熬，味辛苦　甘遂苦寒　大戟苦寒　大棗拾枚，擘，甘溫

辛以散之，芫花之辛，以散飲；苦以泄之，甘遂、大戟之苦，以泄水。水者，腎所主也；甘者，脾之味也。大棗之甘者，益土而勝水。

右上叁味，等分，各別擣為散。以水壹升半，先煑大棗肥者拾枚，取捌合，去滓，內藥末。強人服壹錢七，羸人服半錢，溫服之，平旦服。若下少，病不除者，明日更服，加半錢。得快下利後，糜粥自養。

太陽病，醫發汗，遂發熱惡寒，因復下之，心下痞，表裏俱虛，陰陽氣並竭，無陽則陰獨。復加燒鍼，因胸煩，面色青黃，膚瞤者，難治。今色微黃，手足溫者，易愈。太陽病，因發汗，遂發熱惡寒者，外虛陽氣，邪復不除也。因復下之，又虛其裏，表中虛，邪內陷，傳於心下為痞。發汗表虛為竭陽，下之裏虛為竭陰。表證罷為無陽，裏有痞為陰獨。又加燒鍼，虛不勝火，火氣內攻，致胸煩也。傷寒之病，以陽為主，其人面色青，膚肉瞤動者，陽氣太虛，故云難治。若面色微黃，手足溫者，即陽氣得復，故云易愈。

心下痞，按之濡，其脉關上浮者，大黃黃連瀉心湯主之。〔十七〕心下鞕，按之痛，關脉沉者，實熱也。心下痞，按之濡，其脉關上浮者，虛熱也。大黃黃連湯，以導其虛熱。

大黃黃連瀉心湯方

大黃貳兩，味苦寒　黃連壹兩，味苦寒

內經曰：火熱受邪，心病生焉。苦入心，寒除熱。大黃、黃連之苦寒，以導瀉心下之虛熱。但以麻沸湯漬服者，取其氣薄而泄虛熱。

右貳味，以麻沸湯貳升漬之，須臾絞去滓，分溫再服。

心下痞，而復惡寒汗出者，附子瀉心湯主之。〔十八〕心下痞者，虛熱內伏也；惡寒汗出者，陽氣外虛也。與瀉心湯攻痞，加附子以固陽。

本以下之，故心下痞，與瀉心湯，痞不解，其人渴而口燥煩，小便不利者，五苓散主之。〔十九〕本因下後成痞，當與瀉心湯除之。若服之，痞不解，其人渴而口燥煩，小便不利者，為水飲內畜，津液不行，非熱痞也。與五苓散，發汗散水則愈。一方：忍之一日乃愈者，不飲者，外水不入，所停之水得行，而痞亦愈也。

傷寒汗出解之後，胃中不和，心下痞鞕，乾噫食臭，脇下有水氣，腹中雷鳴，下利者，生薑瀉心湯主之。〔二十〕胃為津液之主，陽氣之根。大汗出後，外亡津液，胸中空虛，客氣上逆，心下痞鞕。金匱要畧曰：中焦氣未和，不能消穀，故令噫。乾

以湯攻表之表一作裏一作痞

噫食臭者。胃虛而不殺穀也。脅下有水氣。腹中雷鳴。土弱不能勝水也。與瀉心湯以攻痞。加生薑以益胃。

傷寒中風。醫反下之。其人下利。日數十行。穀不化。腹中雷鳴。心下痞鞕而滿。乾嘔。心煩不得安。醫見心下痞。謂病不盡。復下之。其痞益甚。此非結熱。但以胃中虛。客氣上逆。故使鞕也。甘草瀉心湯主之。〔卅一〕傷寒中風。是傷寒或中風也。邪氣在表。醫反下之。虛其腸胃。而氣內陷也。下利日數十行。穀不化。腹中雷鳴者。下後裏虛胃弱也。心下痞鞕。乾嘔心煩不得安者。胃中空虛。客氣上逆也。與瀉心湯以攻表。加甘草以補虛。前以汗後胃虛。是外傷陽氣。故加生薑。此以下後胃虛。是內損陰氣。故加甘草。

傷寒服湯藥。下利不止。心下痞鞕。服瀉心湯已。復以他藥下之。利不止。醫以理中與之。利益甚。理中者。理中焦。此利在下焦。赤石脂禹餘粮湯主之。〔卅二〕復利不止者。當利其小便。傷寒服湯藥下後。利不止。而心下痞鞕者。氣虛而客氣上逆也。與瀉心湯攻之。則痞已。醫復以他藥下之。又虛其裏。致利不止也。理中丸。脾胃虛寒下利者。服之愈。此以下焦虛。故與之。其利益甚。聖濟經曰。滑則氣脫。欲其收也。如開腸洞泄。便溺遺失。澁劑所以收之。此利由下焦不約。與赤石脂禹餘粮湯。以澁洞泄。下焦主分清濁。下利者。水穀不分也。若服澁劑。而利不止。當利小便。以分其氣。

赤石脂禹餘粮湯方

赤石脂壹斤碎　味甘温　禹餘粮壹斤碎　味甘平

本草云。澁可去脫。石脂之澁。以收斂之。重可去怯。餘粮之重。以鎮固。

已上貳味。以水陸升。煑取貳升。去滓。叁服。

傷寒吐下後。發汗。虛煩。脉甚微。八九日。心下痞鞕。脇下痛。氣上衝咽喉。眩冒。經脉動惕者。久而成痿。傷寒吐下後。發汗。則表裏之氣俱虛。虛煩。脉甚微。為正氣內虛。邪氣獨在。至七八日。正氣當復。邪氣當罷。而心下痞。脇下痛。氣上衝咽喉。眩冒者。正氣內虛而不復。邪氣留結而不去。經脉動惕者。經絡之氣虛極。久則熱氣還經。必成痿弱。

傷寒發汗。若吐若下。解後。心下痞鞕。噫氣不除者。旋復代赭石湯主之。〔卅三〕大邪雖解。以曾發汗吐下。胃氣弱而未和。虛氣上逆。故心下痞鞕。噫氣不除。與旋復代赭石湯。降虛氣而和胃。

旋復代赭石湯方

旋復花叁兩　味鹹温　人參貳兩　味甘温　生薑伍兩切　味辛温　代赭石壹兩　味苦寒　大棗拾貳枚擘　甘温　甘草叁兩炙　味甘平　半夏半升洗　味辛温

鞕則氣堅。鹹味所以耎之。旋復之鹹。以耎痞鞕。怯則氣浮。重劑所以鎮之。代赭之重。以鎮虛逆。辛者散也。生薑半夏之辛。以散虛痞。甘者緩也。人參甘草大棗之甘。以補胃弱。

右件柒味。以水壹斗。煑取陸升。去滓。再煎。取叁升。温服壹升。日叁服。

下後。不可更行桂枝湯。若汗出而喘。無大熱者。可與麻黄杏子甘草石膏湯。〔卅四〕前第三卷廿六證云。發汗後。不可更行桂枝湯。汗出而喘。無大熱者。為與此證治法同。汗下雖殊。既不當損正氣則一。邪氣所傳既同。遂用一法治之。經所謂若發汗。若下。若吐後者是矣。

太陽病。外證未除。而數下之。遂協熱而利。利下不止。心下痞鞕。表裏不解者。

桂枝人参湯主之〔一六三〕外證未除而數下之，為重虛其裏，邪熱乘虛而入，裏虛協熱，遂利不止而心下痞。若表解而下利，心下痞者，可與瀉心湯；若不下利，表不解而心下痞者，可先解表而後攻痞。以表裏不解，故與桂枝人参湯，和裏解表。

桂枝人参湯方

桂枝肆两，去皮，味辛熱　甘草肆两，炙，味甘平　白术叁两，味甘平　人参叁两，味甘温　乾薑叁两，味辛熱

表未解者，辛以散之；裏不足者，甘以緩之。此以裏氣大虛，表裏不解，故加桂枝、甘草於理中湯也。

右伍味，以水玖升，先煮肆味，取伍升，内桂，更煮取叁升，温服壹升，日再夜壹服。

傷寒大下後，復發汗，心下痞，惡寒者，表未解也。不可攻痞，當先解表，表解乃可攻痞。解表宜桂枝湯，攻痞宜大黃黃連瀉心湯。〔一六四〕大下後，復發汗，則表裏之邪當悉已，此心下痞而惡寒者，表裏之邪俱不解也。因表不解而下之，為心下痞，先與桂枝湯解表，表解，乃與大黃黃連瀉心湯攻痞。内經曰：從外之内而盛於内者，先治其外，而後調其内。

傷寒發熱，汗出不解，心下痞鞕，嘔吐而下利者，大柴胡湯主之。〔一六五〕傷寒發熱，寒已成熱也。汗出不解，表和而裏病也。吐利，心腹濡爽，為裏虛；嘔吐而下利，心下痞鞕者，是裏實也。與大柴胡湯，以下裏熱。

病如桂枝證，頭不痛，項不強，寸脉微浮，胸中痞鞕，氣上衝咽喉不得息者，此為胸有寒也。當吐之，宜瓜蒂散。〔一六六〕病如桂枝證，為發熱，汗出，惡風，言邪在表也。頭痛項強，為桂枝湯證具，若頭不痛，項不強，則邪不在表而傳裏也。浮為在表，沉為在裏，今寸脉微浮，則邪不在表，亦不在裏，而在胸中也。胸中與表相應，故知邪在胸中者，猶如桂枝證而寸脉微浮也。以胸中痞鞕，上衝咽喉不得息，知寒邪客於胸中而不在表也。千金曰：浮上部，填塞胸心，胸中滿者，吐之則愈。與瓜蒂散，以吐胸中之邪。

瓜蒂散方

瓜蒂壹分，熬黃，味苦寒　赤小豆壹分，味酸温

其高者越之，越以瓜蒂散豉之苦；在上者湧之，以赤小豆之酸。内經曰：酸苦湧泄為陰。

右貳味，各别擣篩為散已，合治之，取壹錢匕，以香豉壹合，用熱湯柒合，煮作稀糜，去滓，取汁和散，温頓服之。不吐者，少少加，得快吐乃止。諸亡血虛家，不可與瓜蒂散。

病脇下素有痞，連在臍傍，痛引少腹，入陰筋者，此名藏結，死。〔一六七〕素有宿昔之積，結於脇下為痞。今因傷寒，邪氣入裏，與宿積相助，使藏真之氣結而不通，致連在臍傍，痛引少腹，入陰筋而死。

傷寒病，若吐若下後，七八日不解，熱結在裏，表裏俱熱，時時惡風，大渴，舌上乾燥而煩，欲飲水數升者，白虎加人参湯主之。〔一六八〕若吐若下後，七八日則當解，復不解而熱結在裏。表熱者，身熱也；裏熱者，内熱也。本因吐下後，邪氣乘虛内陷為結熱。若無表熱而純為裏熱，則邪熱結而為實；此以表熱未罷，時時惡風。若邪氣純在表，則惡風無時；若邪氣純在裏，則更不惡風。以時時惡風，知表裏俱有熱也。邪熱結而為實者，則無大渴；邪熱散漫則渴。今雖熱結在裏，表裏俱熱，未為結實，邪氣散漫，熏蒸焦膈，故大渴，舌上乾燥

而煩。欲飲水數升。與白虎加人参湯。散熱生津。傷寒無大熱，口燥渴，心煩，背微惡寒者，白虎加人参湯主之〔三十一〕無大熱者，為身無大熱也。口燥渴心煩者，當作陽明病；然以背微惡寒，為表未全罷，所以屬太陽也。背為陽，背惡寒，口中和者，少陰病也，當與附子湯；今口燥而渴，背雖惡寒，此裏也，則惡寒亦不至甚，故云微惡寒。與白虎湯，解表散熱；加人参，止渴生津。傷寒脉浮，發熱無汗，其表不解者，不可與白虎湯。渴欲飲水，無表證者，白虎加人参湯主之〔三十二〕傷寒，脉浮發熱無汗，其表不解，不渴者，宜麻黄湯；渴者，宜五苓散，非白虎所宜。大渴欲水，無表證者，乃可與白虎加人参湯，以散裏熱。臨病之工，大宜精別。太陽少陽併病，心下鞕，頸項強而眩者，當刺大椎、肺俞，慎勿下之〔三十三〕心下痞鞕而眩者，少陽也；頸項強者，太陽也。刺大椎、肺俞，以瀉太陽之邪，以太陽脉下項俠脊故耳。肝俞以瀉少陽之邪，以膽為肝之府故耳。太陽為在表，少陽為在裏，即是半表半裏證。前第八證云：不可發汗，發汗則讝語。是發汗攻太陽之邪，少陽之邪益甚干胃，必發讝語。此云慎勿下之，攻少陽之邪，太陽之邪乘虛入裏，必作結胷。經曰：太陽少陽併病，而反下之，成結胷。太陽與少陽合病，自下利者，與黄芩湯；若嘔者，黄芩加半夏生姜湯主之〔三十四〕太陽陽明合病，自下利，為在表，當與葛根湯發汗；陽明少陽合病，自下利，為在裏，可與承氣湯下之；此太陽少陽合病，自下利，為在半表半裏，非汗下所宜，故與黄芩湯，以和解半表半裏之邪；嘔者，胃氣逆也，故加半夏生薑，以散逆氣。

黄芩湯方

黄芩叁两　味苦寒　甘草貳两炙　味甘平　芍藥貳两　味酸平

大棗貳拾枚擘　味甘温

虛而不實者，苦以堅之，酸以收之，黄芩芍藥之苦酸，以堅斂腸胃之氣；弱而不足者，甘以補之，甘草大棗之甘，以補固腸胃之弱。

右肆味，以水壹斗，煑取叁升，去滓，温服壹升，日再夜壹服。若嘔者，加半夏半升，生薑叁两。

傷寒胷中有熱，胃中有邪氣，腹中痛，欲嘔吐者，黄連湯主之〔三十五〕濕家下後，舌上如胎者，以丹田有熱，胷上有寒，是邪氣入裏，而為下熱上寒也。此傷寒邪氣傳裏，而為下寒上熱也。胃中有邪氣，使陰陽不交，陰不得升而獨治於下，為下寒；腹中痛，陽不得降而獨治於上，為胷中熱，欲嘔吐。與黄連湯，升降陰陽之氣。

黄連湯方

黄連　味苦寒　甘草炙　味甘平　乾薑　味辛熱　桂枝去皮　味辛熱　各叁两

人参貳两　味甘温　半夏半升洗　味甘温

大棗拾貳枚擘　味甘温

上熱者，泄之以苦，黄連之苦以降陽；下寒者，散之以辛，桂薑半夏之辛以升陰；脾欲緩，急食甘以緩之，人参甘草大棗之甘以益胃。

右柒味，以水壹斗，煑取陸升，去滓，温服壹升，日叁服，夜貳服。

傷寒八九日，風濕相摶，身體疼煩，不能自轉側，不嘔不渴，脉浮虛而濇者，桂枝附子湯主之〔三十六〕傷寒與中風家，至七八日，再經之時，則邪氣多在裏，身必不苦疼痛。今日數多，復身體疼煩，不能自轉側者，風濕相摶也。煩者，風也；身疼不能自轉側者，濕也。經曰：風則浮虛。脉經曰：脉來濇者，為病寒濕也。不嘔不渴，裏無邪也。脉得浮虚而濇，身有疼煩，知風濕但在經也。與桂枝附子湯，以散表中風濕。若其人大便鞕，小便自利者，去桂枝加白术湯主之。〔一七四〕桂發汗走津液，此小便利，大便鞕，為津液不足，去桂加术。

桂枝附子湯方

桂枝肆两，去皮　味辛熱　甘草貳两，炙　味甘温　附子叁枚，炮，去皮，破捌片　辛熱　生薑叁两，切　辛温　大棗拾貳枚，擘　味甘温

風在表者，散以桂枝、甘草之辛甘；濕在經者，逐以附子之辛熱；薑、棗辛甘，行榮衛，通津液，以和表也。

右伍味，以水陸升，煑取貳升，去滓，分温叁服。

風濕相搏，骨節煩疼，掣痛不得屈伸，近之則痛劇，汗出短氣，小便不利，惡風不欲去衣，或身微腫者，甘草附子湯主之。〔一七五〕風則傷衛，濕流關節，風濕相搏，兩邪亂經，故骨節疼煩掣痛，不得屈伸，近之則痛劇也。風勝則衛氣不固，汗出短氣，惡風不欲去衣，為風在表；濕勝則水氣不行，小便不利，或身微腫，為濕外搏也。與甘草附子湯，散濕固衛氣。

甘草附子湯方

甘草貳两，炙　味甘平　附子貳枚，炮，去皮，破　味辛熱　白术貳两　味甘温　桂枝肆两，去皮　味辛熱

桂枝、甘草之辛甘，發散風邪而和衛；附子、白术之辛甘，解濕氣而温經。

右肆味，以水陸升，煑取叁升，去滓，温服壹升，日叁服。初服得微汗則解。能食，汗出復煩者，服伍合。恐壹升多者，宜服陸柒合為妙。

傷寒脉浮滑，此表有熱，裏有寒，白虎湯主之。〔一七六〕浮為在表，滑為在裏。表有熱，外有熱也；裏有寒，有邪氣傳裏也。以邪未入腑，故止言寒。如瓜蒂散證云胷上有寒者是矣。與白虎湯，以解內外之邪。

白虎湯方

知母陸两　味苦寒　石膏壹斤，碎　味甘寒　甘草貳两　甘温　粳米陸合　味甘平

內經曰：熱淫所勝，佐以苦甘。知母、石膏之苦甘，以散熱；熱則傷氣，甘以緩之，甘草、粳米之甘，以益氣。

右肆味，以水壹斗，煑米熟湯成，去滓，温服壹升，日叁服。

傷寒脉結代，心動悸，炙甘草湯主之。〔一七七〕結代之脉，動而中止，能自還者，名曰結；不能自還者，名曰代。由血氣虚衰，不能相續也。心中悸動，知真氣內虚也，與炙甘草湯，益虚補血氣而復脉。

炙甘草湯方

甘草肆两，炙　味甘平　生薑叁两，切　味辛温　桂枝叁两，去皮　味辛熱　人参貳两　味甘温　生地黄壹斤　味甘寒　阿膠貳两　味甘温　麥門冬半斤，去心　味甘平　麻子仁半升　味甘平　大棗拾貳枚，擘　味甘温

補可以去弱，人参、甘草、大棗之甘，以補不足之氣；桂枝、生薑之辛，以益正氣。聖濟經曰：津耗散

為枯。五藏痿弱，榮衛涸流，濕劑所以潤之。麻仁、阿膠、麥門冬、地黃之甘，潤經益血，復脉通心也。

右玖味，以清酒柒升，水捌升，先煮捌味，取叁升，去滓，内膠烊消盡，温服壹升，日叁服。一名復脉湯。

脉按之來緩，而時一止復來者，名曰結。又脉來動而中止，更來小數，中有還者反動，名曰結，陰也。脉來動而中止，不能自還，因而復動，名曰代，陰也。得此脉者，必難治。

結代之脉，一為邪氣留結，一為真氣虚衰。脉來動而中止，若能自還，更來小數，止是邪氣留結，名曰結陰；若動而中止，不能自還，因其呼吸，陰陽相引復動者，是真氣衰極，名曰代陰，為難治之脉。經曰：脉結者生，代者死。此之謂也。

釋音

俛音免，俯也　瞷如倫切，目動也　匱求位切，匣也　痿於危切，痺病也　耎音軟，柔也

椎音鎚　掣昌列切，挽也　涸乎各切，竭也　烊音羊，爍也

註解傷寒論卷第五　仲景全書第十五

漢　長沙守　張仲景　述
晉　太醫令　王叔和　撰次
宋　聊攝人　成無已　註解
明　虞山人　趙開美　校句

辨陽明脉證并治第八

問曰病有太陽陽明有正陽陽明有少陽陽明何謂也答曰太陽陽明者脾約是也陽明胃也邪自太陽經傳之入府者謂之太陽陽明經曰太陽病若吐若下若發汗後微煩小便数大便因鞕者與小承氣湯即是太陽陽明脾約病也正陽陽明者胃家實是也邪自陽明經傳入府者謂之正陽陽明經曰陽明病脉遲雖汗出不惡寒其身必重短氣腹滿而喘有潮熱者外欲解可攻裏也手足濈濈然汗出者此大便已鞕也大承氣湯主之即是正陽陽明胃家實也少陽陽明者發汗利小便已胃中燥煩實大便難是也邪自少陽經傳之入府者謂之少陽陽明經曰傷寒脉弦細頭痛發熱者屬少陽少陽不可發汗發汗則讝語此屬胃即是少陽陽明病也

陽明之為病胃家實也邪傳入胃熱毒留結則胃家為實華佗曰熱毒入胃要須下去之不可留於胃中是知邪在陽明為胃家實也

問曰何緣得陽明病答曰太陽病發汗若下若利小便此亡津液胃中乾燥因轉屬陽明不更衣內實大便難者此名陽明也本太陽病不解因汗利小便亡津液胃中乾燥太陽之邪入府轉屬陽明古人登厠必更衣不更衣者通為不大便不更衣則胃中物不得泄故為內實胃無津液加之畜熱大便則難為陽明裏實也

問曰陽明病外證云何答曰身熱汗自出不惡寒反惡熱也陽明病為邪入府也邪在表則身熱汗出而惡寒邪既入府則表證已罷故不惡寒但身熱汗出而惡熱也

問曰病有得之一日不發熱而惡寒者何也答曰雖得之一日惡寒將自罷即自汗出而惡熱也邪客在陽明當發熱而不惡寒今得之一日猶不發熱而惡寒者即邪未全入府尚帶表邪若表邪全入則更無惡寒必自汗出而惡熱也

問曰惡寒何故自罷答曰陽明居中土也萬物所歸無所復傳始雖惡寒二日自止此為陽明病也胃為水穀之海主養四旁四旁有病皆能傳入於胃入胃則更不復傳如太陽傳之入胃則更不傳陽明陽明病傳之入胃則更不傳少陽少陽病傳之入胃則更不傳三陰

本太陽初得病時發其汗汗先出不徹因轉屬陽明也傷寒傳經者則一日太陽二日陽明此太陽傳經故曰轉屬陽明

傷寒發熱無汗嘔不能食而反汗出濈濈然者是轉屬陽明也傷寒發熱無汗嘔不能食者陽明受病也若反汗出濈濈然者太陽之邪轉屬陽明也經曰陽明病法多汗

傷寒三日陽明脉大傷寒三日邪傳陽明之時經曰尺寸俱長者陽明受病當二三日發陽明氣血俱多又邪併於經是以脉大

傷寒脉浮而緩手足自溫者是為繫在太陰太陰者身當發黃若小便自利者不能發黃至七八日大便鞕者為陽明病也浮為陽邪緩為脾脉傷寒脉浮緩太陰客熱邪在三陽則手足熱邪在三陰則手足寒今手足自溫是知繫在太陰也太陰土也為邪烝之則色見於外當發身黃小便自利者熱不內畜不能發

黃至七八日大便鞕者，即太陰之邪入府，轉屬陽明也。傷寒轉繫陽明者，其人濈然微汗出也。傷寒則無汗，陽明法多汗，此以傷寒邪轉繫陽明，故濈然微汗出。陽明中風，口苦咽乾，腹滿微喘，發熱惡寒，脉浮而緊，若下之則腹滿小便難也。脉浮在表，緊為裏實，陽明中風，口苦咽乾，腹滿微喘者，熱傳於裏也；發熱惡寒者，表仍未解也。若下之，裏邪雖去，表邪復入于裏，又亡津液，故使腹滿而小便難。陽明病，若能食，名中風；不能食，名中寒。陽明病以飲食別受風寒者，以胃為水穀之海，風為陽邪，陽殺穀，故中風者能食；寒為陰邪，陰邪不殺穀，故傷寒者不能食。陽明病，若中寒不能食，小便不利，手足濈然汗出，此欲作固瘕，必大便初鞕後溏。所以然者，以胃中冷，水穀不別故也。陽明中寒不能食者，寒不殺穀也；小便不利者，津液不化也。陽明病法多汗，則周身汗出，此手足濈然而汗出，而身無汗者，陽明中寒也。固瘕者，寒氣結積也。胃中寒甚，欲留結而為固瘕，則津液不得通行，而大便必鞕者，若汗出小便不利者，為實也；此以小便不利，水穀不別，雖大便初鞕，後必溏也。陽明病，欲食，小便反不利，大便自調，其人骨節疼，翕翕如有熱狀，奄然發狂，濈然汗出而解者，此水不勝穀氣，與汗共併，脉緊則愈。陽病客熱，初傳入胃，胃熱則消穀而欲食。陽明病熱為實者，則小便當數，大便當鞕；今小便反不利，大便自調者，熱氣散漫，不為實也。欲食則胃中穀多，內經曰：食入于陰，長氣于陽。穀多則陽氣勝，熱消津液則水少，經曰：水入于經，其血乃成。水少則陰血弱，金匱要畧曰：陰氣不通，即骨疼。其人骨節疼者，陰氣不足也。熱甚于表者，翕翕發熱；熱甚于裏者，烝烝發熱；此熱氣散漫，不專著于表裏，故翕翕如有熱狀。奄忽也，忽然發狂者，陰不勝陽也。內經曰：陰不勝其陽，則脉流薄疾，并乃狂。陽明蘊熱為實者，須下之愈；熱氣散漫不為實者，必待汗出而愈，故云濈然而汗出解也。水穀之等者，陰陽氣平也。水不勝穀氣，是陰不勝陽也。汗出則陽氣衰，脉緊則陰氣生，陰陽氣平，兩無偏勝則愈，故云與汗共并，脉緊則愈。陽明病，欲解時，從申至戌上。四月為陽，土王於申酉戌，向王時，是為欲解。陽明病，不能食，攻其熱必噦，所以然者，胃中虛冷故也。以其人本虛，故攻其熱必噦。不能食，胃中本寒，攻其熱，復虛其胃，虛寒相搏，故令噦也。經曰：關脉弱，胃氣虛，有熱不可大攻之，熱去則寒起。此之謂也。陽明病，脉遲，食難用飽，飽則微煩頭眩，必小便難，此欲作穀疸。雖下之，腹滿如故，所以然者，脉遲故也。陽明病脉遲，則邪方入裏，熱未為實也。食入於陰，長氣於陽，胃中有熱，食難用飽，飽則微煩而頭眩者，穀氣與熱氣相搏也。兩熱相合，消搏津夜，必小便難。利者不能發黃，言熱得泄也；小便不利，則熱不得泄，身必發黃。疸，黃也。以其發於穀氣之熱，故名穀疸。熱實者，下之則愈；脉遲為熱氣未實，雖下之，腹滿亦不減也。經曰：脉遲尚未可攻。陽明病，法多汗，反無汗，其身如蟲行皮中狀者，此以久虛故也。胃為津液之本，氣虛津液少，病則反無汗。胃候身之肌肉，其身如蟲行皮中者，知胃氣久虛也。陽明病，反無汗，而小便利，二三日嘔而欬，手足厥者，必苦頭痛；若不欬不嘔，手足不厥者，頭不痛。陽明病法多汗，反無汗而小便利者，陽明傷寒，而寒氣內攻也。至二三日，嘔欬而支厥者，寒邪發於外也，必苦頭痛；若不欬不嘔，手足不厥者，是寒邪但攻裏而不外發，其頭亦不痛也。陽明病，但頭眩，不惡寒，故能食而欬，其人必咽痛；若不欬者，咽不痛。陽明病身不重痛，但頭眩而不惡寒者，陽明中風，而風氣內攻也。經曰陽明病若能食名中風風邪攻胃胃氣上逆則欬咽門者胃之系欬甚則咽傷故必咽痛若胃氣不逆則不欬其咽亦不痛也陽明病無汗小便不利心中懊憹者身必發黃陽明病無汗而小便不利者熱蘊於內而不得越心中懊憹者熱氣鬱烝欲發於外而為黃也陽明病被火額上微汗出小便不利者必發黃陽明病則為內熱被火則火熱相合而甚若遍身汗出而小便利者熱得泄越不能發黃今額上小汗出而小便不利則熱不得越鬱烝於胃必發黃也陽明病脉浮而緊者必潮熱發作有時但浮者必盜汗出浮為在經緊者裏實脉浮而緊者表熱裏實也必潮熱發作有時若脉但浮而不緊者止是表熱也必盜汗出盜汗者睡而汗出也陽明病裏熱者目汗表熱者盜汗陽明病口燥但欲漱水不欲嚥者此必衄陽明之脉起於鼻絡於口陽明裏熱則渴欲飲水此口燥但欲飲水不欲嚥者是熱在經而裏無熱也陽明氣血俱多經中熱甚迫血妄行必作衄也陽明病本自汗出醫更重發汗病已差尚微煩不了了者此大便必鞕故也以亡津液胃中乾燥故令大便鞕當問其小便日幾行若本小便日三四行今日再行故知大便不久出今為小便數少以津液當還入胃中故知不久必大便也先亡津液使大便鞕小便數少津液分別大便必自下也傷寒嘔多雖有陽明證不可攻之嘔者熱在上焦未全入府故不可下陽明病心下鞕滿者不可攻之攻之利遂不止者死利止者愈陽明病腹滿者為邪氣入府可下之心下鞕滿則邪氣尚淺未全入府不可便下之得利止者為邪氣去正氣安正氣安則愈若因下利不止者為正氣脫而死陽明病面合赤色不可攻之必發熱色黃小便不利也合通也陽明病面色通赤者熱在經也不可下之下之虛其胃氣耗其津液經中之熱乘虛入胃必發熱色黃小便不利也陽明病不吐不下心煩者可與調胃承氣湯[一]吐後心煩謂之內煩下後心煩謂之虛煩今陽明病不吐不下心煩即是胃有鬱熱也與調胃承氣湯以下鬱熱陽明病脉遲雖汗出不惡寒者其身必重短氣腹滿而喘有潮熱者此外欲解可攻裏也手足濈然而汗出者此大便已鞕也大承氣湯主之若汗多微發熱惡寒者外未解也其熱不潮未可與承氣湯若腹大滿不通者可與小承氣湯[三]微和胃氣勿令大泄下陽明病脉遲若汗出多微發熱惡寒者表未解也若脉遲雖汗出而不惡寒者表證罷也身重短氣腹滿而喘有潮熱者熱入府也四肢諸陽之本津液足為熱烝之則周身汗出津液不足為熱烝之其手足濈然而汗出知大便已鞕也與大承氣湯以下胃熱經曰潮熱者實也其熱不潮是熱未成實故不可便與大承氣湯雖有腹大滿不通之急亦不可與大承氣湯與小承氣湯微和胃氣

大承氣湯方

大黃肆兩　苦寒酒洗　厚朴半斤　苦溫炙去皮　枳實伍枚　苦寒炙　芒消叁合　鹹寒

內經曰燥淫所勝以苦下之大黃枳實之苦以潤燥除熱又曰燥淫於內治以苦溫厚朴之苦下結燥又曰熱淫所勝治以鹹寒芒消之鹹以攻蘊熱

右肆味以水壹斗先煑貳物取伍升去滓內大

黄煑取貳升，去滓，内芒消，更上火微壹两沸，分温再服，得下餘勿服。

小承氣湯方

大黄肆两　厚朴貳两，炙，去皮　枳實叁枚，大者，炙

大熱結實者與大承氣湯，小熱微結者與小承氣湯。以熱不大甚，故於大承氣湯去芒消；又以結不至堅，故不減厚朴、枳實也。

已上三味，以水肆升，煑取壹升貳合，去滓，分温二服。初服湯，當更衣，不爾者盡飲之；若更衣者，勿服之。

陽明病，潮熱，大便微鞕者，可與大承氣湯；不鞕者，不與之。若不大便六七日，恐有燥屎，欲知之法，少與小承氣湯，湯入腹中，轉失氣者，此有燥屎，乃可攻之；若不轉失氣者，此但初頭鞕，後必溏，不可攻之，攻之必脹滿不能食也。欲飲水者，與水則噦。其後發熱者，必大便復鞕而少也，以小承氣湯和之。不轉失氣者，慎不可攻也。〔三〕潮熱者實，得大便微鞕者，便可攻之；若不鞕者，則熱未成實，雖有潮熱，亦未可攻。若不大便六七日，恐有燥屎，當先與小承氣湯漬之。如有燥屎，小承氣湯熱勢緩，不能宣泄，必轉氣下失；若不轉失氣，是胃中無燥屎，但腸間少鞕耳，止初頭鞕，後必溏，攻之則虛其胃氣，致腹脹滿不能食也。胃中乾燥，則欲飲水，水入胃中，虛寒相摶，氣逆則噦。其後却發熱者，則熱氣乘虛，還復聚於胃中，胃燥得熱，必大便復鞕而少，與小承氣湯微利與和之。故以重云不轉失氣，不可攻，内慎之至。

夫實則讝語，虛則鄭聲。鄭聲，重語也。内經曰：邪氣盛則實，精氣奪則虛。讝語由邪氣盛而神識昏也，鄭聲由精氣奪而聲不全也。讝語者，言語不次也；鄭聲者，鄭音不正也。論語云：惡鄭聲之亂樂。又曰：放鄭聲，遠佞人。鄭聲滛，佞人殆。言鄭聲不正也。今新差氣虛人聲轉者，是所謂重語者也。若聲重亦聲轉之故。直視讝語，喘滿者死，下利者亦死。直視讝語，邪勝也。喘滿為氣上脫，下利為氣下脫，是皆主死。

發汗多，若重發汗者，亡其陽，讝語，脉短者死；脉自和者不死。亡陽胃燥，讝語者脉短，津液已絕，不可復治；脉自和，為王氣未衰而尤可生也。

傷寒若吐若下後，不解，不大便五六日，上至十餘日，日晡所發潮熱，不惡寒，獨語如見鬼狀。若劇者，發則不識人，循衣摸牀，惕而不安，微喘直視，脉弦者生，濇者死。微者但發熱讝語者，大承氣湯主之。〔四〕若一服利，止後服。若吐若下，皆傷胃氣，不大便五六日，上至十餘日者，亡津液，胃氣虛，邪熱内結也。陽明王於申酉戌，日晡所發潮熱者，陽明熱甚也。不惡寒者，表證罷也。獨語如見鬼狀者，陽明内實也，以為熱氣有餘。若劇者，是熱氣甚大也。熱大甚於内，昏冒正氣，使不識人，至於循衣摸牀，惕而不安，微喘直視。傷寒陽勝而陰絕者死，陰勝而陽絕者死。熱劇者為陽勝。脉弦為陰有餘，濇為陰不足。陽熱雖劇，脉弦，知陰未絕，而猶可生；脉濇則絕陰，不復可治。其邪熱微而未至於劇者，但發熱讝語，可與大承氣湯，以下胃中熱。經曰：凡服下藥，中病即止，不必盡劑。此以熱未劇，故云若一服利，則止後服。

陽明病，其人多汗，以津液外出，胃中燥，大便必鞕，鞕則讝語，小承氣湯主之。〔五〕若一服讝語止，更莫復服。亡津液胃燥，大便鞕而讝語，雖無大熱内

結。亦須與小承氣湯。和其胃氣。得一服。讝語止。則胃燥以潤。更莫復與承氣湯。以本無實熱故也。

陽明病。讝語發潮熱。脉滑而疾者。小承氣湯主之。〔六〕因與承氣湯一升。腹中轉氣者。更服一升。若不轉失氣。勿更與之。明日不大便。脉反微濇者。裏虛也。為難治。不可更與承氣湯也。陽明病。讝語發潮熱。若脉沉實者。內實者也。則可下。若脉滑疾。為裏熱未實。則未可下。先與小承氣湯和之。湯入腹中。轉失氣者。中有燥屎。可更與小承氣湯一升以除之。若不轉失氣者。是無燥屎。不可更與承氣湯。至明日。邪氣傳時。脉得沉實緊牢之類。是裏實也。反得微濇者。裏氣大虛也。若大便利後。脉微濇者。止為裏虛。而猶可。此又不大便。脉反微濇。是正氣內衰。為邪所勝。故云難治。

陽明病。讝語。有潮熱。反不能食者。胃中必有燥屎五六枚也。若能食者。但鞕耳。宜大承氣湯下之。〔七〕讝語潮熱。為胃熱。當消穀引食。反不能食者。胃中有燥屎。而胃中實也。若能食者。胃中虛熱。雖鞕。不得為有燥屎。雜病虛為不欲食。實為欲食。傷寒則胃實熱。甚者不能食。胃中虛熱甚者能食。與雜病為異也。大承氣湯以下燥屎。逐結熱。

陽明病。下血讝語者。此為熱入血室。但頭汗出者。刺期門。隨其實而瀉之。濈然汗出則愈。陽明病熱入血室。迫血下行。使下血讝語。陽明病法多汗。以奪血者無汗。故但頭汗出也。刺期門以散血室之熱。隨其實而瀉之。以除陽明之邪熱。散邪除熱。榮衛得通。津液得復。濈然汗出而解。

汗出讝語者。以有燥屎在胃中。此為風也。須下之。過經乃可下之。下之若早。語言必亂。以表虛裏熱故也。下之則愈。宜大承氣湯。〔八〕胃中有燥屎則讝語。以汗出為表未罷。故云風也。燥屎在胃。則當下。以表未和則未可下。須過太陽經。無表證。乃可下之。若下之早。燥屎雖除。則表邪乘虛復陷於裏。為表虛裏實。胃虛熱甚。語言必亂。與大承氣湯。卻下胃中邪熱則止。

傷寒四五日。脉沉而喘滿。沉為在裏。而反發其汗。津液越出。大便為難。表虛裏實。久則讝語。邪氣入內之時。得脉沉而喘滿。裏證具也。則當下之。反發其汗。令津液越出。胃中乾燥。大便必難。久則屎燥胃實。必發讝語。

三陽合病。腹滿身重。難以轉側。口不仁而面垢。讝語遺尿。發汗則讝語。下之則額上生汗。手足逆冷。若自汗出者。白虎湯主之。〔九〕腹滿身重。難以反側。口不仁。讝語者。陽明也。針經曰。少陽病甚。則面微塵。此面垢者。少陽也。遺尿者。太陽也。三者以陽明證多。故出陽明篇中。三陽合病。為表裏有邪。若發汗攻表。則燥熱益甚。必愈讝語。若下之。攻裏表熱乘虛內陷。必額上汗出。手足逆冷。其自汗出者。三陽經熱甚也。內經曰。熱則腠理開。榮衛通。汗大泄。與白虎湯。以解內外之熱。

二陽併病。太陽證罷。但發潮熱。手足漐漐汗出。大便難而讝語者。下之則愈。宜大承氣湯。〔十〕本太陽病。併於陽明。名曰併病。太陽證罷。是無表證。但發潮熱。是熱併陽明。一身汗出。為熱越。今手足漐漐汗出。是熱聚於胃也。必大便難而讝語。經曰。手足漐然而汗出者。必大便已鞕也。與大承氣湯。以下胃中實熱。

陽明病。脉浮而緊。咽燥口苦。腹滿而喘。發熱汗出。不惡寒。反惡熱。身重。若發汗則躁。心憒憒。反讝語。若加燒針。必怵惕煩躁。不得眠。若下之。則胃中空虛。客氣動膈。心中懊憹。舌上胎者。梔子豉湯主之。〔十一〕脉浮發熱。為邪在表。咽燥口苦。為熱在經。脉緊腹滿而喘。汗出不惡寒。反惡熱。身重。為邪在裏。此表裏俱有邪猶當和解之。若發汗攻表，表熱雖除，而內熱益甚，故躁而憒憒，反讝語。憒憒者，心亂。經曰：榮氣微者，加燒針則血不行，更發熱而躁煩。此表裏有熱，若加燒針，則損動陰氣，故怵惕煩躁不得眠也。若下，裏熱雖去，則胃中空虛，表中客邪之氣，乘虛陷於上焦，煩動於膈，使心中懊憹而不了了也。舌上胎黃者，熱氣客於胃中；舌上胎白，知熱氣客於胸中，與梔子豉湯，以吐胸中之邪。

若渴欲飲水，口乾舌燥者，白虎加人參湯主之。〔十二〕若下後，邪熱客於上焦者，為虛煩；此下後邪熱不客於上焦，而客於中焦者，是為乾燥煩渴，與白虎加人參湯，散熱潤燥。

若脉浮發熱，渴欲飲水，小便不利者，猪苓湯主之。〔十三〕此下後客熱客於下焦者也。邪氣自表入裏，客於下焦，三焦俱帶熱也。脉浮發熱者，上焦熱也；渴欲飲水者，中焦熱也；小便不利者，邪客下焦，津液不得下通也。與猪苓湯利小便，以瀉下焦之熱也。

猪苓湯方

猪苓（去皮。甘平）　茯苓（甘平）　阿膠（甘平）　滑石（碎。甘寒）

澤瀉（甘鹹寒。各壹兩）

甘甚而反淡，淡味滲泄為陽，猪苓、茯苓之甘，以行小便；鹹味湧泄為陰，澤瀉之鹹，以泄伏水；滑利竅，阿膠、滑石之滑，以利水道。

右伍味，以水肆升，先煮肆味，取貳升，去滓，內下阿膠烊消，溫服柒合，日叁服。

陽明病，汗出多而渴者，不可與猪苓湯，以汗多胃中燥，猪苓湯復利其小便故也。針經曰：水穀入於口，輸於腸胃，其液別為五，天寒衣薄則為溺，天熱衣厚則為汗，是汗溺一液也。汗多為津液外泄，胃中乾燥，故不可與猪苓湯利小便也。

脉浮而遲，表熱裏寒，下利清穀者，四逆湯主之。〔十四〕浮為表熱，遲為裏寒。下利清穀者，裏寒甚也，與四逆湯溫裏散寒。

若胃中虛冷，不能食者，飲水則噦。噦者，咳逆是也。千金曰：咳逆者，噦逆之名。胃中虛冷，得水則水寒相搏，胃氣逆而噦。

脉浮發熱，口乾鼻燥，能食者，則衄。脉浮發熱，口乾鼻燥者，熱在經也；能食者，裏和也。熱甚於經，迫血為衄。胃中虛冷，陰勝也，水入於經，其血乃成；飲水者，助陰，氣逆為噦。發熱口乾，陽勝也；食入於陰，長氣於陽；能食者，助陽，血妄為衄。三者偏陰偏陽之疾也。

陽明病，下之，其外有熱，手足溫，不結胸，心中懊憹，饑不能食，但頭汗出者，梔子豉湯主之。〔十五〕表未罷而下者，應邪熱內陷也。熱內陷者，則外熱而無手足寒；今外有熱而手足溫者，熱雖內陷，然而不深，故不作結胸也。心中懊憹，饑不能食者，熱客胸中，為虛煩也。熱自胸中熏烝於上，故但頭汗出，而身無汗。與梔子豉湯，以吐胸中之虛煩。

陽明病，發潮熱，大便溏，小便自可，胸脇滿不去者，小柴胡湯主之。〔十六〕陽明病，潮熱為胃實，大便鞕而小便數；今大便溏，小便自可，則胃熱未實，而水穀不別也。大便溏者，應氣降而胸脇滿去；今反不去者，邪氣猶在半表半裏之間，與小柴胡湯，以去表裏之邪。

陽明病，脇下鞕滿，不大便而嘔，舌上白胎者，可與小柴胡湯。〔十七〕上焦得通，津液得下，胃氣因和，身濈然而汗出解也。陽明病，腹滿，不大便，舌上胎黃者，為邪熱入府，可下。若脇下鞕滿，雖不大便而嘔，舌上白胎者，為邪未入府，在表裏之間，與小柴胡湯以和解之。上焦得通則嘔止，津液得下則胃氣因和，汗出而解。

陽明中風，脉弦浮大而短氣，腹部滿，脇下及心痛，久按之氣不通，鼻乾，不得汗，嗜卧，一身

及面目悉黃小便難有潮熱時時噦耳前後腫刺之小差外不解病過十日脉續浮者與小柴胡湯

〔十八〕脉但浮無餘證者與麻黃湯〔十九〕若不尿腹滿加噦者不治

浮大為陽風在表也弦則為陰風在裏也短氣腹滿脇下及心痛風熱壅於腹中而不通也若寒客於內而痛者按之則寒氣散而痛止此以風熱內壅故雖久按而氣亦不通陽明病鼻乾不得卧自汗出者邪在表也此鼻乾不得卧者風熱內攻不干表也一身面目悉黃小便難有潮熱時時噦者風熱攻於胃也陽明之脉出大迎循頰車上耳前過客主人熱勝則腫此風熱在經故耳前後腫刺之經氣通腫則小差如此者外證罷則可攻若外證不解雖過十日脉續浮者邪氣猶在半表半裏與小柴胡湯以和解之若其脉但浮而不弦又無諸裏證者是邪但在表也可與麻黃湯以發其汗若不尿腹滿加噦者關格之疾也故云不治難經曰關格者不得盡其命而死

陽明病自汗出若發汗小便自利者此為津液內竭雖硬不可攻之當須自欲大便宜蜜煎導而通之若土瓜根及與大猪膽汁皆可為導〔二十〕

津液內竭腸胃乾燥大便因硬此非結熱故不可攻宜以藥外治而導引之

蜜煎導方

蜜柒合壹味內銅器中微火煎之稍凝似飴狀攪之勿令焦著欲可丸併手捻作挺令頭銳大如指長二寸許當熱時急作冷則硬以內穀道中以手急抱欲大便時乃去之

猪膽汁方

大猪膽壹枚瀉汁和醋少許以灌穀道中如一食頃當大便出

陽明病脉遲汗出多微惡寒者表未解也可發汗宜桂枝湯〔二十一〕

陽明病脉遲汗出多當責邪在裏以微惡寒知表未解與桂枝湯和表

陽明病脉浮無汗而喘者發汗則愈宜麻黃湯〔二十二〕

陽明傷寒表實脉浮無汗而喘也與麻黃湯以取汗

陽明病發熱汗出此為熱越不能發黃也但頭汗出身無汗劑頸而還小便不利渴引水漿者此為瘀熱在裏身必發黃茵蔯湯主之〔二十三〕

但頭汗出身無汗劑頸而還者熱不得越也小便不利渴引水漿者熱甚於胃津液內竭也胃為土而色黃胃為熱烝則色奪於外必發黃也與茵蔯湯逐熱退黃

茵蔯湯方

茵蔯蒿陸兩 苦微寒　梔子拾肆枚 擘 苦寒　大黃貳兩 去皮 苦寒

小熱之氣涼以和之大熱之氣寒以取之茵蔯梔子之苦寒以逐胃燥宜下必以苦宜補必以酸大黃之苦寒以下瘀熱

右叁味以水壹斗先煑茵蔯減陸升內貳味煑取叁升去滓分溫叁服小便當利尿如皂角汁狀色正赤一宿腹減黃從小便去也

陽明證其人喜忘者必有畜血所以然者本有久瘀血故令喜忘屎雖鞕大便反易其色必黑宜抵

當湯下之。〔二十四〕內經曰：血并於下，亂而喜忘。此下本有久瘀血，所以喜忘也。津液少，大便鞕，以畜血在內，屎雖鞕，大便反易，其色黑也，與抵當湯以下瘀血。

陽明病，下之，心中懊憹而煩，胃中有燥屎者，可攻。腹微滿，初頭鞕，後必溏，不可攻之。若有燥屎者，宜大承氣湯。〔二十五〕下後心中懊憹而煩者，虛煩也，當與梔子豉湯。若胃中有燥屎者，非虛煩也，可與大承氣湯下之。其腹微滿，初鞕後溏，是無燥屎，此熱不在胃而在上也，故不可攻。

病人不大便五六日，繞臍痛，煩躁，發作有時者，此有燥屎，故使不大便也。不大便六七日者，則大便必結為燥屎也。胃中燥實，氣不得下通，故繞臍痛，煩躁，發作有時也。

病人煩熱，汗出則解，又如瘧狀，日晡所發熱者，屬陽明也。脉實者，宜下之；脉浮虛者，宜發汗。下之與大承氣湯，發汗宜桂枝湯。〔二十六〕雖得陽明證，未可便為裏實，審看脉候，以別內外。其脉實者，熱已入府，為實，可與大承氣湯下之。其脉浮虛者，是熱未入府，猶在表也，可與桂枝湯發汗則愈。

大下後，六七日不大便，煩不解，腹滿痛者，此有燥屎也。所以然者，本有宿食故也。宜大承氣湯。〔二十七〕大下之後，則胃弱不能消穀，至六七日不大便，則宿食以結不消，故使煩熱不解而腹滿痛，是知有燥屎也。與大承氣湯以下除之。

病人小便不利，大便乍難乍易，時有微熱，喘冒不能卧者，有燥屎也。宜大承氣湯。〔二十八〕小便利，則大便鞕；此以有燥屎，故小便不利，而大便乍難乍易；胃熱者，發熱喘冒，無時及嗜卧也；此燥屎在胃，故時有微熱喘冒不得卧也。與大承氣湯以下燥屎。

食穀欲嘔者，屬陽明也，吳茱萸湯主之。〔二十九〕得湯反劇者，屬上焦也。上焦主內，胃為之市。食穀欲嘔者，胃不受也，與吳茱萸湯以溫胃氣。得湯反劇者，上焦不內也，以治上焦法治之。

吳茱萸湯方

吳茱萸壹升，洗。辛熱　人參叁兩，甘溫　生薑陸兩，切。辛溫

大棗拾貳枚，擘。甘溫

內經曰：寒淫於內，治以甘熱，佐以苦辛。吳茱萸、生薑之辛以溫胃，人參、大棗之甘以緩脾。

右肆味，以水柒升，煑取貳升，去滓，溫服柒合，日叁服。

太陽病，寸緩關浮尺弱，其人發熱汗出，復惡寒，不嘔，但心下痞者，此以醫下之也。如其不下者，病人不惡寒而渴者，此轉屬陽明也。小便數者，大便必鞕，不更衣十日，無所苦也。渴欲飲水，少少與之，但以法救之。渴者，宜五苓散。〔三十〕太陽病，脉陽浮陰弱，為邪在表。今寸緩關浮尺弱，邪氣漸傳裏，則發熱汗出，復惡寒者，表未解也。傳經之邪入裏，裏不和者，必嘔；此不嘔，但心下痞者，醫下之早，邪氣留于心下也。如其不下者，必漸不惡寒而渴，太陽之邪轉屬陽明也。若吐若下，若發汗後，小便數，大便鞕者，當與小承氣湯和之。此不因吐下發汗後，小便數，大便鞕，若是無滿實，雖不更衣十日，無所苦也，候津液還入胃中，小便數少，大便必自出也。渴欲飲水者，少少與之，以潤胃氣，但審邪氣所在，以法救之。如渴不止，與五苓散是也。

脉陽微而汗出少者，為自和也；汗出多者，為太過。脉陽微者，邪氣少，汗出少者，為適當，故自和。汗出多者，反損正氣，是汗出太過也。

陽脉實，因發其汗出多者，

亦為太過，太過為陽絶於裏，亡津液，大便因鞕也。陽脉實者，表熱甚也。因發汗，熱乘虛烝津液外泄，致汗出太過。汗出多者，亡其陽，陽絶於裏，腸胃乾燥，大便因鞕也。脉浮而芤，浮為陽，芤為陰，浮芤相搏，胃氣生熱，其陽則絶。浮芤相搏，陰陽不諧，胃氣獨治，鬱而生熱，消爍津液，其陽為絶。趺陽脉浮而濇，浮則胃氣強，濇則小便數，浮濇相搏，大便則難，其脾為約，麻人丸主之。〔三一〕趺陽者，脾胃之脉。診浮為陽，知胃氣強；濇為陰，知脾為約。約者，儉約之約，又約束之約。內經曰：飲入於胃，游溢精氣，上輸於脾，脾氣散精，上歸於肺，通調水道，下輸膀胱，水精四布，五經並行。是脾主為胃行其津液者也。今胃強脾弱，約束津液，不得四布，但輸膀胱，致小便數，大便難，與脾約丸通腸潤燥。

麻人丸方

麻子人貳升　甘平　芍藥半斤　酸平　枳實半斤，炙　苦寒

大黃壹觔，去皮　苦寒　厚朴壹尺，炙，去皮　苦溫　杏仁壹斤，去皮尖，熬，別作脂　甘溫

內經曰：脾欲緩，急食甘以緩之。麻子、杏仁之甘，緩脾而潤燥。津液不足，以酸收之，芍藥之酸，以斂津液。腸燥胃強，以苦泄之，枳實、厚朴、大黃之苦，下燥結而泄胃強也。

右陸味，為末，煉蜜為丸，桐子大，飲服十丸，日貳服，漸加，以知為度。

太陽病三日，發汗不解，烝烝發熱者，屬胃也，調胃承氣湯主之。〔三二〕烝烝者，如熱熏烝，言甚熱也。太陽病三日，發汗不解，則表邪已罷，烝烝發熱，胃熱為甚，與調胃承氣湯下胃熱。

傷寒吐後，腹脹滿者，與調胃承氣湯。〔三三〕內經曰：諸脹腹大，皆屬於熱。熱在上焦則吐，吐後不解，復腹脹滿者，邪熱入胃也，與調胃承氣湯下其胃熱。

太陽病，若吐，若下，若發汗，微煩，小便數，大便因鞕者，與小承氣湯和之愈。〔三四〕吐、下、發汗，皆損津液，表邪乘虛傳裏。大煩者，邪在表也；微煩者，邪入裏也。小便數，大便因鞕者，其脾為約也。小承氣湯和之愈。

得病二三日，脉弱，無太陽柴胡證，煩躁，心下鞕，至四五日，雖能食，以小承氣湯少少與，微和之，令小安，至六日，與承氣湯一升。若不大便六七日，小便少者，雖不能食，但初頭鞕，後必溏，未定成鞕，攻之必溏，須小便利，屎定鞕，乃可攻之，宜大承氣湯。〔三五〕針經曰：脉軟者，病將下。弱為陰脉，當責邪在裏。得病二三日脉弱，是日數雖淺，而邪氣已入裏也。無太陽證，為表證已罷；無柴胡證，為無半表半裏之證。煩躁心下鞕者，邪氣內甚也。胃實熱甚，則不能食；胃虛熱甚，至四五日雖能食，亦當與小承氣湯微和之；至六日則熱甚，與大承氣湯一升。若不大便六七日，小便多者，為津液內竭，大便必鞕，則可下之。小便少者，則胃中水穀不別，必初鞕後溏，雖不能食為胃實，以小便少則未定成鞕，亦不可攻，須小便利，屎定鞕，乃可攻之。

傷寒六七日，目中不了了，睛不和，無表裏證，大便難，身微熱者，此為實也，急下之，宜大承氣湯。〔三六〕內經曰：諸脉者，皆屬於目。傷寒六七日，邪氣入裏之時，目中不了了，睛不和者，邪熱內甚，上熏于目也。無表裏證，大便難者，裏實也。身大熱者，表熱也；身微熱者，裏熱也。針經曰：熱病目不明，熱不已者死。此目中不了了，睛不和，則證近危惡也，須急與大承氣湯下之。

陽明發熱，汗多者，急下之，宜大承氣湯。〔三七〕邪熱入府，外發熱汗多者，熱迫津液將竭，急與大承氣湯以下

其府熱。

發汗不解，腹滿痛者，急下之，宜大承氣湯。〔三十八〕發汗不解，邪熱傳入府，而成腹滿痛者，傳之迅也，是須急下之。

腹滿不減，減不足言，當下之，宜大承氣湯。〔三十九〕腹滿不減，邪氣實也。經曰：大滿大實，自可除下之，大承氣湯下其滿實。若腹滿時減，非內實也，則不可下。金匱要畧曰：腹滿時減，復如故，此為寒，當與溫藥。是減不足言也。

陽明少陽合病，必下利，其脉不負者，順也。負者，失也，互相尅賊，名為負也。脉滑而數者，有宿食也，當下之，宜大承氣湯。〔四十〕陽明土，少陽木，二經合病，氣不相和，則必下利。少陽脉不勝，陽明不負，是不相尅，為順也。若少陽脉勝，陽明脉負者，是鬼賊相尅，為正氣失也。脉經曰：脉滑者，為病食也。又曰：滑數則胃氣實。下利者，脉當微厥，今脉滑數，知胃有宿食，與大承氣湯以下除之。

病人無表裏證，發熱七八日，雖脉浮數者，可下之。假令已下，脉數不解，合熱則消穀喜饑，至六七日不大便者，有瘀血，宜抵當湯。〔四十一〕七八日，邪入府之時，病人無表裏證，但發熱，雖脉浮數，亦可與大承氣湯下之。浮為熱客于氣，數為熱客于血，下之，邪熱去，而浮數之脉相當解。若下後數脉去而脉但浮，則是榮血間熱併于衛氣間也，當為邪氣獨留，心中則飢，邪熱不殺穀，潮熱發渴之證。此下之後，浮脉去而數不解，則是衛氣間熱合于榮血間也。熱氣合併，迫血下行，胃虛脇熱，消穀喜飢，血至下焦。若大便利者，下血乃愈。若六七日不大便，則血不得行，蓄積于下，為瘀血，與抵當湯以下去之。

若脉數不解，而下不止，必脇熱而便膿血也。下後脉數不解，而不大便者，是熱不得泄，蓄血于下，為瘀血也。若下後脉數不解，而下利不止者，為熱得下泄，迫血下行，必便膿血。

傷寒發汗已，身目為黃，所以然者，以寒濕在裏不解故也。以為不可下也，於寒濕中求之。金匱要畧曰：黃家所起，從濕得之。汗出熱去，則不能發黃，發汗已，身目為黃者，風氣去，濕氣在也。脾惡濕，濕氣內著，脾色外奪者，身目為黃。若瘀血在裏發黃者，則可下。所以寒濕在裏，故不可下，當從寒濕法治之。

傷寒七八日，身黃如橘子色，小便不利，腹微滿者，茵蔯蒿湯主之。〔四十二〕當熱甚之時，身黃如橘子色，是熱毒發泄於外。內經曰：膀胱者，津液藏焉，氣化則能出。小便不利，小腹滿者，熱氣甚於外，而津液不得下行也。與茵蔯湯利小便，退黃逐熱。

傷寒身黃發熱者，梔子蘗皮湯主之。〔四十三〕傷寒身黃，胃有瘀熱，當須下去之。此以發熱為熱未實，與梔子蘗皮湯解散之。

梔子蘗皮湯方

梔子壹拾伍箇，苦寒　甘草壹兩，甘平　黃蘗貳兩

右叁味，以水肆升，煑取壹升半，去滓，分溫再服。

傷寒瘀熱在裏，身必發黃，麻黃連軺赤小豆湯主之。〔四十四〕濕熱相交，民多病癉。癉，黃也。傷寒，為寒濕在表，發黃，為瘀熱在裏，與麻黃連軺赤小豆湯除熱散濕。

麻黃連軺赤小豆湯方

麻黃貳兩，甘溫，去節　赤小豆壹升，甘平　連軺貳兩，連翹房也，苦寒　杏仁肆拾箇，甘溫，去皮尖　大棗拾貳枚，甘溫　生梓白皮壹升，苦寒　生薑貳兩，辛溫，切　甘草貳兩，甘平，炙

內經曰：濕上甚而熱，治以苦溫，佐以甘辛，以汗為故，止此之謂也。又煎用潦水者，亦取其水味薄，則不助濕氣。

已上捌味，以潦水壹斗，先煑麻黄，再沸，去上沫，内諸藥，煑取叁升，分温叁服，半日服盡。

辨少陽病脉證并治第九

少陽之病，口苦咽乾目眩也。足少陽膽經也。內經曰：有病口苦者，名曰膽癉。甲乙經曰：膽者，中精之府，五藏取決於膽，咽為之使。少陽之脉，起于目銳眥。少陽受邪，故口苦咽乾目眩。

少陽中風，兩耳無所聞，目赤，胷中滿而煩者，不可吐下，吐下則悸而驚。少陽之脉，起于目眥，走于耳中；其支者，下胷中，貫膈。風傷氣，風則為熱。少陽中風，氣壅而熱，故耳聾目赤，胷滿而煩。邪在少陽，為半表半裏。以吐除煩，吐則傷氣，氣虚者悸；以下除滿，下則亡血，血虚者驚。

傷寒，脉弦細，頭痛發熱者，屬少陽。少陽不可發汗，發汗則讝語。此屬胃，胃和則愈，胃不和則煩悸。經曰：三部俱弦者，少陽受病。脉細者，邪漸傳裏。雖頭痛發熱，為表未解，以邪客少陽，為半在表半在裏，則不可發汗。發汗亡津液，胃中乾燥，少陽之邪因傳入胃，必發讝語，當與調胃承氣湯下之，胃和則愈；不下，則胃為少陽木邪干之，故煩而悸。

本太陽病不解，轉入少陽者，脇下鞕滿，乾嘔不能食，往來寒熱，尚未吐下，脉沉緊者，與小柴胡湯。〔一〕太陽轉入少陽，是表邪入于裏。脇下鞕滿，不能食，往來寒熱者，邪在半表半裏之間。若已經吐下，脉沉緊者，邪陷入府，為裏實；尚未經吐下，而脉沉緊，為傳裏雖深，未全入府，外猶未解也，與小柴胡湯以和解之。

若已吐下、發汗、温鍼，讝語，柴胡湯證罷，此為壞病。知犯何逆，以法治之。少陽之邪，在表裏之間，若妄吐下發汗温鍼，損耗津液，胃中乾燥，木邪干胃，必發讝語。若柴胡證不罷者，則不為逆；柴胡證罷者，壞病也。詳其因何治之逆，以法救之。

三陽合病，脉浮大，上關上，但欲眠睡，目合則汗。關脉以候少陽之氣。太陽之脉浮，陽明之脉大，脉浮大上關上，知三陽合病，膽熱則睡。少陰病但欲眠睡，目合則無汗，以陰不得有汗。但欲眠睡，目合則汗，知三陽合病，膽有熱也。

傷寒六七日，無大熱，其人躁煩者，此為陽去入陰故也。表為陽，裏為陰。邪在表，則外有熱。六七日，邪氣入裏之時，外無大熱，內有躁煩者，表邪傳裏也，故曰陽去入陰。

傷寒三日，三陽為盡，三陰當受邪，其人反能食而不嘔，此為三陰不受邪也。傷寒四日，表邪傳裏，裏不和，則不能食而嘔；今反能食而不嘔，是邪不傳陰，但在陽也。

傷寒三日，少陽脉小者，欲已也。內經曰：大則邪至，小則平。傷寒三日，邪傳少陽，脉當弦緊；今脉小者，邪氣微而欲已也。

少陽病欲解時，從寅至辰上。內經曰：陽中之少陽，通于春氣。寅卯辰，少陽木生之時。

釋音

廁初吏切，圊圂也　瘕音假，腹中久病　疸音旦，黄病　憒古對切，心亂也

怵勑律切，恐也　惕音踢，敬也，又憂懼也　癉丁賀切，勞病也

註解傷寒論卷第六　仲景全書第十六

漢　長沙守　張仲景　述
晉　太醫令　王叔和　撰次
宋　聊攝人　成無巳　註解
明　虞山人　趙開美　校句

辨太陰脉證并治第十

太陰之為病，腹滿而吐，食不下，自利益甚，時腹自痛。若下之，必胷下結鞕。太陰為病，陽邪傳裏也。太陰之脉布胃中，邪氣壅而為腹滿。上不得降者，嘔吐而食不下；下不得上者，自利益甚。時腹自痛，陰寒在內而為腹痛者，則為常痛。此陽邪干裏，雖痛而亦不常痛，但時時腹自痛也。若下之，則陰邪留於胷下，為結鞕。經曰：病發於陰而反下之，因作痞。

太陰中風，四肢煩疼，陽微陰澁而長者，為欲愈。太陰，脾也，主營四末。太陰中風，四肢煩疼者，風淫末疾也。表邪少則微，裏向和則澁而長。長者陽也，陰病見陽脉則生，以陰得陽則解，故云欲愈。

太陰病欲解時，從亥至丑上。脾為陰主，王於丑亥子，向王，故云解時。

太陰病，脉浮者，可發汗，宜桂枝湯。[一]經曰：浮為在表，沉為在裏。太陰病，脉浮者，邪在經也，故當汗散之。

自利不渴者，屬太陰，以其藏有寒故也。當溫之，宜服四逆輩。[二]自利而渴者，屬少陰，為寒在下焦；自利不渴者，屬太陰，為寒在中焦。與四逆等湯，以溫其藏。

傷寒脉浮而緩，手足自溫者，繫在太陰。太陰當發身黃；若小便自利者，不能發黃。至七八日，雖暴煩，下利日十餘行，必自止。以脾家實，腐穢當去故也。太陰病至七八日，大便鞕者，為太陰入府，傳于陽明也。今至七八日，暴煩，下利十餘行者，脾家實，腐穢去也。下利煩躁者死，此以脾氣和，逐邪下泄，故雖暴煩，下利日十餘行，而利必自止。

本太陽病，醫反下之，因爾腹滿時痛者，屬太陰也，桂枝加芍藥湯主之。[三]表邪未罷，醫下之，邪因乘虛傳于太陰，裏氣不和，故腹滿時痛。與桂枝湯以解表，加芍藥以和裏。大實痛者，桂枝加大黃湯主之。大實大滿，自可除下之，故加大黃以除大實。

太陰為病，脉弱，其人續自便利，設當行大黃芍藥者，宜減之，以其人胃氣弱，易動故也。腹滿痛者，太陰病也。脉弱，其人續自便利，則邪雖在裏，未成大實。欲與大黃芍藥攻滿痛者，宜少與之，以胃氣尚弱，易為動利也。

辨少陰病脉證并治第十一

少陰之為病，脉微細，但欲寐也。少陰為病，脉微細，為邪氣傳裏深也。衛氣行於陽則寤，行於陰則寐。邪傳少陰，則氣行於陰而不行於陽，故但欲寐。

少陰病，欲吐不吐，心煩，但欲寐，五六日自利而渴者，屬少陰也。虛故引水自救；若小便色白者，少陰病形悉具。小便白者，以下焦虛有寒，不能制水，故令色白也。欲吐不吐，心煩者，表邪傳裏也。若腹滿痛，則屬太陰；此但欲寐，則知屬少陰。五六日，邪傳少陰之時。自利不渴者，寒在中焦，屬太陰；此自利而渴，為寒在下焦，屬少陰。腎虛水燥，渴欲引水自救。下焦虛寒，不能制水，小便色白也。經曰：下利欲飲水者，以有熱故也。此下利雖渴，然以小便色白，明非裏熱，不可不察。

病人脉陰陽俱緊，反汗出者，亡陽也。此屬少陰，法當咽痛而復吐利。脉陰陽俱緊，為少陰寒，法當無汗；反汗出者，陽虛不固也。故云亡陽以無陽陰獨。是屬少陰。內經曰。邪客少陰之絡。令人嗌痛不可內食。少陰寒甚。是當咽痛而復吐利。少陰病欬而下利。讝語者。被火氣劫故也。小便必難。以強責少陰汗也。欬而下利。裏寒而亡津液也。反以火劫強責少陰汗者。津液內竭。加火氣煩之。故讝語小便難也。少陰病脉細沉數。病為在裏。不可發汗。少陰病始得之。反發熱脉沉者。為邪在經。可與麻黃附子細辛湯發汗。此少陰病脉細沉數。為病在裏。故不可發汗。少陰病脉微。不可發汗。亡陽故也。陽已虛。尺脉弱濇者。復不可下之。脉微為亡陽。表虛不可發汗。脉弱濇為亡陽。裏虛復不可下。少陰病脉緊至七八日自下利。脉暴微。手足反溫。脉緊反去者。為欲解也。雖煩下利必自愈。少陰病脉緊者。寒甚也。至七八日傳經盡。欲解之時。自下利脉暴微者。寒氣得泄也。若陰寒勝正。陽虛而泄者。則手足厥而脉緊不去。今手足反溫。脉緊反去。知陽氣復。寒氣去。故為欲解。下利煩燥者。逆。此正勝邪微。雖煩下利。必自止。少陰病下利。若利自止。惡寒而踡臥。手足溫者。可治。少陰病下利惡寒踡臥。寒極而陰勝也。利自止。手足溫者。裏和陽氣得復。故為可治。少陰病惡寒而踡。時自煩。欲去衣被者。可治。惡寒而踡。陰寒甚也。時時自煩。欲去衣被。為陽氣得復。故云可治。少陰中風。脉陽微陰浮者。為欲愈。少陰中風。陽脉當浮。而陽脉微者。表邪緩也。陰脉當沉。而陰脉浮者。裏氣和也。陽中有陰。陰中有陽。陰陽調和。故為欲愈。少陰病欲解時。從子至寅上。陽生于子。子為一陽。丑為二陽。寅為三陽。少陰解于此者。陰得陽則解也。少陰病吐利。手足不逆冷。反發熱者。不死。脉不至者。灸少陰七壯。經曰。少陰病吐利躁煩四逆者

死。吐利手足不厥冷者。則陽氣不衰。雖反發熱不死。脉不至者。吐利暴虛也。灸少陰七壯。以通其脉。少陰病八九日。一身手足盡熱者。以熱在膀胱。必便血也。膀胱。太陽也。少陰太陽為表裏。少陰病至八九日。寒邪變熱。復傳太陽。太陽為諸陽主氣。熱在太陽。故一身手足盡熱。太陽經多血少氣。為熱所乘。則血散下行。必便血也。少陰病但厥無汗。而強發之。必動其血。未知從何道出。或從口鼻。或從目出。是名下厥上竭。為難治。但厥無汗。熱行於裏也。而強發汗。虛其經絡。熱乘經虛。迫血妄行。從虛而出。或從口鼻。或從目出。諸厥者皆屬于下。但厥為下厥。血亡于上。為上竭。傷氣損血。邪甚正虛。故為難治。少陰病惡寒身踡而利。手足逆冷者。不治。針經曰。多熱者易已。多寒者難治。此內外寒極。純陰無陽。故云不治。少陰病吐利躁煩四逆者。死。吐利者。寒甚于裏。四逆者。寒甚于表。躁煩則陽氣欲絕。是便死矣。少陰病下利止而頭眩。時時自冒者。死。下利止則水穀竭。眩冒則陽氣脫。故死。少陰病四逆惡寒而身踡。脉不至。不煩而躁者。死。四逆惡寒而身踡。則寒甚。脉不至。則真氣絕。煩熱也。躁亂也。若憤躁之躁。從煩至躁。為熱來有漸。則猶可。不煩而躁。是氣欲脫而爭也。譬猶燈將滅而暴明。其能久乎。少陰病六七日。息高者。死。腎為生氣之源。呼吸之門。少陰病六七日不愈。而息高者。生氣斷絕也。少陰病脉微細沉。但欲臥。汗出不煩。自欲吐。至五六日自利。復煩躁不得臥寐者。死。陰氣方盛。至五六日傳經盡。陽氣得復。則愈。反更自利。煩躁不得臥寐。則正氣弱。陽不能復。病勝藏。故死。少陰病始得之。反發熱脉沉者。麻黃附子細辛湯主之。[一]少陰病當無熱惡寒。反發熱者。邪在表也。雖脉

沉。以始得。則邪氣未深。亦當溫劑發汗以散之。

麻黃附子細辛湯方

麻黃貳兩去節甘熱　細辛貳兩辛熱　附子壹枚炮去皮破捌片辛熱

內經曰。寒淫於內。治以甘熱。佐以苦辛。以辛潤之。麻黃之甘。以解少陰之寒。細辛附子之辛。以溫少陰之經。

右叁味。以水壹斗。先煑麻黃。減貳升。去上沫。內諸藥。煑取叁升。去滓。溫服壹升。日叁服。

少陰病。得之二三日。麻黃附子甘草湯[三]微發汗。以二三日無證。故微發汗也。二三日。邪未深也。既無吐利厥逆諸裏證。則可與麻黃附子甘草湯。微汗以散之。

麻黃附子甘草湯方

麻黃貳兩去節　甘草貳兩炙　附子壹枚炮去皮

麻黃甘草之甘。以散表寒。附子之辛。以溫經氣。

右叁味。以水柒升。先煑麻黃壹兩沸。去上沫。內諸藥。煑取叁升。去滓。溫服壹升。日叁服。

少陰病。得之二三日以上。心中煩。不得卧。黃連阿膠湯主之。[三]脉經曰。風傷陽。寒傷陰。少陰受病。則得之于寒。二三日已上。寒極變熱之時。熱煩于內。心中煩。不得卧也。與黃連阿膠湯。扶陰散熱。

黃連阿膠湯方

黃連肆兩苦寒　黃芩壹兩苦寒　芍藥貳兩酸平

雞子黃貳枚甘溫　阿膠叁兩甘溫

陽有餘。以苦除之。黃芩黃連之苦。以除熱。陰不足。以甘補之。雞黃阿膠之甘。以補血。酸。收也。泄也。芍藥之酸。收陰氣而泄邪熱。

右伍味。以水伍升。先煑叁物。取貳升。去滓。內膠烊盡。小冷。內雞子黃。攪令相得。溫服柒合。日叁服。

少陰病。得之一二日。口中和。其背惡寒者。當灸之。附子湯主之。[四]少陰客熱。則口燥舌乾而渴。口中和者。不苦不燥。是無熱也。背為陽。背惡寒者。陽氣弱。陰氣勝也。經曰。無熱惡寒者。發於陰也。灸之助陽消陰。與附子湯溫經散寒。

附子湯方

附子貳枚破八片去皮辛熱　茯苓叁兩甘平　人參貳兩甘溫

白朮肆兩甘溫　芍藥叁兩酸平

辛以散之。附子之辛以散寒。甘以緩之。茯苓人參白朮之甘以補陽。酸以收之。芍藥之酸以扶陰。所以然者。偏陰偏陽則為病。火欲實。水當平之。不欲偏勝也。

右伍味。以水捌升。煑取叁升。去滓。溫服壹升。日叁服。

少陰病。身體痛。手足寒。骨節痛。脉沉者。附子湯主之。[五]少陰腎水而主骨節。身體疼痛。支冷脉沉者。寒成於陰也。身疼骨痛。若脉浮。手足熱。則可發汗。此手足寒。脉沉。故當與附子湯溫經。少陰病。下利便膿血者。桃花湯主之。[六]陽病下利便膿血者，協熱也。少陰病下利便膿血者，下焦不約而裏寒也。與桃花湯，固下散寒。

桃花湯方

赤石脂壹斤，壹半全用，壹半篩末，甘溫　乾薑壹兩，辛熱

粳米壹升，甘平

澀可去脫，赤石脂之澀以固腸胃；辛以散寒，乾薑之辛以散裏寒；粳米之甘以補正氣。

右叁味，以水柒升，煑米令熟，去滓，溫服柒合，內赤石脂末方寸匕，日叁服。若壹服愈，餘勿服。

少陰病，二三日至四五日，腹痛，小便不利，下利不止，便膿血者，桃花湯主之。[七]二三日以至四五日，寒邪入裏深也。腹痛者，裏寒也。小便不利者，水穀不別也。下利不止，便膿血者，腸胃虛弱，下焦不固也。與桃花湯，固腸止利也。

少陰病，下痢便膿血者，可刺。下焦血氣留聚，腐化則為膿血，刺之以利下焦，宣通血氣。

少陰病，吐利，手足厥冷，煩躁欲死者，吳茱萸湯主之。[八]吐利，手足厥冷，則陰寒氣甚；煩躁欲死者，陽氣內爭。與吳茱萸湯，助陽散寒。

少陰病，下痢，咽痛，胷滿，心煩者，猪膚湯主之。[九]少陰之脉，從腎上貫肝膈，入肺中，則循喉嚨；其支別者，從肺出絡心，注胷中。邪自陽經傳于少陰，陰虛客熱，下利，咽痛，胷滿，心煩也。與猪膚湯，調陰散熱。

猪膚湯方

猪膚壹斤，甘寒

猪，水畜也，其氣先入腎。少陰客熱，是以猪膚解之；加白蜜以潤燥除煩，白粉以益氣斷利。

右壹味，以水壹斗，煑取伍升，去滓，加白蜜壹升，白粉伍合，熬香，和相得，溫分陸服。

少陰病，二三日，咽痛者，可與甘草湯；[十]不差者，與桔梗湯。[十]陽邪傳于少陰，邪熱為咽痛，服甘草湯則差；若寒熱相摶為咽痛者，服甘草湯若不差，與桔梗湯，以和少陰之氣。

甘草湯方

甘草貳兩

右壹味，以水叁升，煑取壹升半，去滓，溫服柒合，日貳服。

桔梗湯方

桔梗壹兩，辛甘微溫　甘草貳兩，甘平

桔梗辛溫以散寒，甘草味甘平以除熱，甘梗相合，以調寒熱。

右貳味，以水叁升，煑取壹升，去滓，分溫再服。

少陰病，咽中傷，生瘡，不能語言，聲不出者，苦酒湯主之。[十二]熱傷於絡，則經絡乾燥，使咽中傷，生瘡，不能言語，聲不出者，與苦酒湯，以解絡熱，愈咽瘡。

苦酒湯方

半夏洗，破如棗核大，拾肆枚，辛溫　雞子壹枚，去黃，內上苦酒著雞子殼中，甘微寒

辛甘散之，半夏之辛以發音聲；甘以緩之，雞子之甘以緩咽痛；酸以收之，苦酒之酸以歛咽瘡。

右貳味。内半夏著苦酒中。以雞子殼。置刀鐶中。安火上。令三沸。去滓。少少含嚥之。不差。更作三劑。

少陰病。咽中痛。半夏散及湯主之。〔十二〕甘草湯主少陰客熱咽痛。桔梗湯主少陰寒熱相摶咽痛。半夏散及湯主少陰客寒咽痛也。

半夏散及湯方

半夏洗　辛溫　桂枝去皮　辛熱　甘草炙　甘平　已上各等分

内經曰。寒淫所勝。平以辛熱。佐以甘苦。半夏桂枝之辛。以散經寒。甘草之甘。以緩正氣。

已上叁味。各別擣篩已。合治之。白飲和服方寸匕。日叁服。若不能散服者。以水壹升。煎柒沸。内散兩方寸匕。更煎叁沸。下火。令小冷。少少嚥之。

少陰病。下利。白通湯主之。〔十三〕少陰主水。少陰客寒。不能制水。故自利也。

白通湯方

白通湯溫裏散寒。

葱白肆莖　辛溫　乾薑壹兩　辛熱　附子壹枚生用去皮破捌片　辛熱

内經曰。腎苦燥。急食辛以潤之。葱白之辛。以通陽氣。薑附之辛。以散陰寒。

右叁味。以水叁升。煑取壹升。去滓。分溫再服。

少陰病。下利脉微者。與白通湯。利不止。厥逆無脉。乾嘔煩者。白通湯加猪膽汁湯主之。〔十四〕服湯。脉暴出者死。微續者生。少陰病下利脉微。爲寒極陰勝。與白通湯復陽散寒。服湯利不止。厥逆無脉。乾嘔煩者。寒氣太甚。内為格拒。陽氣逆亂也。與白通湯加猪膽汁湯以和之。内經曰。逆而從之。從而逆之。又曰。逆者正治。從者反治。此之謂也。服湯脉暴出者。正氣因發泄而脱也。故死。脉微續者。陽氣漸復也。故生。

白通加猪膽汁方

葱白肆莖　乾薑壹兩　附子壹枚生去皮破捌片

人尿伍合　鹹寒　猪膽汁壹合　苦寒

内經曰。若調寒熱之逆。冷熱必行。則熱物冷服。下嗌之後。冷體既消。熱性便發。由是病氣隨愈。嘔噦皆除。情且不違。而致大益。此和人尿猪膽汁鹹苦寒物于白通湯熱劑中。要其氣相從。則可以去格拒之寒也。

已上叁味。以水叁升。煑取壹升。去滓。内膽汁人尿。和令相得。分溫再服。若無膽。亦可用。

少陰病。二三日不已。至四五日。腹痛。小便不利。四肢沉重疼痛。自下利者。此為有水氣。其人或欬。或小便利。或下利。或嘔者。真武湯主之。〔十五〕少陰病二三日則邪氣猶淺。至四五日邪氣已深。腎主水。腎病不能制水。水飲停為水氣。腹痛者。寒濕内甚也。四肢沉重疼痛。寒濕外甚也。小便不利。自下利者。濕勝而水穀不別也。内經曰。濕勝則濡泄。與真武湯益陽氣散寒濕。

真武湯方

茯苓叁兩　甘平　芍藥叁兩　酸平　生薑叁兩切　辛溫

白术貳两甘温　附子壹枚炮去皮破捌片辛熱

脾惡濕，甘先入脾，茯苓、白术之甘，以益脾逐水。寒淫所勝，平以辛熱；濕淫所勝，佐以酸平。附子、芍藥、生薑之酸辛，以温經散濕。

右伍味，以水捌升，煑取叁升，去滓，温服柒合，日叁服。後加減法。

若欬者，加五味子半升，細辛、乾薑各壹兩。氣逆欬者，五味子之酸以收逆氣；水寒相搏則欬，細辛、乾薑之辛以散水寒。若小便利者，去茯苓。小便利則無伏水，故去茯苓。若下利者，去芍藥，加乾薑貳兩。芍藥之酸泄氣，乾薑之辛散寒。若嘔者，去附子，加生薑足前成半斤。氣逆則嘔，附子補氣，生薑散氣。千金曰：嘔家多服生薑，此為嘔家勝藥。

少陰病，下利清穀，裏寒外熱，手足厥逆，脉微欲絶，身反不惡寒，其人面赤色，或腹痛，或乾嘔，或咽痛，或利止，脉不出者，通脉四逆湯主之。〔十六〕下利清穀，手足厥逆，脉微欲絶，為裏寒；身熱不惡寒，面色赤，為外熱。此陰甚于內，格陽於外，不相通也。與通脉四逆湯散陰通陽。

通脉四逆湯方

甘草貳两炙　附子大者壹枚生用去皮破捌片

乾薑叁两強人可肆两

右叁味，以水叁升，煑取壹升貳合，去滓，分温再服。其脉即出者愈。

面色赤者，加葱玖莖。葱味辛，以通陽氣。腹中痛者，去葱，加芍藥貳兩。芍藥之酸，通寒利腹中痛，為氣不通也。嘔者，加生薑貳兩。辛以散之，嘔為氣不散也。咽痛者，去芍藥，加桔梗壹兩。咽中如結，加桔梗則能散之。利止脉不出者，去桔梗，加人參貳兩。利止脉不出者，亡血也。加人參以補之。經曰：脉微而利，亡血也，四逆加人參湯主之。以病皆與方相應者，乃可服之。

少陰病，四逆，其人或欬，或悸，或小便不利，或腹中痛，或泄利下重者，四逆散主之。〔十七〕四逆者，四肢不温也。傷寒邪在三陽，則手足必熱；傳到太陰，手足自温；至少陰，則邪熱漸深，故四肢逆而不温也；及至厥陰，則手足厥冷，是又甚於逆。四逆散傳陰之熱也。

四逆散方

甘草炙甘平　枳實破水漬炙乾苦寒　柴胡苦寒

芍藥酸微寒

內經曰：熱淫於內，佐以甘苦，以酸收之，以苦發之。枳實、甘草之苦，以泄裏熱；芍藥之酸，以收陰氣；柴胡之苦，以發表熱。

右肆味，各拾分，擣篩，白飲和服方寸匕，日叁服。

欬者，加五味子、乾薑各伍分，并主下痢。肺寒氣逆則欬。五味子之酸，收逆氣；乾薑之辛，散肺寒。并主下痢者，肺與大腸為表裏，上欬下痢，治則頬同。悸者，加桂枝伍分。悸者，氣虛而不能通行，心下築築然悸動也。桂，猶圭也，引導陽氣，若熱以使。小便不利者，加茯苓伍分。茯苓味甘而淡，用以滲泄。腹中痛者，加附子壹枚，炮令坼。裏虛遇邪則痛，加附子以補虛。泄利下重者，先以水伍升，煑薤白取叁升，去滓，以散叁方寸

匕內湯中煑取壹升半分溫再服泄利下重者下焦氣滯也加薤白以泄氣滯

少陰病下利六七日欬而嘔渴心煩不得眠者猪苓湯主之〔十八〕下利不渴者裏寒也經曰自利不渴者屬太陰以其藏寒故也此下利嘔渴知非虛寒心煩不得眠知協熱也與猪苓湯滲泄小便分別水穀經曰復不止當利其小便此之謂歟

少陰病得之二三日口燥咽乾者急下之宜大承氣湯〔十九〕傷寒傳經五六日邪傳少陰則口燥舌乾而渴為邪漸深也今少陰病得之二三日邪氣未深入之時便作口燥咽乾者是邪熱已甚腎水乾也急與大承氣湯下之以全腎也

少陰病自利清水色純青心下必痛口乾燥者急下之宜大承氣湯〔二十〕少陰腎水也青肝色也自利色青為肝邪乘腎難經曰從前来者為實邪以腎蘊實邪必心下痛口乾燥也與大承氣湯以下實邪

少陰病六七日腹脹不大便者急下之宜大承氣湯〔二十一〕此少陰入府也六七日少陰之邪入府之時陽明內熱壅甚腹滿不大便也陽明病土勝腎水則乾急與大承氣湯下之以救腎水

少陰病脉沉者急溫之宜四逆湯〔二十二〕既吐且利小便復利而大汗出下利清穀內寒外熱脉微欲絶者不云急溫此少陰病脉沉而云急溫者彼雖寒甚然而證已形見於外治之則有成法此初頭脉沉未有形證不知邪氣所之將發何病是急與四逆湯溫之

少陰病飲食入口則吐心中溫溫欲吐復不能吐始得之手足寒脉弦遲者此胸中實不可下也當吐之若膈上有寒飲乾嘔者不可吐也急溫之宜四逆湯〔二十三〕傷寒表邪傳裏至於少陰少陰之脉從肺出絡心注胸中邪既留於胸中而不散者飲食入口則吐心中溫溫欲吐陽受氣於胸中邪既留於胸中則陽氣不得宣發於外是以始得之手足寒脉弦遲此是胸中實不可下而當吐其膈上有寒飲亦使人心中溫溫而手足寒吐則物出嘔則物不出吐與嘔別焉胸中實則吐而物出若膈上有寒飲則但乾嘔而不吐也此不可吐可與四逆湯以溫其膈

少陰病下利脉微濇嘔而汗出必數更衣反少者當溫其上灸之脉微為亡陽濇為亡血下利嘔而汗出亡陽亡血也津液不足裏有虛寒必數更衣反少者溫其上以助其陽也灸之以消其陰

辨厥陰病脉證并治第十二

厥陰之為病消渴氣上撞心心中疼熱饑而不欲食食則吐蚘下之利不止邪傳厥陰則熱已深也邪自太陽傳至太陰則腹滿而嗌乾未成渴也邪至少陰者口燥舌乾而渴未成消也至厥陰成消渴者熱甚能消水故也飲水多而小便少者謂之消渴木生於火肝氣通心厥陰客熱氣上撞心心中疼熱傷寒六七日厥陰受病之時為傳經盡則當入府胃虛客熱饑不欲食蚘在胃中無食則動聞食嗅而出得食吐蚘此熱在厥陰經也若便下之虛其胃氣厥陰木邪相乘必吐下不止

厥陰中風脉微浮為欲愈不浮為未愈經曰陰病見陽脉而生浮者陽也厥陰中風脉微浮為邪氣還表向汗之時故云欲愈

厥陰病欲解時從丑至卯上厥陰木也王於卯丑寅向王故為解時

厥陰病渴欲飲水者少少與之愈邪至厥陰為傳經盡欲汗之時渴欲得水者少少與之胃氣得潤則愈

諸四逆厥者不可下之虛家亦然四逆者四肢不溫也厥者手足冷也皆陽氣少而陰氣多故不可下虛家亦然下之是為重虛金匱玉函曰虛者十補勿一瀉之

傷寒先厥後發熱而利者必自止見厥復利陰氣勝則厥逆而利陽氣復則

發熱利必自止見厥則陰氣還勝而復利也

傷寒始發熱六日厥反九日而利凡厥利者當不能食今反能食者恐為除中食以索餅不發熱者知胃氣尚在必愈恐暴熱來出而復去也後三日脉之其熱續在者期之旦日夜半愈所以然者本發熱六日厥反九日復發熱三日并前六日亦為九日與厥相應故期之旦日夜半愈後三日脉之而脉数其熱不罷者此為熱氣有餘必發癰膿也

始發熱邪在表也至六日邪傳厥陰陰氣勝者作厥而利厥反九日陰寒氣多當不能食而反能食者恐為除中除去也中胃氣也言邪氣太甚除去胃氣胃欲飲食自救故暴能食此欲勝也食以索餅試之若胃氣絕得麪則必發熱若不發熱者胃氣尚在也恐是寒極變熱因暴熱来而復去使之能食非除中也金匱要畧曰病人素不能食而反暴思之必發熱後三日脉之其熱續在者陽氣勝也期之旦日夜半愈若旦日不愈後三日脉数而熱不罷者為熱氣有餘必發癰膿經曰數脉不時則生惡瘡

傷寒脉遲六七日而反與黄芩湯徹其熱脉遲為寒今與黄芩湯復除其熱腹中應冷當不能食今反能食此名除中必死

傷寒脉遲六七日為寒氣已深反與黄芩湯寒藥兩寒相搏腹中當冷冷不消穀則不能食反能食者除中也四時皆以胃氣為本胃氣已絕故云必死

傷寒先厥後發熱下利必自止而反汗出咽中痛者其喉為痺發熱無汗而利必自止若不止必便膿血便膿血者其喉不痺

傷寒先厥而利陰寒氣勝也寒極變熱後發熱下利必自止而反汗出咽中痛其喉為痺者熱氣上行也發熱無汗而利必自止利不止必便膿血者熱氣下行也熱氣下而不上其喉亦不痺也

傷寒一二日至四五日而厥者必發熱前熱者後必厥厥深者熱亦深厥微者熱亦微厥應下之而反發汗者必口傷爛赤

前厥後發熱者寒極生熱也前熱後厥者陽氣內陷也厥深熱深厥微熱微隨陽氣陷之深淺也熱之伏深必須下去之反發汗者引熱上行必口傷爛赤內經曰火氣內發上為口糜

傷寒病厥五日熱亦五日設六日當復厥不厥者自愈厥終不過五日以熱五日故知自愈

陰勝則厥陽勝則熱先厥五日為陰勝至六日陽復勝熱亦五日後復厥者陰復勝若不厥為陽全勝故自愈經曰發熱四日厥反三日復熱四日厥少熱多其病為愈

凡厥者陰陽氣不相順接便為厥厥者手足逆冷是也

手之三陰三陽相接於手十指足之三陰三陽相接於足十指陽氣內陷陽不與陰相順接故手足為之厥冷也

傷寒脉微而厥至七八日膚冷其人躁無暫安時者此為藏厥非為蚘厥也蚘厥者其人當吐蚘令病者靜而復時煩此為藏寒蚘上入膈故煩須臾復止得食而嘔又煩者蚘聞食臭出其人當自吐蚘蚘厥者烏梅圓主之［一］又主久利方

藏厥者死陽氣絕也蚘厥雖厥而煩吐蚘已則靜不若藏厥而躁無暫安時也病人藏寒胃虛蚘動上膈聞食臭出因而吐蚘與烏梅圓溫藏安蟲

烏梅圓方

烏梅 叁百箇 味酸溫　細辛 陸兩 辛熱　乾薑 拾兩 辛熱

黃連壹斤苦寒　當歸肆两辛温　附子陸两炮辛熱

蜀椒肆两去汗辛熱　桂枝陸两辛熱　人參陸两甘温

黃蘗陸两苦寒

肺主氣。肺欲收。急食酸以收之。烏梅之酸。以收陽氣。脾欲緩。急食甘以緩之。人參之甘。以緩脾氣。寒淫於內。以辛潤之。以苦堅之。當歸桂椒細辛之辛。以潤內寒。寒淫所勝。平以辛熱。薑附之辛熱以勝寒。蚘得甘則動。得苦則安。黃連黃蘗之苦以安蚘。

右拾味。異擣篩。合治之。以苦酒浸烏梅壹宿。去核。蒸之伍升米下。飯熟擣成泥。和藥令相得。內臼中。與蜜杵貳千下。員如梧桐子大。先食飲服拾圓。日叁服。稍加至貳拾圓。禁生冷滑物臭食等。

傷寒熱少厥微。指頭寒。默默不欲食。煩躁數日。小便利。色白者。此熱除也。欲得食。其病為愈。若厥而嘔。胷脇煩滿者。其後必便血。指頭寒者。是厥微熱少也。默默不欲食。煩躁者。邪熱初傳裏也。數日之後。小便色白。裏熱去。欲得食。為胃氣已和。其病為愈。厥陰之脉。挾胃貫膈。布脇肋。厥而嘔。胷脇煩滿者。傳邪之熱。甚於裏也。厥陰肝主血。後數日熱不去。又不得外泄。迫血下行。必致便血。

病者手足厥冷。言我不結胷。小腹滿。按之痛者。此冷結在膀胱關元也。手足厥。不結胷者。無熱也。小腹滿。按之痛。下焦冷結也。

傷寒發熱四日。厥反三日。復熱四日。厥少熱多。其病當愈。四日至七日。熱不除者。其後必便膿血。先熱後厥者。陽氣邪傳裏也。發熱為邪氣在表。至四日後厥者。傳之陰也。後三日復傳陽經。則復熱。厥少則邪微。熱多為陽勝。其病為愈。至七日傳經盡。熱除則愈。熱不除者。為熱氣有餘。內搏厥陰之血。其後必便膿血。

傷寒厥四日。熱反三日。復厥五日。其病為進。寒多熱少。陽氣退。故為進也。傷寒。陰勝者。先厥。至四日。邪傳裏重。陰必陽却熱三日。七日傳經盡。當愈。若不愈而復厥者。傳作再經。至四日。則當復熱。若不復熱。至五日厥不除者。陰勝於陽。其病進也。

傷寒六七日。脉微。手足厥冷。煩躁。灸厥陰。厥不還者。死。傷寒六七日。則正氣當復。邪氣當罷。脉浮身熱。為欲解。若及脉微而厥。則陰勝陽也。煩躁者。陽虛而爭也。灸厥陰以復其陽。厥不還。則陽氣已絕。不能復正而死。

傷寒發熱。下利厥逆。躁不得卧者。死。傷寒發熱。邪在表也。下利厥逆。陽氣虛也。躁不得卧者。病勝藏也。故死。

傷寒發熱。下利至甚。厥不止者。死。金匱要畧曰。六府氣絕於外者。手足寒。五藏氣絕於內者。利下不禁。傷寒發熱。為邪氣獨甚。下利至甚。厥不止。為府藏氣絕。故死。

傷寒六七日。不利。便發熱而利。其人汗出不止者。死。有陰無陽故也。傷寒至七日。為邪正爭之時。正勝則生。邪勝則死。始不下利。而暴忽發熱。下利汗出不止者。邪氣勝正。陽氣脫也。故死。

傷寒五六日。不結胷。腹濡。脉虛。復厥者。不可下。此為亡血。下之死。傷寒五六日。邪氣當作裏熱之時。若不結胷。而腹濡者。裏無熱也。脉虛者。亡血也。復厥者。陽氣少也。不可下。下之為重虛。故死。金匱玉函曰。虛者重瀉。真氣乃絕。

發熱而厥。七日下利者。為難治。發熱而厥。邪傳裏也。至七日。傳經盡。則正氣勝邪。當汗出而解。反下利。則邪氣勝。裏氣虛。則為難治。

傷寒脉促。手足厥逆者。可灸之。脉促。則為陽虛不相續。厥逆。則為陽虛不相接。

灸之以助陽氣。

傷寒脉滑而厥者，裏有熱也，白虎湯主之。[二]滑為陽厥，氣內陷，是裏熱也。與白虎湯以散裏熱也。

手足厥寒，脉細欲絕者，當歸四逆湯主之。[三]手足厥寒者，陽氣外虛，不溫四末；脉細欲絕者，陰血內弱，脉行不利。與當歸四逆湯，助陽生陰也。

當歸四逆湯方

當歸叁兩 辛溫　桂枝叁兩 辛熱　芍藥叁兩 酸寒

細辛叁兩 辛熱　大棗貳拾伍箇 甘溫　通草貳兩 甘平

甘草貳兩炙 甘平

內經曰：脉者，血之府也。諸血者，皆屬心。通脉者，必先補心益血。苦先入於心，當歸之苦，以助心血。心苦緩，急食甘以緩之，大棗、甘草、通草之甘，以緩陰血。

右柒味，以水捌升，煑取叁升，去滓，溫服壹升，日叁服。

若其人內有久寒者，宜當歸四逆加吳茱萸生薑湯主之。[四]茱萸辛溫，以散久寒；生薑辛溫，以行陽氣。

大汗出，熱不去，內拘急，四肢疼，又下利厥逆而惡寒者，四逆湯主之。[五]大汗出則熱當去，熱反不去者，亡陽也。內拘急下利者，寒甚於裏；四肢疼，厥逆而惡寒者，寒甚於表。與四逆湯，復陽散寒。

大汗，若大下利而厥冷者，四逆湯主之。[六]大汗若大下利，內外雖殊，其亡津液、損陽氣則一也。陽虛陰勝，故生厥逆，與四逆湯，固陽退陰。

病人手足厥冷，脉乍緊者，邪結在胷中；心中滿而煩，饑不能食者，病在胷中；當須吐之，宜瓜蔕散。[七]手足厥冷者，邪氣內陷也。脉緊牢者為實，邪氣入府則脉沉。今脉乍緊，知邪結在胷中為實，故心下滿而煩；胃中無邪則喜饑，以病在胷中，雖饑而不能食。與瓜蔕散，以吐胷中之邪。

傷寒厥而心下悸者，宜先治水，當服茯苓甘草湯，[八]卻治其厥。不爾，水漬入胃，必作利也。金匱要畧曰：水停心下，甚者則悸。厥雖寒勝，然以心下悸，為水飲內甚，先與茯苓甘草湯治其水，而後治其厥。若先治厥，則水飲浸漬入胃，必作下利。

傷寒六七日，大下後，寸脉沉而遲，手足厥逆，下部脉不至，咽喉不利，唾膿血，泄利不止者，為難治，麻黃升麻湯主之。[九]傷寒六七日，邪傳厥陰之時，大下之後，下焦氣虛，陽氣內陷，寸脉遲而手足厥逆，下部脉不至。厥陰之脉，貫膈上注肺，循喉嚨。在厥陰隨經射肺，因亡津液，遂成肺痿，咽喉不利而唾膿血也。金匱要畧曰：肺痿之病，從何得之？被快藥下利，重亡津液，故得之。若泄利不止者，為裏氣大虛，故云難治。與麻黃升麻湯，以調肝肺之氣。

麻黃升麻湯方

麻黃貳兩半，去節 甘溫　升麻壹兩壹分 甘平　當歸壹兩壹分 辛溫

知母 苦寒　黃芩 苦寒　萎蕤 甘平 各拾捌銖

石膏碎，綿裹 甘寒　白朮 甘溫　乾薑 辛熱　芍藥 酸平

天門冬去心 甘平　桂枝 辛熱　茯苓 甘平　甘草炙 甘平 各陸銖

玉函曰：大熱之氣，寒以取之；甚熱之氣，以汗發之。麻黃、升麻之甘，以發浮熱；正氣虛者，以辛潤之，當歸、桂、薑之辛，以散寒；上熱者，以苦泄之，知母、黃芩之苦，涼心去熱；津液少者，以甘潤之，茯苓、白朮之甘，緩脾生津；肺燥氣熱，以酸收之，以甘緩之，芍藥之酸，以斂逆氣；萎蕤、門冬、石膏、甘

草之甘，潤肺除熱。

右拾肆味，以水壹斗，先煑麻黄壹两，沸，去上沫，内諸藥，煑取叁升，去滓，分温叁服，相去如炊叁斗米頃，令盡，汗出，愈。

傷寒四五日，腹中痛，若轉氣下趣少腹者，此欲自利也。傷寒四五日，邪氣傳裏之時，腹中痛，轉氣下趣少腹者，裏虚遇寒，寒氣下行，欲作自利也。

傷寒本自寒下，醫復吐下之，寒格更逆吐下，若食入口即吐，乾薑黄連黄芩人参湯主之。【十】傷寒邪自傳表，為本自寒下。醫反吐下，損傷正氣，寒氣内為格拒。經曰：格則吐逆。食入口即吐，謂之寒格。更復吐下，則重虚而死，是更逆吐下。與乾薑黄連黄芩人参湯，以通寒格。

乾薑黄連黄芩人参湯方

乾薑辛熱　黄連苦寒　黄芩苦寒　人参甘温，各参两

辛以散之，甘以緩之，乾薑、人参之甘辛以補正氣；苦以泄之，黄連、黄芩之苦以通寒格。

右肆味，以水陸升，煑取貳升，去滓，分温再服。

下利，有微熱而渴，脉弱者，今自愈。下利，陰寒之疾，反大熱者逆。有微熱而渴，裏氣方温也。經曰：諸弱發熱。脉弱者，陽氣得復也，今必自愈。

下利脉數，有微熱汗出，今自愈，設復緊，為未解。下利，陰病也；脉數，陽脉也。陰病見陽脉者生。微熱汗出，陽氣得通也，利必自愈。諸緊為寒，設復脉緊，陰氣猶勝，故云未解。

下利，手足厥冷，無脉者，灸之不温，若脉不還，反微喘者，死。下利，手足厥逆，無脉者，陰氣獨勝，陽氣太虚也。灸之陽氣復，手足温而脉還，為欲愈；若手足不温，脉不還者，陽已絶也；反微喘者，陽氣脱也。

少陰負趺陽者，為順也。少陰，腎水；趺陽，脾土。下利為腎邪干脾，水不勝土，則為微邪，故為順也。

下利，寸脉反浮數，尺中自濇者，必清膿血。下利者，脉當沉而遲；反浮數者，裏有熱也。濇為無血。尺中自濇者，腸胃血散也，隨利下，必便膿血。清與圊通。脉經曰：清者，厠也。

下利清穀，不可攻表，汗出必脹滿。下利者，脾胃虚也。胃為津液之主，發汗亡津液，則胃氣愈虚，必脹滿。

下利，脉沉弦者，下重也；脉大者，為未止；脉微弱數者，為欲自止，雖發熱，不死。沉為在裏，弦為拘急。裏氣不足，是主下重。大則病進，此利未止。脉微弱數者，邪氣微而陽氣復，為欲自止，雖發熱，止由陽勝，非大逆也。

下利，脉沉而遲，其人面少赤，身有微熱，下利清穀者，必鬱冒，汗出而解，病人必微厥。所以然者，其面戴陽，下虚故也。下利清穀，脉沉而遲，裏有寒也。面少赤，身有微熱，表未解也。病人微厥。針經曰：下虚則厥。表邪欲解，臨汗之時，以裏先虚，必鬱冒，然後汗出而解也。

下利，脉數而渴者，今自愈；設不差，必清膿血，以有熱故也。經曰：脉數不解，而下不止，必脇熱便膿血也。

下利後脉絶，手足厥冷，晬時脉還，手足温者生，脉不還者死。下利後脉絶，手足厥冷者，無陽也。晬時，周時也。周時厥愈，脉出，為陽氣復，則得生；若手足不温，脉不還者，為陽氣絶，則見死也。

傷寒下利，日十餘行，脉反實者，死。下利者，裏虚也，脉當微弱，反實者，病勝藏也，故死。難經曰：脉不應病，病不應脉，是為死病。

下利清穀，裏寒外熱，汗出而厥者，通脉四逆湯主之。【十一】下利清穀為裏寒，身熱不解為外熱。汗出，陽氣通行於外，則未當厥；其汗出而厥者，陽氣大虚也。與通脉四逆湯，以固陽氣。

熱利

下重者。白頭翁湯主之。〔十一〕利則津液少。熱則傷氣。氣虛下利。致後重也。與白頭翁湯。散熱厚腸。

白頭翁湯方

白頭翁貳兩 苦寒　黄連苦寒　黄栢苦寒

秦皮苦寒各叁兩

内經曰。腎欲堅。急食苦以堅之。利則下焦虛。是以純苦之劑堅之。

右肆味。以水柒升。煑取貳升。去滓。温服壹升。不愈。更服壹升。

下利腹脹滿。身體疼痛者。先温其裏。乃攻其表。温裏四逆湯。攻表桂枝湯。〔十二〕下利腹滿者。裏有虛寒。先與四逆湯温裏。身疼痛。為表未解。利止裏和。與桂枝湯攻表。

下利欲飲水者。以有熱故也。白頭翁湯主之。〔十三〕自利不渴。為藏寒。與四逆湯以温藏。下利飲水。為有熱。與白頭翁湯以涼中。

下利讝語者。有燥屎也。宜小承氣湯。〔十四〕經曰。實則讝語。有燥屎。為胃實。下利。為腸虛。與小承氣湯以下燥屎。

下利後更煩。按之心下濡者。為虛煩也。宜梔子豉湯。〔十五〕下利後不煩。為欲解。若更煩而心下堅者。恐為谷煩。此煩而心下濡者。是邪熱乘虛。客於胷中。為虛煩也。與梔子豉湯。吐之則愈。

嘔家有癰膿者。不可治嘔。膿盡自愈。〔十六〕胃脘有癰。則嘔而吐膿。不可治嘔。得膿盡。嘔亦自愈。

嘔而脉弱。小便復利。身有微熱見厥者。難治。四逆湯主之。〔十七〕嘔而脉弱。為邪氣傳裏。嘔則氣上逆。而小便當不利。小便復利者。裏虛也。身有微熱見厥者。陰勝陽也。為難治。與四逆湯温裏助陽。

乾嘔吐涎沫。頭痛者。呉茱萸湯主之。〔十八〕乾嘔吐涎沫者。裏寒也。頭痛者。寒氣上攻也。與呉茱萸湯。温裏散寒。

嘔而發熱者。小柴胡湯主之。〔十九〕經曰。嘔而發熱者。柴胡證具。

傷寒大吐大下之。極虛。復極汗出者。以其人外氣怫鬱。復與之水。以發其汗。因得噦。所以然者。胃中寒冷故也。〔二十〕大吐大下。胃氣極虛。復極發汗。又亡陽氣。外邪怫鬱於表。則身熱。醫與之水。以發其汗。胃虛得水。虛寒相摶。成噦也。

傷寒噦而腹滿。視其前後。知何部不利。利之則愈。噦而腹滿。氣上而不下也。視其前後部。有不利者。即利之。以降其氣。前部。小便也。後部者。大便也。

釋音

踡 音拳。不伸也。　憤 扶粉切。懣也。　惡温 上烏路切。耻也。憎也。　撞 宅江切。擊也。

註解傷寒論卷第七　仲景全書第十七

漢　長沙守　張仲景　述
晉　太醫令　王叔和　撰次
宋　聊攝人　成無已　註解
明　虞山人　趙開美　校句

辨霍亂病脉證并治第十三

問曰病有霍亂者何答曰嘔吐而利名曰霍亂三焦者水穀之道路邪在上焦則吐而不利邪在下焦則利而不吐邪在中焦則既吐且利以飲食不節寒熱不調清濁相干陰陽乖隔遂成霍亂輕者止曰吐利重者揮霍撩亂名曰霍亂

問曰病發熱頭痛身疼惡寒吐利者此屬何病答曰此名霍亂自吐下又利止復更發熱也發熱頭痛身疼惡寒者本是傷寒因邪入裏傷於脾胃上吐下利令為霍亂利止裏和復更發熱者還是傷寒必汗出而解

傷寒其脉微澁者本是霍亂今是傷寒却四五日至陰經上轉入陰必利本嘔下利者不可治也欲似大便而反失氣仍不利者屬陽明也便必鞕十三日愈所以然者經盡故也微為亡陽澁為亡血傷寒脉微澁則本是霍亂吐利亡陽亡血吐利止傷寒之邪未已還是傷寒却四五日邪傳陰經之時裏虛遇邪必作自利本嘔者邪甚於上又利者邪甚於下先霍亂裏氣太虛又傷寒之邪再傳為吐利是重虛也故為不治若欲似大便而反失氣仍不利者利為虛不利為實欲大便而反失氣裏氣熱也此屬陽明便必鞕也十三日愈者傷寒六日傳遍三陰三陽後六日再傳經盡則陰陽之氣和大邪之氣去而愈也

下利後當便鞕鞕則能食者愈今反不能食到後經中頗能食復過一經能食過之一日當愈不愈者不屬陽明也下利後亡津液當便鞕能食為胃和必自愈不能食者為未和到後經中為復過一經言七日後再經也頗能食者胃氣方和過一日當愈不愈者暴熱使之能食非陽明氣和也

惡寒脉微而復利利止亡血也四逆加人参湯主之【一】惡寒脉微而利者陽虛陰勝也利止則津液內竭故云亡血金匱玉函曰水竭則無血與四逆湯溫經助陽加人参生津液益血

霍亂頭痛發熱身疼痛熱多欲飲水者五苓散主之寒多不用水者理中丸主之【二】頭痛發熱則邪自風寒而來中焦為寒熱相半之分邪稍高者居陽分則為熱熱多欲飲水者與五苓散以散之邪稍下者居陰分則為寒寒多不用水者與理中丸溫之

理中丸方

人参甘溫　甘草甘平炙　白术甘溫　乾薑辛熱已上各叁兩

內經曰脾欲緩急食甘以緩之用甘補之人参白术甘草之甘以緩脾氣調中寒淫所勝平以辛熱乾薑之辛以溫胃散寒

右肆味搗篩為末蜜和丸如雞黃大以沸湯數合和壹丸研碎溫服之日叁服夜貳服腹中未熱益至叁肆丸然不及湯湯法以肆物依兩数切用水捌升煮取叁升去滓溫服壹升日叁服

加減法

若臍上築者。腎氣動也。去朮加桂肆兩。脾虛腎氣動者。臍上築動。內經曰。甘者令人中滿。朮甘壅補。桂泄奔豚。是相易也。吐多者。去朮。加生薑叁兩。嘔家不喜甘。故去朮。嘔家多服生薑。以辛散之。下多者。還用朮。悸者。加茯苓貳兩。下多者用朮。以去濕。悸加茯苓。以導氣。渴欲得水者。加朮。足前成肆兩半。津液不足則渴。朮甘以緩之。腹中痛者。加人參。足前成肆兩半。裏虛則痛。加人參以補之。寒者加乾薑。足前成肆兩半。寒淫所勝。平以辛熱。腹滿者去朮。加附子壹枚。服湯後。如食頃。飲熱粥壹升許。微自溫。勿發揭衣被。胃虛則氣壅腹滿。甘令人中滿。是去朮也。附子之辛。以補陽散壅。吐利止而身痛不休者。當消息和解其外。宜桂枝湯小和之。〔三〕吐利止。裏和也。身痛不休。表未解也。與桂枝湯小和之。外臺云。裏和表病。汗之則愈。

吐利汗出。發熱惡寒。四肢拘急。手足厥冷者。四逆湯主之。〔四〕上吐下利。裏虛汗出。發熱惡寒。表未解也。四肢拘急。手足厥冷。陽虛陰勝也。與四逆湯助陽退陰。

既吐且利。小便復利而大汗出。下利清穀。內寒外熱。脉微欲絕者。四逆湯主之。〔五〕吐利亡津液。則小便當少。小便復利而大汗出。津液不禁。陽氣大虛也。脉微為亡陽。若無外熱。但內寒。下利清穀。為純陰。此以外熱為陽未絕。猶可與四逆湯救之。

吐已下斷。汗出而厥。四肢拘急不解。脉微欲絕者。通脉四逆加猪膽汁湯主之。〔六〕吐已下斷。津液內竭。則不當汗出。汗出者。不當厥。今汗出而厥。四肢拘急不解。脉微欲絕者。陽氣太虛。陰氣獨勝也。若純與陽藥。恐陰為格拒。或嘔或躁。不得復入也。與通脉四逆湯。加猪膽汁。膽苦入心而通脉。膽寒補肝而和陰。引置陽藥。不被格拒。內經曰。微者逆之。甚者從之。此之謂也。

吐利發汗。脉平。小煩者。以新虛不勝穀氣故也。內經曰。食入於陰。長氣於陽。新虛不勝穀氣。是生小煩。

辨陰陽易差後勞復病證并治第十四

傷寒陰陽易之為病。其人身體重。少氣。少腹裏急。或引陰中拘攣。熱上衝胷。頭重不欲舉。眼中生花。膝脛拘急者。燒裩散主之。〔一〕大病新差。血氣未復。餘熱未盡。強合陰陽得病者。名曰易。男子病新差未平復。而婦人與之交。得病。名曰陽易。婦人病新差未平復。男子與之交。得病。名曰陰易。以陰陽相感。動其餘毒。相染著如換易也。其人病身体重。少氣者。損動真氣也。少腹裏急。引陰中拘攣。膝脛拘急。陰氣極也。熱上衝胷。頭重不欲舉。眼中生花者。感動之毒。所易之氣薰蒸於上也。與燒裩散以道陰氣。

燒裩散方

右取婦人中裩。近隱處。剪燒灰。以水和服方寸匕。日叁服。小便即利。陰頭微腫則愈。婦人病。取男子裩當燒灰。

大病差後勞復者。枳實梔子湯主之。若有宿食者。加大黃。如博碁子大五六枚。〔二〕病有勞復。有食復。傷寒新差。血氣未平。餘熱未盡。早作勞動病者。名曰勞復。病熱少愈而強食之。熱有所藏。因其穀氣留傳。兩陽相合而病者。名曰食復。勞復則熱氣浮越。與枳實梔子豉湯以解之。食復則胃有宿積。加大黃以下之。

枳實梔子豉湯方

枳實苦寒叁枚炙　梔子苦寒拾肆枚擘　豉苦寒壹升綿裹

枳實梔子豉湯則應吐劑，此云覆令微似汗出者，以其熱聚於上，苦則吐之；熱聚於表者，苦則發之。內經曰：火淫所勝，以苦發之。此之謂也。

右叁味，以清漿水柒升，空煮取肆升，內枳實、梔子，煮取貳升，下豉，更煮伍陸沸，去滓，溫分再服。覆令微似汗。

傷寒差已後，更發熱者，小柴胡湯主之。〔三〕脈浮者，以汗解之；脈沉實者，以下解之。

差後餘熱未盡，更發熱者，與小柴胡湯以和解之。脈浮者，熱在表也，故以汗解；脈沉者，熱在裏也，故以下解之。

大病差後，從腰已下有水氣者，牡蠣澤瀉散主之。〔四〕

大病差後，脾胃氣虛，不能制約腎水，水溢下焦，腰以下為腫也。金匱要略曰：腰以下腫，當利小便。與牡蠣澤瀉散，利小便而散水也。

牡蠣澤瀉散方

牡蠣鹹平熬　澤瀉鹹寒　括蔞根苦寒　蜀漆辛平洗去腥　葶藶苦寒熬　商陸根辛酸鹹平熬　海藻鹹寒洗去鹹　已上各等分

鹹味湧泄，牡蠣、澤瀉、海藻之鹹以泄水氣。內經曰：濕淫於內，平以苦，佐以酸辛，以苦泄之。蜀漆、葶藶、括蔞、商陸之酸辛與苦，以導腫濕。

右柒味，異擣，下篩為散，更入臼中治之。白飲和服方寸匕。小便利，止後服。日叁服。

大病差後，喜唾，久不了了者，胃上有寒，當以丸藥溫之，宜理中丸。〔五〕

汗後陽氣不足，胃中虛寒，不內津液，故喜唾不了了，與理中丸以溫其胃。

傷寒解後，虛羸少氣，氣逆欲吐者，竹葉石膏湯主之。〔六〕

傷寒解後，津液不足而虛羸；餘熱未盡，熱則傷氣，故少氣，氣逆欲吐。與竹葉石膏湯，調胃散熱。

竹葉石膏湯方

竹葉辛平貳把　石膏甘寒壹斤　半夏辛溫半升洗　麥門冬甘平壹升去心　人參甘溫叁兩　甘草甘平貳兩炙　粳米甘微寒半升

辛甘發散而除熱，竹葉、石膏、甘草之甘辛，以發散餘熱；甘緩脾而益氣，麥門冬、人參、粳米之甘，以補不足；辛者，散也，氣逆者欲其散，半夏之辛，以散氣逆。

右柒味，以水壹斗，煮取陸升，去滓，內粳米，煮米熟，湯成去米。溫服壹升，日叁服。

病人脈已解，而日暮微煩，以病新差，人強與穀，脾胃氣尚弱，不能消穀，故令微煩，損穀則愈。

陽明王於申酉戌，宿食在胃，故日暮微煩，當小下之，以損宿穀。

辨不可發汗病脈證并治第十五

夫以為疾病至急，倉卒尋按，要者難得，故重集諸可與不可方治，比之三陰三陽篇中，此易見也。又時有不止是三陰三陽，出在諸可與不可中也。諸不可汗不可下病證藥方，前三陰三陽篇中經註已具者，更不復出。其餘無者，於此已後經註備見。

脉濡而弱，弱反在關，濡反在巔，微反在上，濇反在下。微則陽氣不足，濇則無血。陽氣反微，中風汗出而反躁煩，濇則無血，厥而且寒。陽微發汗，躁不得眠。

寸關為陽，脉當浮盛。弱反在關，則裏氣不及；濡反在巔，則表氣不逮。衞行脉外，浮為在上，以候衞；微反在上，是陽氣不足。榮行脉中，沉為在下，以候榮；濇反在下，是無血也。陽微不能固外，腠理開踈，風因客之，故令汗出而躁煩；無血則陰虛，不與陽相順接，故厥而且寒。陽微無津液，則不能作汗，若發汗則必亡陽而躁。經曰：汗多亡陽，遂虛，惡風煩躁，不得眠也。

動氣在右，不可發汗，發汗則衄而渴，心苦煩，飲即吐水。

動氣者，築築然氣動也。在右者，在臍之右也。難經曰：肺內證，臍右有動氣，按之牢若痛。肺氣不治，正氣內虛，氣動於臍之右也。發汗則動肺氣，肺主氣，開竅於鼻，氣虛則不能衞血，血溢妄行，隨氣出於鼻為衄。亡津液，胃燥，則煩渴而心苦煩。肺惡寒，飲水則傷肺，故飲即吐水。

動氣在左，不可發汗，發汗則頭眩，汗不止，筋惕肉瞤。

難經曰：肝內證，臍之左有動氣，按之牢若痛。肝氣不治，正氣內虛，氣動於臍之左也。肝為陰之主，發汗，汗不止，則亡陽外虛，故頭眩，筋惕肉瞤。針經曰：上虛則眩。

動氣在上，不可發汗，發汗則氣上衝，正在心端。

難經曰：心內證，臍上有動氣，按之牢若痛。心氣不治，正氣內虛，氣動於臍之上也。心為陽，發汗亡陽，則愈損心氣，腎乘心虛，欲上凌心，故氣上衝，正在心端。

動氣在下，不可發汗，發汗則無汗，心中太煩，骨節苦疼，目運惡寒，食則反吐，穀不得前。

難經曰：腎內證，臍下有動氣，按之牢若痛。腎氣不治，正氣內虛，動氣發於臍之下也。腎者主水，發汗則無汗者，水不足也。心中大煩者，腎虛不能制心火也。骨節苦疼者，腎主骨也。目運者，腎病則目䀮䀮如無所見。惡寒者，腎主寒也。食則反吐，穀不得前者，腎水乾也。王水曰：病嘔而吐，食久反出，是無水也。

咽中閉塞，不可發汗，發汗則吐血，氣欲絶，手足厥冷，欲得踡卧，不能自温。

咽門者，胃之系。胃經不和，則咽內不利。發汗攻陽，血隨發散而上，必吐血也。胃經不和，而反攻表，則陽虛於外，故氣欲絶，手足冷，欲踡而不能自温。

諸脉得數動微弱者，不可發汗，發汗則大便難，腹中乾，胃燥而煩，其形相象，根本異源。

動數之脉，為熱在表；微弱之脉，為熱在裏。發汗亡津液，則熱氣愈甚，胃中乾燥，故大便難，腹中乾，胃燥而煩。根本雖有表裏之異，逆治之後，熱傳之則一。是以病形相象也。

脉濡而弱，弱反在關，濡反在巔，弦反在上，微反在下。弦為陽運，微為陰寒，上實下虛，意欲得温。微弦為虛，不可發汗，發汗則寒慄，不能自還。

弦在上，則風傷氣；風勝者，陽為之運動。微在下，則寒傷血；血傷者，裏為之陰寒。外氣怫鬱為上實，裏有陰寒為下虛，表熱裏寒，意欲得温。若反發汗，亡陽，陰獨，故寒慄不能自還。

欬者則劇，數吐涎沫，咽中必乾，小便不利，心中饑煩，晬時而發，其形似瘧，有寒無熱，虛而寒慄，欬而發汗，踡而苦滿，腹中復堅。

肺寒氣逆，欬者則劇，吐涎沫，亡津液，咽中必乾，小便不利，膈中陽氣虛，心中飢而煩。一日一夜氣大會於肺，邪正相擊，晬時而發，形如寒瘧，但寒無熱，虛而寒慄。發汗攻陽，則陽氣愈虛，陰寒愈甚，故踡而苦滿，腹中復堅。

厥，脉緊不可發汗，發汗則聲亂咽嘶，舌萎，聲不得前。

厥而脉緊，則少陰傷寒也，法當温裏，而反發汗，則損少陰之氣。少陰之脉入肺中，循喉嚨，挾舌本。腎為之本，肺為之標，本盛則標弱，故聲亂咽嘶，舌萎聲不得前。

諸

逆發汗。病微者難差，劇者言亂，目眩者死，命將難全。不可發汗而強發之，輕者因發汗重而難差，重者脫其陰陽之氣，言亂目眩而死。難經曰：脫陽者見鬼，是此言亂也；脫陰者目盲，是此目眩也。眩非玄而見玄，是近於盲也。欬而小便利，若失小便者，不可發汗，汗出則四肢厥逆冷。肺經虛冷，上虛不能治下者，欬而小便利，或失小便。上虛發汗，則陽氣外亡。四肢者，諸陽之本，陽虛則不與陰相接，故四肢厥逆冷。傷寒頭痛，翕翕發熱，形象中風，常微汗出，自嘔者，下之益煩，心中懊憹如饑；發汗則致痓，身強難以屈伸；熏之則發黃，不得小便，久則發欬唾。傷寒當無汗惡寒，今頭痛發熱，微汗出，自嘔，則傷寒之邪傳而為熱，欲行於裏。若反下之，邪熱乘虛流於胷中，為虛煩，心懊憹如饑。若發汗，則虛表，熱歸經絡，熱甚生風，故身強直而成痓。若熏之，則火熱相合，消爍津液，故小便不利而發黃。肺惡火，灸則火熱傷肺，必發欬嗽而唾膿。

辨可發汗脈證并治第十六

大法，春夏宜發汗。春夏陽氣在外，邪氣亦在外，故可發汗。凡發汗，欲令手足俱周，時出以漐漐然，一時間許，亦佳。不可令如水流漓。若病不解，當重發汗。汗多必亡陽，陽虛不得重發汗也。汗緩緩出，則表裏之邪悉去。汗大出，則邪氣不除，但亡陽也。陽虛為無津液，故不可重發汗。凡服湯發汗，中病便止，不必盡劑。汗多則亡陽。凡云可發汗，無湯者，丸散亦可用，要以汗出為解，然不如湯，隨證良驗。聖濟經曰：湯液主治本乎腠理，壅鬱除邪氣者，於湯為宜。金匱玉函曰：水能淨萬物，故用湯也。夫病脈浮大，問病者言但便鞕爾，設利者為大逆。鞕為實，汗出而解，何以故？脈浮，當以汗解。經曰：脈浮大，應發汗。醫反下之，為大逆。便鞕難，雖為裏實，亦當先解其外。若行利藥，是為太逆。結胷雖急，脈浮大猶不可下，下之即死，況此便難乎？經曰：本發汗而復下之，此為逆；若先發汗，治不為逆。下利後，身疼痛，清便自調者，急當救表，宜桂枝湯發汗。外臺云：裏和表病，汗之則愈。

釋音

拒音巨，抑也　函音含，又音咸，書函　䀮音荒，目不明也

註解傷寒論卷第八　　仲景全書第十八

漢　長沙守　張仲景　述
晉　太醫令　王叔和　撰次
宋　聊攝人　成無已　註解
明　虞山人　趙開美　校句

辨發汗後病脉證并治第十七

發汗多亡陽，讝語者，不可下，與柴胡桂枝湯，和其榮衛，以通津液，後自愈。胃為水穀之海，津液之主。發汗多亡津液，胃中燥，必發讝語。此非實熱，則不可下，與柴胡桂枝湯，和其榮衛，通行津液，津液生則胃潤，讝語自止。

此一卷，第十七篇，凡三十一證，前有詳說。

辨不可吐第十八

合四證，已具太陽篇中。

辨可吐第十九

大法，春宜吐。春時陽氣在上，邪氣亦在上，故宜吐。凡用吐湯，中病即止，不必盡劑也。要在適當，不欲過也。

病胸上諸實，胸中鬱鬱而痛，不能食，欲使人按之，而反有涎唾，下利日十餘行，其脉反遲，寸口脉微滑，此可吐之，吐之，利則止。胸上諸實，或痰實，或熱鬱，或寒結胸中，鬱鬱而痛，不能食，欲使人按之，反有涎唾者，邪在下，按之氣下而無涎唾。此按之反有涎唾者，知邪在胸中。經曰：下利脉遲而滑者，內實也。今下利日十餘行，其脉反遲，寸口脉微滑，是上實也，故可吐之。玉函曰：上盛不已，吐而奪之。

宿食在上脘者，當吐之。宿食在中下脘者，則宜下；宿食在上脘，則當吐。內經曰：其高者因而越之；其下者引而竭之。

病人手足厥冷，脉乍結，以客氣在胸中，心下滿而煩，欲食不能食者，病在胸中，當吐之。此與第六卷厥陰門瓜蔕散證同。彼云脉乍緊，此云脉乍結，惟此有異。緊為內實，乍緊則實未深，是邪在胸中；結為結實，乍結則結未深，是邪在胸中，所以證治俱同也。

釋音

脘　音管，胃府也　竭　渠孽切，盡也　蔕　音帝，瓜蔕也

註解傷寒論卷第九　仲景全書第十九

漢　長沙守　張仲景　述

晉　太醫令　王叔和　撰次

宋　聊攝人　成無已　註解

明　虞山人　趙開美　校句

辨不可下病脉證并治第二十

脉濡而弱，弱反在關，濡反在巔，微反在上，濇反在下。微則陽氣不足，濇則無血。陽氣反微，中風汗出而反躁煩；濇則無血，厥而且寒。陽微不可下，下之則心下痞鞕。陽微下之，陽氣已虛，陰氣内甚，故心下痞鞕。

動氣在右，不可下。下之則津液内竭，咽燥鼻乾，頭眩心悸也。動氣在右，肺之動也。下之傷胃動肺，津液内竭，咽燥鼻乾者，肺屬金，主燥也。頭眩心悸者，肺主氣而虛也。

動氣在左，不可下。下之則腹内拘急，食不下，動氣更劇，雖有身熱，臥則欲踡。動氣在左，肝之動也。下之損脾而肝氣益勝，復行於脾，故腹内拘急，食不下，動氣更劇也。雖有身熱，以裹氣不足，故臥則欲踡。

動氣在上，不可下。下之則掌握熱煩，身上浮冷，熱汗自泄，欲得水自灌。動氣在上，心之動也。下之則傷胃内動心氣。心為火，主熱。針經曰：心所生病者，掌中熱。肝為藏中之陰，病則雖有身熱，臥則欲踡，作表熱裹寒也。心為藏中之陽，病則身上浮冷，熱汗自泄，欲得水自灌，作表寒裹熱也。二藏陰陽寒熱，明可見焉。

動氣在下，不可下。下之則腹脹滿，卒起頭眩，食則下清穀，心下痞也。動氣在下，腎之動也。下之則傷脾，腎氣則動，腎寒乘脾，故有腹滿頭眩。下利則心下痞之證也。

咽中閉塞，不可下。下之則上輕下重，水漿不下，臥則欲踡，身急痛，下利日數十行。咽中閉塞，胃已不和也。下之則閉塞之邪為上輕，復傷胃氣為下重，至水漿不下，臥則欲踡，身急痛，下利日數十行，知虛寒也。

諸外實者，不可下。下之則發微熱，亡脉厥者，當臍握熱。外實者，表熱也。汗之則愈，下之為逆。下後裹虛，表熱内陷，故發微熱。厥深者熱亦深，亡脉厥者，則陽氣深陷，客於下焦，故當臍握熱。

諸虛者，不可下。下之則大渴，求水者易愈，惡水者劇。金匱玉函曰：虛者十補，勿一瀉之。虛家下之為重虛，内竭津液，故令大渴。求水者，陽氣未竭，而猶可愈；惡水者，陽氣已竭，則難可制。

脉濡而弱，弱反在關，濡反在巔，弦反在上，微反在下。弦為陽運，微為陰寒，上實下虛，意欲得溫。微弦為虛，虛者不可下也。虛家下之，是為重虛。難經曰：實實虛虛，損不足，益有餘。此者，是中工所害也。

微則為欬，欬則吐涎，下之則欬止而利因不休，利不休則胷中如蟲齧，粥入則出，小便不利，兩脇拘急，喘息為難，頸背相引，臂則不仁，極寒反汗出，身冷若冰，眼睛不慧，語言不休，而穀氣多入，此為除中，口雖欲言，舌不得前。内經曰：感於寒則受病，微則為欬，甚則為泄為痛。肺感微寒為欬，則脉亦微也。下之氣下，欬雖止而因利不休，利不休則奪正氣而成危惡。胷中如蟲齧，粥入則出，小便不利，兩脇拘急，喘息為難者，裹氣損也。頸背相引，臂為不仁，極寒反汗出，身冷如冰者，表氣損也。表裹損極，至陰陽俱脫，眼睛不慧，語言不休。難經曰：脫陽者見鬼，脫陰者目盲。陰陽脫者，應不能食，而穀多入者，此為除中，是胃氣除去也。口雖欲言，舌不得前，氣已衰脫，不能運也。

脉濡而弱，弱反在關，濡反在巔；浮反在上，數反在下。浮為陽虛，數為無血；浮為虛，數為熱。浮為虛，自汗出而惡寒；數為痛，振寒而慄。微弱在關，胷下為急，喘汗而不得呼吸，呼吸之中，痛在扵脇，振寒相搏，形如瘧狀。醫反下之，故令脉數，發熱，狂走見鬼，心下為痞，小便淋瀝，小腹甚硬，小便則尿血也。

弱在關，則陰氣內弱；濡在巔，則陽氣外弱。浮為虛，浮在上，則衛不足也，故云陽虛。陽虛不固，故腠理汗出惡寒。數亦為虛，數在下，則榮不及，故云亡血。亡血則不能溫潤腑藏，故數而痛，振而寒慄。微弱在關，邪氣傳裏也。裏虛遇邪，胷下為急，喘而汗出，脇下引痛，振寒如瘧。此裏邪未實，表邪未解，醫反下之，裏氣益虛，邪熱內陷，故脉數發熱，狂走見鬼，心下為痞。此熱陷扵中焦者也。若熱氣深陷，則客扵下焦，使小便淋瀝，小腹甚鞕，小便尿血也。

脉濡而緊，濡則胃氣微，緊則榮中寒。陽微衛中風，發熱而惡寒；榮緊胃氣冷，微嘔心內煩。醫為有大熱，解肌而發汗，亡陽虛煩躁，心下苦痞堅；表裏俱虛竭，卒起而頭眩；客熱在皮膚，悵快不得眠。不知胃氣冷，緊寒在關元；技巧無所施，汲水灌其身；客熱應時罷，慄慄而振寒；重被而覆之，汗出而冒巔；體惕而又振，小便為微難；寒氣因水發，清穀不容間；嘔變反腸出，顛倒不得安；手足為微逆，身冷而內煩。遲欲從後救，安可復追還。

胃冷榮寒，陽微中風，發熱惡寒，微嘔心煩。醫不溫胃，反為有熱，解肌發汗，則表虛亡陽，煩躁，心下痞堅。先裏不足，發汗又虛其表，表裏俱虛竭，卒起頭眩。客熱在表，悵快不得眠。醫不救裏，但責表熱，汲水灌洗以却熱。客熱易罷，裏寒益增，慄而振寒，復以重被覆之，表虛遂汗出，愈使陽氣虛也。巔，頂也。巔冒，頂體振寒。小便難者，亡陽也。寒因水發，下為清穀，上為嘔吐，外有厥逆，內為躁煩，顛倒不安，雖欲拯救，不可得也。本草曰：病勢已過，命將難全。

脉浮而大，浮為氣實，大為血虛。血虛為無陰；孤陽獨下陰部者，小便當赤而難，胞中當虛。今反小便利而大汗出，法應衛家當微，今反更實，津液四射，榮竭血盡，乾煩而不得眠，血薄肉消，而成暴液。醫復以毒藥攻其胃，此為重虛，客陽去有期，必下如污泥而死。

衛為陽，榮為陰。衛氣強實，陰血虛弱，陽乘陰虛，下至陰部。陰部，下焦也。陽為熱，則消津液，當小便赤而難。今反小便利而大汗出者，陰氣內弱也。經曰：陰弱者，汗自出。是以衛家不微而反更實。榮竭血盡，乾煩而不眠，血薄則肉消，而成暴液者，津液四射也。醫反下之，又虛其裏，是為重虛。孤陽因下而又脫去，氣血皆竭，胃氣內盡，必下如污泥而死也。

脉數者，久數不止，止則邪結，正氣不能復，正氣却結扵藏，故邪氣浮之，與皮毛相得。脉數者，不可下，下之則必煩，利不止。

數為熱，止則邪氣結扵經絡之間，正氣不得復行扵表，則却結扵藏，邪氣獨浮扵皮毛。下之虛其裏，邪熱乘虛而入，裏虛叶熱，必煩利不止。

脉浮大，應發汗，醫反下之，此為大逆。

浮大屬表，故不可下。病欲吐者，不可下。

嘔多，雖有陽明證，不可攻之。

為邪猶在胷中也。

太陽病，外證未解，不可下，下之為逆。

表未解者，雖有裏證，亦不可下，當先解外。

為順。若反下之。則為逆也。經曰。本發汗而復下之。此為逆也。若先發汗。治不為逆。夫病陽多者熱。下之則鞕。陽熱證多。則津液少。下之。雖除熱。復損津液。必便難也。或謂陽多者。表熱也。下之則心下鞕。無陽陰強。大便鞕者。下之則必清穀腹滿。無陽者。亡津液也。陰強者。寒多也。大便鞕則為陰結。下之虛胃。陰寒內甚。必清穀腹滿。傷寒發熱頭痛。微汗。發汗則不識人。熏之則喘。不得小便。心腹滿。下之則短氣。小便難。頭痛背強。加溫針則衄。傷寒則無汗。發熱頭痛。微汗出者。寒邪變熱。欲傳於裏也。發汗則亡陽增熱。故不識人。若以火熏之。則火熱傷氣。內消津液。結為裏實。故喘。不得小便。心腹滿。若反下之。則內虛津液。邪欲入裏。外動經絡。故短氣。小便難。頭痛背強。若加溫針。益陽增熱。必動其血而為衄也。傷寒脉陰陽俱緊。惡寒發熱。則脉欲厥。厥者。脉初來大。漸漸小。更來漸漸大。是其候也。如此者。惡寒甚者。翕翕汗出。喉中痛。熱多者。目赤脉多。睛不慧。醫復發之。咽中則傷。若復下之。則兩目閉。寒多者。便清穀。熱多者。便膿血。若熏之。則身發黃。若熨之。則咽燥。若小便利者。可救之。小便難者。為危殆。脉陰陽俱緊。則清邪中上。濁邪中下。太陽少陰俱感邪也。惡寒者。少陰。發熱者。太陽。脉欲厥者。表邪欲傳裏也。惡寒甚者。則變熱。翕翕汗出。喉中痛。以少陰之脉。循喉嚨故也。熱多者。太陽多也。目赤脉多者。睛不慧。以太陽之脉。起於目故也。發汗攻陽。則少陰之熱。因發而上行。故咽中傷。若復下之。則太陽之邪。因虛而內陷。故兩目閉。陰邪下行為寒多。必便清穀。陽邪下行為熱多。必便膿血。熏之則火熱甚。身必發黃。熨之則火熱輕。必為咽燥。小便利者。為津液未竭。猶可救之。小便難者。津液已絕。則難

可制而危殆矣。傷寒發熱。口中勃勃氣出。頭痛目黃。衄不可制。貪水者必嘔。惡水者厥。若下之。咽中生瘡。假令手足溫者。必下重。便膿血。頭痛目黃者。若下之。則兩目閉。貪水者。脉必厥。其聲嚶。咽喉塞。若發汗。則戰慄。陰陽俱虛。惡水者。若下之。則裏冷。不嗜食。大便完穀出。若發汗。則口中傷。舌上白胎。煩燥。脉數實。不大便六七日。後必便血。若發汗。則小便自利也。傷寒。發熱。寒變熱也。口中勃勃氣出。熱容上膈也。頭痛目黃。衄不可制者。熱烝於上也。千金曰。無陽即厥。無陰即嘔。貪水者必嘔。則陰虛也。惡水者厥。則陽虛也。發熱。口中勃勃氣出者。咽中已熱也。若下之。亡津液。則咽中生瘡。熱因裏虛而下。若熱氣內結。則手足必厥。設手足溫者。熱氣不結而下行。作協熱利。下重。便膿血也。頭痛目黃者。下之。熱氣內伏。則目閉也。貪水為陰虛。下之又虛其裏。陽氣內陷。故脉厥。聲嚶。咽喉閉塞。陰虛發汗。又虛其陽。使陰陽俱虛而戰慄也。惡水為陽虛。下之又虛。胃氣虛寒。內甚。故裏冷。不嗜食。陽虛發汗。則上焦虛燥。故口中傷爛。舌上白胎而煩燥也。經曰。脉數不解。合熱則消穀喜饑。至六七日不大便者。此有瘀血。此脉數實。不大便六七日。熱畜血於內也。七日之後。邪熱漸解。迫血下行。必便血也。便血發汗。陰陽俱虛。故小便利。下利脉大者。虛也。以其強下之故也。設脉浮革。固爾腸鳴者。屬當歸四逆湯主之。脉大為虛。以未應下而下之。利因不休也。浮者。按之不足也。革者。實大而長。微弦也。浮為虛。革為寒。寒虛相搏。則腸鳴。與當歸四逆湯。補虛散寒。

辨可下病脉證并治第二十一

大法秋宜下。秋時陽氣下行。則邪亦在下。故宜下。凡服下藥。用湯勝

丸中病即止，不必盡劑也。湯之為言蕩也。滌蕩腸胃，溉灌臟腑，推陳燥結，却熱下寒，破散邪疫，理導潤澤枯槁，悅人皮膚，益人血氣。水泚净萬物，故勝丸散。中病即止者，如承氣湯證云：若一服利，而止後服。又曰：若一服讝語止，更莫復服。是不盡劑也。

下利，三部脉皆平，按之心下鞕者，急下之，宜大承氣湯。下利者，脉當微厥，今反和者，此為內實也。下利三部脉平者，已為實，而久按之，心下鞕，故知邪甚也，故宜大承氣湯下之。

下利，脉遲而滑者，內實也，利未欲止，當下之，宜大承氣湯。經曰：脉遲者，食乾物得之。金匱要畧曰：滑則穀氣實。下利脉遲而滑者，胃有宿食也。脾胃傷食，不消水穀，是致下利者，云內實。若但以溫中厚腸之藥，利必未止。可與大承氣湯，下去宿食，利自止矣。

問曰：人病有宿食，何以別之？師曰：寸口脉浮而大，按之反濇，尺中亦微而濇，故知有宿食，當下之，宜大承氣湯。寸以候外，尺以候內；浮以候表，沉以候裏。寸口脉浮大者，氣實血虛也。按之反濇，尺中亦微而濇者，胃有宿食，裏氣不和也。與大承氣湯，以下宿食。

下利不欲食者，以有宿食故也，當下之，與大承氣湯。傷食則惡食，故不欲食。如傷風惡風，傷寒惡寒之類也。

下利差後，至其年月日復發者，以病不盡故也，當下之，宜大承氣湯。乘春，則肝先受之；乘夏，則心先受之；乘至陰，則脾先受之；乘秋，則肺先受之。假令春時受病，氣必傷肝，治之難愈，邪有不盡者，至春時元受月日，內外相感，邪必復動而痛也。下利為腸胃疾，宿積不盡，故當下去之。

下利，脉反滑，當有所去，下之乃愈，宜大承氣湯。脉經曰：脉滑者，為病食也。下利脉滑，則內有宿食，故云當有所去。與大承氣湯，以下宿食。

病腹中滿痛者，此為實也，當下之，宜大承氣湯。金匱要畧曰：病者腹滿，按之不痛為虛，痛為實，可下之。腹中滿痛者，裏氣壅實也，故可下之。

傷寒後，脉沉，沉者，內實也，下解之，宜大柴胡湯。傷寒後，為表已解，脉沉為裏未和，與大柴胡湯，以下內實。經曰：傷寒差以後，更發熱，脉沉實者，以下解之。

脉雙弦而遲者，必心下鞕；脉大而緊者，陽中有陰也，可以下之，宜大承氣湯。金匱要畧曰：脉雙弦者，寒也。經曰：遲為在藏。脉雙弦而遲者，陰中伏陽也。必心下鞕，大則為陽，緊則為寒。脉大而緊者，陽中伏陰也。與大承氣湯，以分陰陽。

釋音

齧 魚結切 嚙也　盥 音貫 澡手也　悵怏 上丑亮切 望恨也 下於亮切 不服也

嚶 於耕切 鳥鳴也　漑灌 上居代切 下音貫 注也

註解傷寒論卷第十　仲景全書第二十

漢　長沙守　張仲景　述
晉　太醫令　王叔和　撰次
宋　聊攝人　成無已　註解
明　虞山人　趙開美　校句

辨發汗吐下後脉證并治第二十二

此第十卷第二十二篇凡四十八證前三陰三陽篇中悉具載之　卷內音釋上卷已有

此已下諸方於隨卷本證下雖已有缘止以加減言之未甚明白似於覧者檢閲未便今復校勘備列于後

桂枝加葛根湯方

葛根肆兩　芍藥貳兩　甘草貳兩
生薑叁兩切　大棗拾貳枚擘　桂枝貳兩去皮

右陸味以水壹斗先煑麻黄葛根減貳升去上沫内諸藥煑取叁升去滓温服壹升覆取微似汗不須啜粥餘如桂枝法

桂枝加厚朴杏子湯方　於桂枝湯方內加厚朴貳兩杏仁伍拾箇去皮尖餘依前法

桂枝加附子湯方　於桂枝湯方內加附子壹枚炮去皮破捌片餘依前法朮附湯方附於此方內去桂枝加白朮肆兩依前法

桂枝去芍藥湯方　於桂枝湯方內去芍藥餘依前法

桂枝去芍藥加附子湯方　於桂枝湯方內去芍藥加附子壹枚炮去皮破捌片餘依前法

桂枝麻黄各半湯方

桂枝壹兩拾陸銖去皮　芍藥　生薑切　甘草炙
麻黄各壹兩去節　大棗肆枚擘
杏仁貳拾肆箇湯浸去皮尖及兩仁者

右柒味以水伍升先煑麻黄壹貳沸去上沫内諸藥煑取壹升捌合去滓温服陸合

桂枝二麻黄一湯方

桂枝壹兩拾柒銖去皮　芍藥壹兩陸銖　麻黄拾陸銖去節
生薑壹兩陸銖切　杏仁拾陸箇去皮尖
甘草壹兩貳銖炙　大棗伍枚擘

右柒味以水伍升先煑麻黄壹貳沸去上沫内諸藥煑取貳升去滓温服壹升日再

白虎加人參湯方　於白虎湯方內加人參叁兩餘依白虎湯法

桂枝去桂加茯苓白朮湯方　於桂枝湯方內去桂枝加茯苓白朮各叁兩餘依前法煎服小便利則愈

已上玖方病證並在第二卷內

葛根加半夏湯方 於葛根湯方內，加入半夏半升，餘依葛根湯法。

桂枝加芍藥生薑人參新加湯方 於第二卷桂枝湯方內，更加芍藥、生薑各壹兩，人參叁兩，餘依桂枝湯法服。

梔子甘草豉湯方 梔子豉湯方內，加入甘草貳兩，餘依前法，得吐止後服。

梔子生薑豉湯方 梔子豉湯方內，加生薑伍兩，餘依前法，得吐止後服。

柴胡加芒消湯方 小柴胡湯內，加芒消陸兩，餘依前法，服不解更服。

桂枝加桂湯方 第三卷桂枝湯方內，更加桂貳兩，共伍兩，餘依前法。

已上陸方病證並在第三卷內。

柴胡桂枝湯方

桂枝去皮　黄芩　人參各壹兩半　甘草壹兩炙

半夏貳合半　芍藥壹兩半　大棗陸枚擘

生薑壹兩半切　柴胡肆兩

右玖味，以水柒升，煑取叁升，去滓，温服。

附子瀉心湯方

大黄貳兩　黄連　黄芩各壹兩

附子壹枚炮去皮破別煑取汁

右肆味，切叁味，以麻沸湯貳升漬之，須臾絞去滓，內附子汁，分温再服。

生薑瀉心湯方

生薑肆兩切　甘草叁兩炙　人參叁兩

乾薑壹兩　黄芩叁兩　半夏半升洗

黄連壹兩　大棗拾貳枚擘

右捌味，以水壹斗，煑取陸升，去滓，再煎，取叁升，温服壹升，日叁服。

甘草瀉心湯方

甘草肆兩　黄芩叁兩　乾薑叁兩

半夏半升洗　大棗拾貳枚擘　黄連壹兩

右陸味，以水壹斗，煑取陸升，去滓，再煎，取叁升，温服壹升，日叁服。

黄芩加半夏生薑湯方 於黄芩湯方內，加半夏半升，生薑壹兩半，餘依黄芩湯法服。

已上伍方病證並在第四卷內。

桂枝加大黄湯方

桂枝叁兩去皮　大黄壹兩　芍藥陸兩

生薑叁兩切　甘草貳兩炙　大棗拾貳枚擘

右陸味，以水柒升，煑取叁升，去滓，温服壹升，日叁服。

桂枝加芍藥湯方 於第二卷桂枝湯方內，更加芍藥叁兩，通前共陸兩，餘依桂枝湯法服。

四逆加吳茱萸生薑湯方

當歸叁两　芍藥叁两　甘草炙貳两

通草貳两　桂枝去皮叁两　細辛叁两

生薑切半斤　吳茱萸貳升　大棗擘貳拾伍枚

右玖味，以水陸升，清酒陸升，和煑，取伍升，去滓。温分伍服。一方，水酒各肆升。

已上叁方病證，並在第六卷内。

四逆加人參湯方於四逆湯方内，加人參壹两。餘依四逆湯法服。

四逆加猪膽汁湯方於四逆湯方内，加入猪膽汁半合。餘依前法服。如無猪膽，以羊膽代之。

已上貳方病證，並在第七卷内。

何義門先生鑒定

漢仲景張先生著

金匱玉函經真本

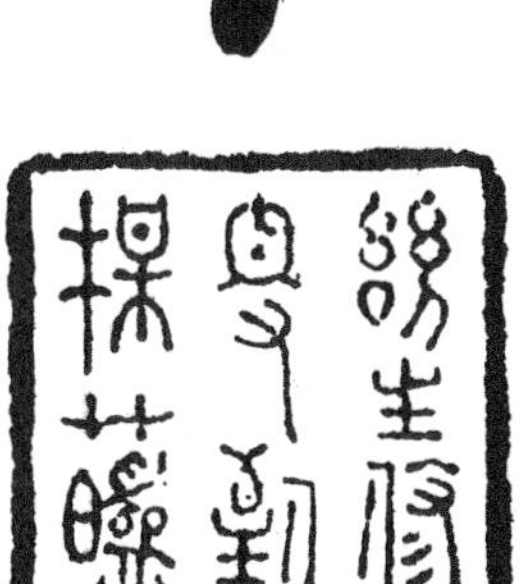

本衙藏板

重刻張仲景金匱玉函經序

金匱玉函經八卷漢張仲景論著晉王叔和所撰次也其標題葢亦後人所加取珍秘之意仲景當漢季年篤好方術以拯夭横其用心仁矣故自素難本草湯液諸書咸抉根得髓其為傷寒雜病論實為萬世羣方之祖自叔和尊尚以後年歲久遠錯亂放失者屢矣宋治平初命諸臣校定其目有三曰傷寒論金匱方論（一名金匱玉函要畧）以及此經是也雖未必盡復仲景本書之舊然一家之學粗完余幼讀二論精微簡要務令上口以通思索徧求是經獨不可得後檢鄱陽馬氏經籍考雖列其目而所引晁序則實金匱玉函要畧也則此經葢自元時而不行于世矣歲壬辰義門何内翰以予粗習張書句讀手抄宋本見授拜受卒業喜忘寢食惜其訛脱者多甚或不能以句既無他本可校乃博考衆籍以相證佐補亡滅誤十得八九稿凡數易而始可讀則掩卷而歎曰是可報命于内翰矣内翰嘗以古明醫多以醫案示人見愛過實囑刻其平生醫藥病狀之驗者予瞿然不敢當語云三折肱為良醫予雖老是然處方設劑吾斯未信因念是經世久未見而内翰既得禁方不自秘匿雖古人尤難之開以傳後其弘濟豈但一師之説哉夫岐黄之書經也仲景之經律也臨證療疾引經案律十不失一二論所述畧具矣是書則兼綜兩者而整齊形證附類方藥各有門部次第不可淆亂則知經又論之自出尤醫門之金科玉條也八卷之中上順天和以療人患非通三才之道而得往聖之

心者不能觀者苟能潛心玩索而知其所以則因病發藥應如桴鼓順之則能起死畔之則立殺人先儒以孫思邈尚為粗曉其旨得其書者未可謂不過與傷寒論及要畧相出入而鹵莽治之也不揆淺陋願與同志者熟讀而精思之

旨

康熙丙申陽月上海陳世傑書

重刻金匱玉函經序

吾宗懷三先生自幼學儒以多病廢遂篤嗜方書壯年由上海流寓吳門坐臥一閣近十年所手不釋卷帙精通諸禁方然未嘗以醫自夸所治輒效益務實不近名名久大震性高亮疎豁無軟熟態兩遊京師貴人爭迎之皆翩然謝歸出入里中乘壞肩輿有謁必往切脉診病其可藥與否常直言以對不爲挾要欺倖富貴人或爲藥所誤垂死乃相招或投藥有起勢遽以庸醫間之先生益厭苦常謾語來者曰吾不能醫富貴人也儒門單戶有急相告卽毒熱嚴凍躡早晚必赴愈不計其所酬薄厚其學長于仲景嘗謂綱要精微實軒岐之繼別而自晋唐以還名家撰論悉衍其緒故讀傷寒論及要略不但誦數悉能心知其意惟恨未見金匱玉函經市中見杜光庭所撰書標題恰同喜極購歸旣啟乃知非是于是求之益亟義門何先生知先生最深得宋抄本授之窮日夜校閱卽有脫誤以他書是正歷三四寒温而後可句尋考本序爲宋館閣秘本元明以來相沿以要畧爲此經雖丹溪之精通安道之淹貫蓋皆未見先生于是刻而傳之間嘗語余黄岐之經義深以遠仲景之書理切而要不深其書而求以通經如討源而未有楫也然年久散失晦蝕于諸家之說多矣故吾讀是書自成無已外注凡七十有二家皆庋而不觀懼文多而益昧其經爾今吾刻是幸其久未見不爲注所厖學者潛心刻意庶幾得之雖然其間條緒同于傷寒論者幾什之七懼或者之又畧而弗觀不知發凡起例仲景別有精義存焉讀論與畧者不可闕也余曰經籍之顯晦存乎其人仲景憫宗人之彫喪拯後世之夭橫其利溥矣是經不絕如綫而今章之其

用心既與古齊契來者難誣其實而傳之決也則仲景一家之書自此大昭矣丙申長至後長洲弟汝楫書

漢書藝文志載成帝之世詔李柱國校方技劉氏七略有醫經七家二百一十六卷經方十一家二百七十四卷其存於今獨黄帝内經而已素問難經本草之屬皆見於鄭荀經簿王阮志錄要之最為古書比于六經繼出者東漢張仲景傷寒論西晉王叔和撰次玉函經二書寔相表裏評病處方具有條理各詣其極乃方技中之論語孟子書不得其門者末由語於生生也隨書經籍志與唐宋藝文志卷目時有不同然行於世者猶出宋治平間三館校定可以据信吾友陳先生懷三研精覃思於張王二書有年所矣遇疾危急羣疑共却必予全濟於是同術驚詫目為神奇不知惟能發復古賢方劑視證所宜不肯妄行胷臆以人之寄命為戲剽爚以書者之一一可覆也先生深閉其道之晦昧務思援古正今謂傷寒論世多有而金匱玉函經幾無傳乃從藏書家訪求善本与箧中本再三勘校重開以通流之蓋仁人之用心也博與愛其禁而戒勿洩者殊絶矣昔東垣李明之著傷寒會要書遺山元裕之為之作序余無遺山之文辭而此書為醫學之論語孟子其已試之效亦不假予言而始張特重先生之用心可與進於孔孟之道也輙書其後盖先生本儒者云

康熙丁酉正月義門何焯

校正金匱玉函經疏

金匱玉函經與傷寒論同體而別名欲人互相檢閱而爲表裏以防後世之亡逸其濟人之心不已深乎細考前後乃王叔和撰次之書緣仲景有金匱錄故以金匱玉函名取寶而藏之之義也王叔和西晉人爲太醫令雖博好經方其學專于仲景是以獨出於諸家之右仲景之書及今八百餘年不墜于地者皆其力也但此經自晉以來傳之既久方證訛謬辨論不倫歷代名醫雖學之皆不得彷彿惟孫思邈麤曉其旨亦不能修正之况其下者乎 國家詔儒臣校正醫書臣等先校定傷寒論次校成此經其文理或有與傷寒論不同者然其意義皆通聖賢之法不敢臆斷故並兩存之凡八卷依次舊目總二十九篇一百一十五方恭惟

主上大明撫運視民如傷廣頒其書爲天下生生之具直欲躋斯民於壽域者矣治平三年正月十八日太子右贊善大夫臣高保衡尚書員外郎臣孫奇尚書司封郎中秘閣校理臣林億等謹上

金匱玉函經目錄

卷七

卷八

金匱玉函經目錄終

金匱玉函經卷第一

漢仲景張機著　上海陳世傑懷三重校
晉王叔和撰次　門人張邵煥有文叅
宋林億等校正　平江余謙牧心恭重校
門人張　嵩峻天閱

證治總例

夫二儀之內。惟人最靈。稟天地精英之氣。故與天地相參。天一生水。剛柔漸形。是以人之始生。先成其精。腦髓既足。筋骨斯成。皮堅毛長。神舍於心。頭圓法天。足方象地。兩目應日月。九竅應九州。四肢應四時。十二節應十二月。五藏應五音。六府應六律。手十指應十干。足十指莖垂應十二支。三百六十節以應一歲。天有風雨。人有喜怒。天有雷電。人有音聲。天有陰陽。人有男女。月有大小。人有虛實。萬物皆備。乃名爲人。服食五味。以養其生。味有所偏。藏有所勝。氣增而久。疾病乃成。諸經藏中。金木水火土。自相尅賊。地水火風。復加相乘。水行滅火。土救其母。迭爲勝負。藏氣不精。此爲害道。不知經脉。妄治諸經。使氣血錯亂。正氣受刑。陰陽不和。十死一生。經云地水火風。合和成人。凡人火氣不調。舉身蒸熱。風氣不調。全身強直。諸毛孔閉塞。水氣不調。身體浮腫。脹滿喘麤。土氣不調。四肢不舉。言無音聲。火去則身冷。風止則氣絕。水竭則無血。土敗則身裂。愚醫不思脉道。反治其病。使藏中金木水火土。互相攻尅。如火熾然。重加以油。不可不慎。又使經脉者如流水迅急。能斷其源者。此爲上也。

凡四氣合德。四神安和。人一氣不調。百一病生。四神動作。四百四病。同時俱起。其有一百一病。不治自愈。一百一病。須治而愈。一百一病。難治難愈。一百一病。眞死不治。

問曰、人隨土地。得合陰陽。稟食五穀。隨時相將。冬得溫室。夏遂清凉消沴調寒暑。四季不遭傷。恐懼畏無時。忽然致不祥。肺魄不能靜。肝魂欲飛揚。心神失所養。脾腎亦乖方。六府彷徨亂。何以致安康。非鍼藥不定。盡自究精詳。答曰肝虛則目𥉌。其魂自飛揚。肺衰則氣上。其魄自掩藏。心虛則不定。諸藏受迍殃。脾腎虛衰至。內結作癰瘡。六府病蝟集。諸脉失經常。及時加鍼藥。勿使及淪亡。

古者上醫相色。中醫聽聲。下醫診脉。診候之法。固是不易。又云問而知之。別病深淺。命曰巧焉。上醫相色知病者。色脉與身形不得相失。黑乘赤者死。赤乘青者生之類。中醫聽聲知病者。聲合五音。火聞水聲。煩悶驚悸。木得金聲。恐畏相刑。脾者土也。生育萬物。回助四傍。善者不見惡則歸之。太過則四肢不舉。不及則九竅不通。六識閉塞。猶如醉人。四季運轉。終而復始。下醫診脉知病者。源流移轉。四時逆順。相害相生。審知藏府之微。此爲妙也。

夫診法。常以平旦。陰氣未動。陽氣未散。飲食未進。經脉未盛。絡脉調勻。氣血未亂。精取其脉。知其逆順。必察四難而明告之。然愚醫不能如斯。逆四難而生亂階者。此爲誤也。

肝病治肺。心病折腎。其次取俞募。不令流轉藏府。見肝之病。當瀉肺金補肝木。木子火爲父報仇。故火尅金。子病以母補之。母病以子瀉之。益云王者不受其邪。而爲邪傳。以得姦賊之侵病。及於一藏之中。五賊相害。於彼前路。當先斷之。一藏不可再傷。精神不中數勞。次取俞募。其令五邪氣當散去之。

凡婦人之病。比之男子。十倍難治。攷諸經言。病本一體。所以難治者。婦人衆陰所集。常與濕居。

十五以上。陰氣浮溢。百想經心。內傷五藏。外損姿容。月水去留。前後交互。瘀血停凝。中路斷絕。其中傷墮。不可具論。生熟二藏。虛實交錯。惡血內漏。氣脉損竭。或飲食無度。損傷非一。或胎瘡未愈。而合陰陽。或出行風來便利穴厠之上。風從下入。便成十二痼疾。男子病者。衆陽所歸。常居于燥。陽氣游動。强力施泄。便成勞損。損傷之病。亦衆多矣。食草者力。食穀者智。食肉者勇。以金治金。眞得其眞。以人治人。眞得入神。

凡欲和湯合藥灸刺之法。宜應精思。必通十二經脉。三百六十孔穴。營衛氣行。知病所在。宜治之法。不可不通。湯散丸藥。鍼灸膏摩。一如其法。然愚醫不通十二經脉。不知四時之經。或用湯藥倒錯。鍼灸失度。順方治病。更增他疾。惟致滅亡。故張仲景曰、哀哉烝民。枉死者半。可謂世無良醫。爲其解釋。

吾常見愚人疾病。有三不治。重財輕命一不治。服食不節二不治。信邪賊藥三不治。若主候常存。形色未病。未入腠理。鍼藥及時。服將調節。委以良醫。病無不愈。咸共思之。又自非究明醫術。素識明堂流注者。則身中榮俞。尚不能知其所在。安能用鍼藥以治疾哉。今列次第。以示後賢。使得傳之萬世。

張仲景曰、若欲治疾。當先以湯洗滌五藏六府。開通經脉。理導陰陽。破散邪氣。潤澤枯槁。悅人皮膚。益人氣血。水能淨萬物。故用湯也。若四肢病久風冷發動。次當用散。散能逐邪風濕痺。表裏移走。居無常處者。散當平之。次當用丸。丸能逐沉冷。破積聚。消諸堅癥。進飲食。調營衛。能參合而行之者。可謂上工。醫者意也。聖道非不妙。愚醫不能尋聖意之要妙。怨嗟藥石不治者。此爲謬也。非聖人之過也。又能尋膏煎摩之者。亦古之例也。虛則補之。實則瀉之。寒則散之。熱則去之。不虛不實。以經取之。虛者十補。勿一瀉之。實者瀉之。虛實等者。瀉勿太泄。膏煎摩之。勿使復也。若虛者重瀉眞氣絶。實者補之重其疾。大熱之氣。寒以取之。盛熱之氣。以寒發之。又不須汗下而與汗下之者。此爲逆也。仲景曰。不須汗而強與汗之者。奪其津液。令人枯竭而死。又須汗而不與汗之者。使諸毛孔閉塞。令人悶絶而死。又不須下而強與下之者。令人開腸洞泄。便溺不禁而死。又須下而不與下之者。令人心内懊憹。脹滿煩亂。浮腫而死。又不須灸而強與灸之者。令人火邪入腹。干錯五藏。重加其煩而死。又須灸而不與灸之者。使冷結重氷。久而彌固。氣上衝心。無地消散。病篤而死。又須珍貴之藥。非貧家野居所能立辦。由是怨嗟以爲藥石無驗者。此弗之思也。

問曰。凡和合湯藥。治諸草石蟲獸。用水升合。消減之法則云何。答曰。凡草木有根莖枝葉皮毛花實。諸石有軟鞕消走。諸蟲有毛羽甲角頭尾骨足之屬。有須燒煉炮炙。生熟有定。一如後法。順方是福。逆之者殃。又或須皮去肉。或去皮須肉。或須根去莖。又須花須實。依方揀採。治削極令淨潔。然後升合秤兩。勿令叅差。藥有相生相殺。相惡相反。相畏相得。氣力有強有弱。有君臣相理。佐使相持。若不廣通諸經。焉知草木好惡。或醫自以意加減。更不依方分配。使諸草石。強弱相欺。勝負不順。入人腹内。不能治病。自相鬪爭。使人逆亂。力勝刀劒。若調和得宜。雖未去病。猶得利安五藏。令病無至增劇。若合治湯藥。當取井花水。極令潔淨。升斗勿令多少。煑之調和。一如其法。若合蜜丸。當須看第七卷。令童子杵之。極令細熟。杵數千百下。可至千萬。過多益佳。

依經文和合調勻。當以四時王相日造合。則所求皆得。禳災滅惡。病者得瘥。死者更生。表鍼內藥。與之令服。可謂千金之藥。內消無價之病。

夫用鍼刺者。先明其孔穴。補虛瀉實。送堅付濡。以急隨緩。營衛常行。勿失其理。行其鍼者。不亂乎心。口如銜索。目欲內視。消息氣血。不得妄行。鍼入一分。知天地之氣。鍼入二分。知呼吸之氣。鍼入三分。知逆順之氣。鍼皮毛者。勿傷血脉。鍼血脉者。勿傷肌肉。鍼肌肉者。勿傷筋膜。鍼筋膜者。勿傷骨髓。經曰。東方甲乙木。主人筋膜魂。南方丙丁火。主人血脉神。西方庚辛金。主人皮毛魄。北方壬癸水。主人骨髓志。中央戊巳土。主人肌肉智。鍼傷筋膜者。令人愕視失魂。鍼傷血脉者。令人煩亂失神。鍼傷皮毛者。令人上氣失魄。鍼傷骨髓者。令人呻吟失志。鍼傷肌肉者。令人四肢不舉失智。鍼能殺生人。亦能起死人。

凡用鍼之法。補瀉爲先。呼吸應江漢。補瀉應星斗。經緯有法則。陰陽不相干。震爲陽氣始。兌爲陰氣終。坎爲太玄華。坤爲太陰精。欲補從卯南。欲瀉從酉北。鍼入因日明。鍼出隨月光。夫治陰陽風邪。身熱脉大者。以烽鍼刺之。治諸邪風鬼疰痛處少氣。以毛鍼去之。凡用烽鍼者。除疾速也。先補五呼。刺入五分。留入十呼。刺入一寸。留二十呼。隨師而將息之。刺急者。深內而久留之。刺緩者。淺內而疾發鍼。刺大者。微出其血。刺滑者。淺內而久留之。刺澁者。必得其脉。隨其逆順久留之。疾出之。撅穴勿出其血。刺諸小弱者。勿用大鍼。然氣不足。宜調以甘藥。餘三鍼者。止中破癰堅痛結息肉也。非治人疾也。

夫用灸之法。頭身腹背肩臂手足偃仰側其上中諸部。皆是陰陽榮衛經絡俞募孔穴。各有所主。相病正形。隨五藏之脉。當取四時相害之脉。

如浮沉滑澁。與灸之人。身有大小長短。骨節豐狹。不可以情取之。宜各以其部分尺寸量之。乃必得其正。諸度孔穴。取病人手大拇指第一節橫度爲一寸。四指爲一部。亦言一夫。又以文理縫縱會言者。亦宜審詳。

凡點灸法。皆取平正身體。不得傾側寬縱縮狹也。若坐點則坐灸之。臥點則臥灸之。立點則立灸之。反此者。不得其穴。

凡諸言壯數者。皆以中平論也。若其人丁壯。病重者可復一倍。其人老弱。病微者可復減半。然灸數可至二三百也。可復倍加火治之。不然則氣不下沉。雖焦而病不愈。又新生小兒。滿一朞以還者。不過一七止。其壯數多少。隨病大小也。

凡灸須合陰陽九部諸府。各有孔穴。而有多少。故頭背爲陽部。參陰而少。臂脚爲陽部。亦參陰而少。胸爲陰部。參陽而少。腹爲陰部。亦參陽而少。此爲陰陽營衛經脉事也。行壯多少在數。人病隨陰陽而灼灸之。若不知孔穴。勿妄灸之。使病增重。又人體腰以上爲上部。腰以下爲下部。外爲陽部。內爲陰部。營衛藏府周流。名曰經絡。是故丈夫四十以上氣在腰。婦人四十以上氣在乳。以丈夫先衰于下。婦人先衰于上。灸之生熟。亦宜撙節之。法當隨病遷轉。大法外氣務生。內氣務熟。其餘隨宜耳。頭者身之元首。人神之所注。氣血精明。三百六十五絡。皆歸于頭。頭者諸陽之會也。故頭病必宜審之。灸其穴。不得亂灸。過多傷神。或陽精玄精陰魄再卒。是以灸頭止得滿百。背者是體之橫梁。五藏之繫着。太陽之會合。陰陽動發。冷熱成病。灸大過熟。大害人也。臂脚手足者。人之枝幹。其神繫於五藏六府。隨血脉出。能遠近採物。臨深履薄。養於諸經。其地狹淺。故灸宜少。過多則內神不得入。精神閉塞。否滯不仁。卽手臂不舉。故四肢之灸。不宜太熟也。然腹藏之內。性貪五味。無厭成疾。風寒固結。水穀不消。灸當宜熟。若大杼脊中腎俞膀胱八窌。可至二百壯。心主手足太陰。可至六七十壯。三里、太谿太衝陰陽二泉上下二廉。可至百壯。腹上上管下管太倉關元。可至一百壯。若病重者。三復之乃愈耳。若治諸沉結寒冷。必灸之宜熟。量病輕重而攻治之。表鍼內藥。隨宜用之。消息將之。與天同心。百年永安。終無橫夭。此要畧說之。非賢勿傳。請秘而用之。今以察色診脉。辨病救疾。可行合宜之法。并方藥共成八卷。號爲金匱玉函經。其篇目次第。列于卷首。

金匱玉函經卷第一　終

金匱玉函經卷第二

辨痓溼暍第一

太陽病。痓溼暍三種。宜應別論。以爲與傷寒相似。故此見之。

太陽病。發熱無汗。而反惡寒。是爲剛痓。

太陽病。發熱汗出。而不惡寒。是爲柔痓。

太陽病。發熱。其脉沉細。是爲痓。

太陽病。發其汗。因致痓。

病者。身熱足寒。頭項强惡寒。時頭熱面赤。目脉赤。獨頭動搖。卒口噤。背反張者。爲痓。

脊强者。五痓之總名。其證卒口噤。背反張而瘛瘲。諸藥不已。可灸身柱大椎陶道。

太陽病。無汗。而小便反少氣上衝胸。口噤不得語。欲作剛痓。葛根湯主之

剛痓爲病。胸滿口噤。臥不著席。脚攣急。其人必齘齒。可與大承氣湯。

痓病。發其汗已。其脉浛浛如蛇。暴腹脹大者。爲欲解。脉如故。反復弦者。必痓。

痓脉來按之築築而弦。直上下行。

痓家其脉伏堅。直上下。

夫風病。下之則痓。復發其汗。必拘急。

太陽病。其症備。身體强。几几然。脉沉遲。此爲痓。括樓桂枝湯主之

痓病有灸瘡難療

瘡家。雖身疼痛。不可發其汗。汗出則痓。

太陽病。而關節疼煩。其脉沉緩。爲中溼。

病者一身盡疼煩。日晡卽劇。此爲風溼。汗出當風所致也。

溼家之爲病。一身盡疼。發熱。而身色似熏黃也。

溼家之爲病。其人但頭汗出而背强。欲得被覆向火。若下之蚤則噦。或胷滿。小便不利。舌上如胎。此爲丹田有熱。胸上有寒。渴欲飲而不能飲。

則口燥煩也。

溼家下之。額上汗出。微喘。小便利者死。若下利不止者。亦死。

問曰病風溼相搏。身體疼痛。法當汗出而解。値天陰雨溜不止。師云此可發汗。汗之而其病不愈者。何故。答曰發其汗。汗大出者。但風氣去。溼氣仍在。是故不愈。若治風溼者發其汗。微微似欲出汗者。則風溼俱去也。

病身上疼痛。發熱面黄而喘。頭痛鼻塞而煩。其脉大。自能飲食。腹中和無病。病在頭中寒溼故鼻塞。內藥鼻中。卽愈。

溼家身煩疼。可與麻黄湯加朮四兩。發其汗爲宜。慎不可以火攻之。

風溼脉浮。身汗出。惡風者。防已湯主之。

太陽中熱暍是也。其人汗出。惡寒。身熱而渴也。白虎湯主之。

太陽中暍。身熱疼重。而脉微弱。此以夏月傷冷水。水行膚中所致也。瓜蒂湯主之。

太陽中暍發熱惡寒。身重而疼痛。其脉弦細芤遲。小便已灑灑然毛聳。手足逆冷。小有勞。身卽熱。口開前板齒燥。若發其汗。惡寒則甚。加溫鍼發熱益甚。數下之。則淋甚。

辨脉第二

問曰脉有陰陽。何謂也。答曰脉大爲陽。浮爲陽數爲陽。動爲陽。滑爲陽。沉爲陰。澁爲陰。弱爲陰弦爲陰。微爲陰。陰病見陽脉者生。陽病見陰脉者死。

問曰脉有陽結陰結者。何以別之。答曰其脉自浮而數。能食不大便名曰陽結。期十七日當劇。其脉自沉而遲。不能食。身體重。大便反堅。名曰陰結。期十四日當劇。

問曰病有灑淅惡寒。而復發熱者。何也。答曰陰脉不足。陽往從之。陽脉不足。陰往乘之。何謂陽不足。答曰假令寸口脉微。爲陽不足。陰氣上入陽中。則灑浙惡寒。何謂陰不足。答曰尺脉弱爲陰不足。陽氣下陷入陰中。則發熱。

陽脉浮。陰脉弱者。則血虚。血虚則筋急。

其脉沉者。營氣微也。其脉浮。而汗出如流珠者。衛氣衰也。營氣微。加燒鍼。血留不行。更發熱而燥煩也。

脉藹藹如車蓋者。名曰陽結也。

脉纍纍如循長竿者。名曰陰結也。

脉聶聶如吹榆莢者。名曰散也。

脉瞥瞥如羮上肥者。陽氣脱也。

脉縈縈如蜘蛛絲者。陽氣衰也。

脉綿綿如瀉漆之絶者。亡其血也。

脉來緩時一止復來。名曰結。脉來數時一止復來。名曰促。脉陽盛則促。陰盛則結。此皆病脉。陰陽相搏。名曰動。陽動則汗出。陰動則發熱。形冷惡寒者。此三焦傷也。若數脉見于關上。上下無頭尾。如豆大。厥厥動摇者。名曰動也。

陽脉浮大而濡。陰脉浮大而濡。陰與陽同等者。名曰緩也。

脉浮而緊者。名曰弦也。弦者狀如弓弦。按之不移也。脉緊者。如轉索無常也。

脉弦而大。弦卽爲減。大卽爲芤。減卽爲寒。芤卽爲虚。寒虚相搏。脉卽爲革。婦人卽半産漏下。男子卽亡血失精。

問曰病有戰而汗出自得解者。何也。答曰其脉浮而緊。按之反芤。此爲本虚。故當戰而汗出也。其人本虚。是以發戰。以脉浮。故當汗出而解。若脉浮而數。按之不芤。此本不虚。若欲自解。但汗出耳。卽不發戰也。

問曰病有不戰而汗出解者。何也。答曰其脉大而浮數。故不戰汗出而解也。

問曰病有不戰。復不汗而解者。何也。答曰其脉自微。此以曾發汗。若吐。若下。若亡血。內無津液。陰陽自和。必自愈。故不戰不汗而解也。

問曰傷寒三日。其脉浮數而微。病人身自凉和者。何也。答曰此爲欲解也。解以夜半。脉浮而解者。濈然汗出也。脉數而解者。必能食也。脉微而解者。必大汗出也。

問曰脉病欲知愈未愈。何以別之。答曰寸口關上尺中三處。大小浮沉遲數同等。雖有寒熱不解者。此脉陰陽爲和平。雖劇當愈。

師曰立夏得洪大脉。是其本位。其人病身體苦疼重者。須發其汗。若明日身不疼不重者。不須發汗。若汗濈濈然自出者。明日便解矣。何以言之。立夏脉洪大。一本作浮大是其時脉。故使然也。四時倣此。

問曰凡病欲知何時得。何時愈。答曰假令夜半得病者。日中愈。日中得病者。夜半愈。何以言之。日中得病夜半愈者。以陽得陰則解也。夜半得病日中愈者。以陰得陽則解也。

夫寸口脉。浮在表。沉在裏。數在府。遲在藏。假令脉遲。此爲在藏。

趺陽脉浮而濇。少陰脉如經。其病在脾。法當下利。何以知之。脉浮而大者。氣實血虛也。今趺陽脉浮而濇。故知脾氣不足。胃氣虛也。以少陰脉弦而浮。纔見此爲調脉。故稱如經。而反滑數者。故知當溺膿也。

寸口脉浮而緊。浮卽爲風。緊卽爲寒。風卽傷衛。寒卽傷營。營衛俱病。骨節煩疼。當發其汗也。

趺陽脉遲而緩。胃氣如經也。趺陽脉浮而數。浮則傷胃。數則動脾。此非本病。醫特下之所爲也。營衛內陷。其數先微。脉反但浮。其人必大便堅。

氣噫而除。何以言之。脾脉本緩。今數脉動脾。其數先微。故知脾氣不治。大便堅氣噫而除。今脉反浮。其數改微。邪氣獨留。心中則饑。邪熱不殺穀。潮熱發渴。數脉當遲緩。脉因前後度數如法。病者則饑。數脉不時。則生惡瘡也。

師曰病人脉微而澁者。此爲醫所病也。大發其汗。又數大下之。其人亡血。病當惡寒。而發熱無休止。時夏月盛熱。而欲着複衣。冬月盛寒。而欲裸其體。所以然者。陽微卽惡寒。陰弱卽發熱。醫發其汗。使陽氣微。又大下之。令陰氣弱。五月之時。陽氣在表。胃中虛冷。內以陽微不能勝冷。故欲着複衣。十一月之時。陽氣在裏。胃中煩熱。內以陰弱不能勝熱。故欲裸其體。又陰脉遲澁。故知亡血也。

脉浮而大。心下反堅。有熱。屬藏者。攻之。不令發汗。屬府者。不令溲數。溲數則便堅。汗多則熱愈。汗少卽便難。脉遲尚未可攻。

趺陽脉數微濇。少陰反堅。微卽下逆。濇卽躁煩。少陰堅者。便卽爲難。汗出在頭。穀氣爲下。便難者令微溏。不令汗出。甚者遂不得便。煩逆鼻鳴。上竭下虛。不得復還。

脉浮而洪。軀汗如油。喘而不休。水漿不下。形體不仁。乍靜乍亂。此爲命絕。未知何藏先受其災。若汗出髮潤。喘而不休。此爲肺絕。陽反獨留。形體如烟熏。直視搖頭。此爲心絕。唇吻反青。四肢縶習。此爲肝絕。環口黧黑。柔汗發黃。此爲脾絕。溲便遺失。狂語。目反直視。此爲腎絕。又未知何藏陰陽先絕。若陽氣先絕。陰氣後竭。其人死。身色必青。肉必冷。陰氣先絕。陽氣後竭。其人死。身色必赤。腋下温。心下熱也。

寸口脉浮大。醫反下之。此爲大逆。浮卽無血。大卽爲寒。寒氣相搏。卽爲腸鳴。醫乃不知。而反飲之水。令汗大出。水得寒氣。冷必相搏。其人即䭇。

趺陽脉浮。浮即爲虛。浮虛相搏。故令氣䭇。言胃氣虛竭也。脉滑則爲噦。此爲醫咎。責虛取實。守空迫血。脉浮鼻口燥者。必衄。

諸脉浮數。當發熱。而灑淅惡寒。若有痛處。食飲如常者。畜積有膿也。

脉浮而遲。面熱赤而戰惕者。六七日當汗出而解。反發熱者差遲。遲爲無陽。不能作汗。其身必癢也。

脉虛者。不可吐下發汗。其面反有熱色爲欲解。不能汗出。其身必癢。

寸口脉。陰陽俱緊。法當清邪中上。濁邪中下。清邪中上。名曰潔。濁邪中下。名曰渾。陰中于邪。必內慄。表氣微虛。裏氣失守。故使邪中於陰也。陽中於邪。必發熱。頭痛項强。腰痛脛痠。所謂陽中霧露之氣。故曰清邪中上。濁邪中下。陰氣爲慄。足膝逆冷。溲便妄出。表氣微虛。裏氣微急。三焦相溷。內外不通。若上焦怫鬱。藏氣相熏。口爛食齗。若中焦不治。胃氣上衝。脾氣不轉。胃中爲濁。營衛不通。血凝不流。衛氣前通。小便赤黃。與熱相搏。因熱作使。游于經絡。出入藏府。熱氣所過。即爲癰膿。陰氣前通。陽氣厥微。陰無所使。客氣內入。嚏而出之。聲嗢咽塞。寒厥相追。爲熱所擁。血凝自下。狀如豚肝。陰陽俱厥。脾氣孤弱。五液注下。若下焦不闔。清便下重。令便數難。臍築湫痛。命將難全。

脉陰陽俱緊。口中氣出。脣口乾燥。踡臥足冷。鼻中涕出。舌上胎滑。勿妄治也。到七日以來。其人微發熱。手足溫。此爲欲解。或到八日以上。反大發熱。此爲難治。設惡寒者。必欲嘔。腹痛者。必欲利也。

脉陰陽俱緊。至於吐利。其脉獨不解。緊去人安。

此爲欲解。若脉遲。至六七日不欲食。此爲晚發。水停故也。爲未解。食自可者。爲欲解。

病六七日。手足三部脉皆至。大煩口噤不能言。其人躁擾。此爲欲解。若脉和。其人大煩。目重瞼內際黄。亦爲欲解。

脉浮而數。浮卽爲風。數卽爲虚。風卽發熱。虚卽惡寒。風虚相搏。則灑淅惡寒而發熱也。

趺陽脉浮而微。浮卽爲虚。微卽汗出。

脉浮而滑。浮卽爲陽。滑卽爲實。陽實相搏。其脉數疾。衛氣失度。浮滑之脉數疾。發熱汗出者。此爲不治。

脉散。其人形損。傷寒而欬。上氣者死。

脉微而弱。微卽爲寒。弱卽發熱。當骨節疼痛煩而極出汗。

寸口脉濡而弱。濡卽惡寒。弱卽發熱。濡弱相搏。藏氣衰微。胷中苦煩。此非結熱。而反劫之。居水漬布冷銚貼之。陽氣遂微。諸府無所依。陰脉凝聚。結在心下。而不肯移。胃中虚冷。水穀不化。小便縱通。復不能多。微則可救。聚寒在心下。當奈何。

辨太陽病形證治第三

夫病有發熱而惡寒者。發於陽也。不熱而惡寒者。發於陰也。發于陽者七日愈。發于陰者六日愈。以陽數七。陰數六故也。

太陽之爲病。頭項强痛而惡寒。

太陽病。其脉浮。

太陽病。發熱汗出而惡風。其脉緩。爲中風。

太陽中風。發熱而惡寒。

太陽病。或已發熱。或未發熱。必惡寒。體痛。嘔逆。其脉陰陽俱緊。爲傷寒。

傷寒一日。太陽脉弱。至四日。太陰脉大。

傷寒一日。太陽受之。脉若靜者。爲不傳。頗欲吐。

躁煩脈數急者。乃爲傳。

傷寒。其二陽證不見。此爲不傳。

傷寒三日。陽明脈大者。爲欲傳。

傷寒三日。少陽脈小者。爲欲已。

太陽病。發熱而渴。不惡寒。爲温病。若發汗已。身體灼熱者。爲風温。風温之爲病。脈陰陽俱浮。汗出體重。多眠。鼻息必鼾。語聲難出。若下之。小便不利。直視失溲。若被火。微發黄。劇則如驚癇。時掣縱發作。復以火熏之。一逆尚引日。再逆促命期。

太陽病。三四日不吐下。見芤乃汗之。

太陽病頭痛至七日有當愈者。其經竟故也。若欲作再經者。當鍼足陽明。使經不傳則愈。

太陽病欲解時。從巳盡未。

風家表解。而不了了者。十二日愈。

夫病身大熱。反欲得衣者。寒在骨髓。熱在皮膚。身大寒。反不欲近衣者。熱在骨髓。寒在皮膚也。

太陽中風。陽浮而陰濡弱。陽浮者熱自發。濡弱者汗自出。嗇嗇惡寒。淅淅惡風。翕翕發熱。鼻鳴乾嘔。桂枝湯主之。

太陽病。發熱汗出。此爲營弱衛强。故使汗出。欲解邪風。桂枝湯主之。

太陽病。頭痛發熱。汗出惡風。桂枝湯主之。

太陽病。項背强几几。而反汗出惡風。桂枝湯主之。論云桂枝加葛根湯主之。

太陽病。下之。其氣上衝者。可與桂枝湯。不衝者。不可與之。

太陽病三日。已發汗。若吐若下若温鍼而不解。此爲壞病。桂枝不復中與也。觀其脈證。知犯何逆。隨證而治之。

桂枝湯。本爲解肌。其人脈浮緊。發熱無汗。不可與也。常須識此。勿令誤也。

酒客不可與桂枝湯。得之則嘔。酒客不喜甘故也。

喘家作。桂枝湯加厚朴杏仁佳。

服桂枝湯吐者。其後必吐膿血。

太陽病。發其汗。遂漏而不止。其人惡風。小便難。四肢微急。難以屈伸。桂枝加附子湯主之。

太陽病。下之。其脉促。胸滿。桂枝去芍藥湯主之。若微惡寒者。桂枝去芍藥加附子湯主之。

太陽病。得之八九日。如瘧狀。發熱而惡寒。熱多而寒少。其人不嘔。清便自調。日二三發。脉微緩者爲欲愈。脉微而惡寒。此陰陽俱虚。不可復吐下發汗也。面反有熱色者。爲未欲解。以其不能得小汗出。身必當癢。桂枝麻黄各半湯主之。

太陽病。初服桂枝湯。反煩不解者。當先刺風池風府。却與桂枝湯卽愈。

服桂枝湯大汗出。若脉但洪大。與桂枝湯。若其形如瘧。一日再發。汗出便解。宜桂枝二麻黄一湯。

服桂枝湯。大汗出後。大煩渴不解。若脉洪大者。白虎加人參湯主之。

太陽病。發熱而惡寒。熱多寒少。脉微弱者。此無陽也。不可復發其汗。宜桂枝二越婢一湯。

服桂枝湯。或下之。仍頭項强痛。翕翕發熱。無汗。心下滿而微痛。小便不利者。桂枝去桂加茯苓白术湯主之。

傷寒脉浮。自汗。小便數。頗微惡寒。論曰心煩微惡寒。兩脚攣急。反與桂枝湯。欲攻其表。得之便厥。咽乾煩躁吐逆。當作甘草乾薑湯。以復其陽。厥愈足温。更作芍藥甘草湯與之。其脚卽伸。若胃氣不和。讝語。少與調胃承氣湯。若重發汗。復加燒鍼者。四逆湯主之。

問曰證象陽旦。按法治之而增劇。厥逆。咽中乾。

兩脛拘急而讝語。師言夜半手足當溫。兩脚當伸。後如師言。何以知之。答曰寸口脉浮而大。浮卽爲風。大卽爲虛。風則生微熱。虛則兩脛攣。其形象桂枝。因加附子於其間。增桂令汗出。附子溫經。亡陽故也。厥逆咽中乾。煩躁。陽明內結。讝語煩亂。更飲甘草乾薑湯。夜半陽氣還。兩足當熱。脛尚微拘急。與芍藥甘草湯。爾乃脛伸。與承氣湯微溏。止其讝語。故知其病可愈。

太陽病。項背强几几。無汗惡風者。葛根湯主之。

太陽與陽明合病。必自利。葛根湯主之。不下利但嘔者。葛根加半夏湯主之。

太陽病。桂枝證。醫反下之。遂利不止。其脉促。表未解。喘而汗出。葛根黃連黃芩湯主之。

太陽病。頭痛發熱。身體疼。腰痛。骨節疼痛。惡風。無汗而喘。麻黃湯主之。

太陽與陽明合病。喘而胸滿者。不可下。宜麻黃湯主之。

病十日已去。其脉浮細。嗜卧。此爲外解。設胸滿脅痛。與小柴胡湯。脉浮者。與麻黃湯。

太陽中風。脉浮緊。發熱惡寒。身體疼痛。不汗出。而煩躁頭痛。大青龍湯主之。若脉微弱。汗出惡風不可服。服則厥。筋惕肉瞤。此爲逆也。

傷寒脉浮緩。其身不疼。但重乍有輕時。無少陰證者。可與大青龍湯發之。

傷寒表不解。心下有水氣。欬而發熱。或渴或利或噎。或小便不利。小腹滿。或微喘。小青龍湯主之。

傷寒心下有水氣。欬而微喘。發熱不渴。服湯已。而渴者。此爲寒去欲解。小青龍湯主之。

太陽病。外證未解。其脉浮弱。當以汗解。宜桂枝湯主之。

太陽病。下之微喘者。表未解故也。桂枝加厚朴杏仁湯主之。

太陽病。外證未解者。不可下。下之爲逆。解外者。宜桂枝湯主之。

太陽病。先發汗不解。而下之。其脉浮不愈。浮爲在外。而反下之。故令不愈。今脉浮。故知在外。當解其外則愈。宜桂枝湯。

太陽病。脉浮緊。無汗而發熱。其身疼痛。八九日不解。其表候仍在。此當發其汗。服藥已微除。其人發煩目瞑。劇者必衄。衄乃解。所以然者。陽氣重故也。麻黄湯主之。

太陽病。脉浮緊。發熱。其身無汗。自衄者愈。

二陽併病。太陽初得病時。發其汗。汗先出不徹。因轉屬陽明。續自微汗出。不惡寒。若太陽病證不罷。不可下。下之爲逆。如此者可小發其汗。設面色緣緣正赤者。陽氣怫鬱不得越。當解之熏之。當汗而不汗。其人躁煩。不知痛處。乍在腹中。乍在四肢。按之不可得。其人短氣。但坐以汗出不徹故也。更發其汗卽愈。何以知汗出不徹。以脉澁故知之。

脉浮數。法當汗出而愈。若下之。身體重。心悸者。不可發汗。當自汗出而解。所以然者。尺中脉微。此裏虚。須表裏實。津液自和。卽自汗出愈。

脉浮而緊。法當身疼頭痛。宜以汗解之。假令尺中脉遲者。不可發其汗。何以故。此爲營氣不足。血氣微少故也。

脉浮者。病在表。可發汗。宜麻黄湯。一云桂枝湯。

脉浮而數者。可發汗。宜麻黄湯。

病常自汗出者。此爲營氣和。衞氣不和故也。營行脉中。爲陰主內。衞行脉外。爲陽主外。復發其汗。衞和則愈。宜桂枝湯。

病人藏無他病。時發熱。自汗出而不愈。此衞氣不和也。先其時發汗卽愈。宜桂枝湯。

傷寒。脉浮緊。不發汗。因致衄者。宜麻黄湯。

傷寒。不大便六七日。頭痛有熱。未可與承氣湯。其小便反清。此爲不在裏而在表也。當發其汗。頭痛者必衄。宜桂枝湯。

傷寒。發汗已解。半日許。復煩。其脉浮數。可與復發汗。宜桂枝湯。

凡病若發汗。若吐。若下。若亡血無津液。而陰陽自和者。必自愈。

大下後。發汗。其人小便不利。此亡津液。勿治之。其小便利。必自愈。

下之後。發其汗。必振寒。脉微細。所以然者。内外俱虚故也。

下之後。復發其汗。晝日煩躁不得眠。夜而安靜。不嘔不渴。而無表證。脉沉微。身無大熱者。乾薑附子湯主之。

發汗後。身體疼痛。其脉沉遲。桂枝加芍藥生薑人參湯主之。

發汗後。不可更行桂枝湯。汗出而喘。無大熱者。可與麻黄杏子甘草石膏湯。

發汗過多。其人叉手自冒心。心下悸。欲得按者。桂枝甘草湯主之。

發汗後。其人臍下悸者。欲作賁豚。茯苓桂枝甘草大棗湯主之。

發汗後。腹脹滿。厚朴生薑甘草半夏人參湯主之。

傷寒。若吐若下若發汗後。心下逆滿。氣上衝胸。起卽頭眩。其脉沉緊。發汗卽動經。身爲振振搖。茯苓桂枝白术甘草湯主之。

發其汗不解。而反惡寒者。虚故也。芍藥甘草附子湯主之。不惡寒但熱者實也。當和胃氣。宜小承氣湯。

發汗。若下。病仍不解。煩躁。茯苓四逆湯主之。

太陽病。發汗後。大汗出。胃中乾。煩躁不得眠。其人欲引水。當稍飲之。令胃中和則愈。若脉浮。小便不利。微熱消渴者。與五苓散主之。

發汗後。脉浮而數。煩渴者。五苓散主之。

傷寒。汗出而渴者。五苓散主之。不渴者。茯苓甘草湯主之。

中風。發熱。六七日不解而煩。有表裏證。渴欲飲水。水入即吐。此爲水逆。五苓散主之。

未持脉時。病人叉手自冒心。師因教試令欬而不即欬者。此必兩耳聾無聞也。所以然者。以重發其汗。虛故也。

發汗後。飲水多者必喘。以水灌之亦喘。

發汗後。水藥不得入口爲逆。

發汗吐下後。虛煩不得眠。劇者反覆顛倒。心中懊憹。梔子豉湯主之。若少氣。梔子甘草豉湯主之。若嘔。梔子生薑豉湯主之。

發汗。若下之。煩熱胸中窒者。梔子豉湯主之。

傷寒。五六日。大下之後。身熱不去。心中結痛。此爲未解。梔子豉湯主之。

傷寒下後。煩而腹滿。臥起不安。梔子厚朴湯主之。

傷寒。醫以圓藥大下之。身熱不去。微煩。梔子乾薑湯主之。

凡用梔子湯證。其人微溏者。不可與服之。

太陽病。發其汗而不解。其人仍發熱。心下悸。頭眩身瞤而動。振振欲擗地者。眞武湯主之。

咽喉乾燥者。不可發其汗。

淋家不可發汗。發其汗必便血。

瘡家雖身疼痛。不可攻其表。汗出則痓。

衄家不可攻其表。汗出必額上促急而緊。直視不能眴。不得眠。

亡血家不可攻其表。汗出則寒慄而振。

汗家重發其汗。必恍惚心亂。小便已。陰疼。與禹餘糧圓。

病人有寒。復發其汗。胃中冷。必吐蚘。

本發汗。而復下之。爲逆。先發汗者。治不爲逆。本先下之。而反汗之。爲逆。先下之者。治不爲逆。

傷寒。醫下之。續得下利清穀不止。身體疼痛。急當救裏。後身疼痛。清便自調。急當救表。救裏宜四逆湯。救表宜桂枝湯。

病發熱頭痛。脉反沉。若不差。身體更疼痛。當救其裏。宜四逆湯。

太陽病。先下之而不愈。因復發其汗。表裏俱虚。其人因致冒。冒家當汗出自愈。所以然者。汗出表和故也。裏未和。然後復下之。

太陽病未解。脉陰陽俱停。必先振汗而解。但陽微者先汗之而解。陰微者先下之而解。汗之宜桂枝湯。下之宜承氣湯。

血弱氣盡。腠理開。邪氣因入。與正氣相摶。結於脇下。正邪分爭。往來寒熱。休作有時。嘿嘿不欲食飲。藏府相連。其痛必下。邪高痛下。故使嘔也。小柴胡湯主之。

服柴胡湯已。渴者。此爲屬陽明。以法治之。

得病六七日。脉遲浮弱。惡風寒。手足溫。醫二三下之。不能食。其人脇下滿痛。面目及身黄。頸項强。小便難。與柴胡湯後。必下重。本渴飲水而嘔。柴胡湯不復中與也。食穀者噦。

中風五六日。傷寒。往來寒熱。胸脇苦滿。嘿嘿不欲飲食。心煩喜嘔。或胷中煩而不嘔。或渴。或腹中痛。或脅下痞堅。或心中悸。小便不利。或不渴。外有微熱。或欬。小柴胡湯主之。

傷寒。四五日。身熱惡風。頸項强。脅下滿。手足溫而渴。小柴胡湯主之。

傷寒。陽脉濇。陰脉弦。法當腹中急痛。先與小建中湯。不差。即與小柴胡湯主之。

傷寒中風。有小柴胡證。但見一證便是。不必悉具。

凡柴胡湯證。而下之。柴胡證不罷者。復與柴胡湯。必蒸蒸而振。却發熱汗出而解。

傷寒。二三日。心中悸而煩。小建中湯主之。

太陽病。過經十餘日。及二三下之。後四五日柴胡證仍在。先與小柴胡湯。嘔止小安。其人鬱鬱微煩者。爲未解。與大柴胡湯下之愈。

傷寒。十三日不解。胸脇滿而嘔。日晡發潮熱而微利。此本柴胡證。下之不得利。今反利者。知醫以圓藥下之。非其治也。潮熱者實也。先再服小柴胡湯解其外。後以柴胡加芒硝湯主之。

傷寒十三日。過經而讝語。內有熱也。當以湯下之。小便利者。大便當堅。而反下利。其脉調和者。知醫以圓藥下之。非其治也。自利者。其脉當微厥。今反和者。此爲內實也。調胃承氣湯主之。

太陽病不解。熱結膀胱。其人如狂。血自下。下者即愈。其外不解。尚未可攻。當先解其外。外解小腹急結者。乃可攻之。宜桃核承氣湯。

傷寒八九日。下之。胸滿煩驚。小便不利。讝語。一身盡重。不可轉側。柴胡加龍骨牡蠣湯主之。

傷寒。腹滿而讝語。寸口脉浮而緊者。此爲肝乘脾。名曰縱。當刺期門。

傷寒發熱。嗇嗇惡寒。其人大渴。欲飲酢漿者。其腹必滿。而自汗出。小便利。其病欲解。此爲肝乘肺。名曰橫。當刺期門。

太陽病二日。而反燒瓦熨其背。而大汗出。火熱入胃。胃中水竭。躁煩。必當讝語。十餘日。振而反汗出者。此爲欲解也。其汗從腰以下不得汗。欲小便不得。反嘔。欲失溲。足下惡風。大便堅者。小便當數。而反不數。及不多。大便已。頭卓然而痛。

其人足心必熱。穀氣下流故也。

太陽中風。以火劫發其汗。邪風被火熱。血氣流溢。失其常度。兩陽相熏灼。其身發黃。陽盛即欲衄。陰虛小便難。陰陽俱虛竭。身體則枯燥。但頭汗出。劑頸而還。腹滿微喘。口乾咽爛。或不大便。久則譫語。甚者至噦。手足躁擾。循衣摸牀。小便利者。其人可治。

傷寒脉浮。醫以火迫劫之。亡陽驚狂。臥起不安。桂枝去芍藥加蜀漆牡蠣龍骨救逆湯主之。

傷寒。其脉不弦緊而弱者。必渴。被火必譫語。弱者發熱。脉浮。解之。當汗出愈。

太陽病。以火熏之。不得汗者。其人必燥。到經不解。必清血。名火邪。（卽圊）

脉浮熱盛。而灸之。此爲實。實以虛治。因火而動。咽燥。必吐血。

微數之脉。愼不可灸。因火爲邪。則爲煩逆。追虛逐實。血散脉中。火氣雖微。內攻有力。焦骨傷筋。血難復也。

脉浮。當以汗解。而反灸之。邪無從出。因火而盛。病從腰以下必重而痹。此爲火逆。

欲自解者。必當先煩。乃有汗。隨汗而解。何以知之。脉浮故知汗出而解。

燒鍼令其汗。鍼處被寒。核起而赤者。必發賁豚。氣從少腹上衝心者。灸其核上各一壯。與桂枝加桂湯。

火逆下之。因燒鍼煩躁者。桂枝甘草龍骨牡蠣湯主之。

太陽傷寒。加溫鍼必驚。

太陽病。當惡寒而發熱。今自汗出。反不惡寒而發熱。關上脉細而數。此醫吐之故也。一日二日吐之者。腹中饑。口不能食。三日四日吐之者。不喜糜粥。欲食冷食。朝食夕吐。以醫吐之所致也。

此爲小逆。

太陽病。吐之。但太陽病當惡寒。今反不惡寒。不欲近衣。此爲吐之內煩也。

病人脉數。數爲熱。當消穀引食。而反吐者。以醫發其汗。陽氣微。膈氣虛。脉則爲數。數爲客熱。不能消穀。胃中虛冷故吐也。

太陽病。過經十餘日。心下嗢嗢欲吐。而又胸中痛。大便反溏。其腹微滿。鬱鬱微煩。先時自極吐下者。與調胃承氣湯。不爾者。不可與。反欲嘔。胸中痛。微溏。此非湯證。以嘔故知極吐下也。

太陽病。七八日。表證仍在。其脉微沉。反不結胸。其人發狂。此熱在下焦。少腹當堅而滿。小便自利者。下血乃愈。所以然者。太陽隨經瘀熱在裏故也。

太陽病。身黃。其脉沉結。少腹堅。小便不利。爲無血也。小便自利。其人如狂者。血證諦也。

傷寒有熱。而少腹滿。應小便不利。今反利者。爲有血也。當下之。不可餘藥。宜抵當圓。

太陽病。小便利者。爲多飲水。心下必悸。小便少者。必苦裏急也。

金匱玉函經卷第二終

金匱玉函經卷第三

辨太陽病形證治下第四

問曰、病有結胸。有藏結。其狀何如。答曰、按之痛。其脉寸口浮。關上自沉。爲結胷。

問曰、何謂藏結。答曰如結胸狀。飲食如故。時小便不利。陽脉浮。關上細。沉而緊。爲藏結。舌上白胎滑者。爲難治。

藏結者無陽證。不往來寒熱。一云寒而不熱。其人反靜。舌上胎滑者。不可攻也。

夫病發於陽。而反下之。熱入因作結胸。發于陰而反下之。因作痞。結胸者。下之早。故令結胸。

結胸者。其項亦强。如柔痓狀。下之卽和。宜大陷胸圓。

結胸證。其脉浮大。不可下。下之卽死。

結胸證悉具而躁者死。

太陽病。脉浮而動數。浮則爲風。數則爲熱。動則爲痛。數則爲虛。頭痛發熱。微盜汗出。而反惡寒者。其表未解也。醫反下之。動數變遲。頭痛則眩。胃中空虛。客氣動膈。短氣煩躁。心中懊憹。陽氣內陷。心下因堅。則爲結胸。大陷胸湯主之。若不結胸。但頭汗出。其餘無汗。劑頸而還。小便不利。身必發黃。

傷寒六七日。結胸熱實。其脉浮緊。心下痛。按之如石堅。大陷胸湯主之。

傷寒十餘日。熱結在裏。復往來寒熱。當與大柴胡湯。但結胸無大熱。此爲水結在胸脇。頭微汗出。大陷胸湯主之。

太陽病。重發其汗。而復下之。不大便五六日。舌上燥而渴。日晡小有潮熱。從心下至少腹堅滿而痛。不可近。大陷胸湯主之。

小結胸者。正在心下。按之卽痛。其脉浮滑。小陷胸湯主之。

太陽病。二三日不能臥。但欲起者。心下必結。其脉微弱者。此本寒也。而反下之。利止者必結胸。未止者。四五日復重下之。此挾熱利也。

太陽病。下之。其脉促。不結胸者。此爲欲解。其脉浮者。必結胸。其脉緊者。必咽痛。其脉弦者。必兩脅拘急。其脉細而數者。頭痛未止。其脉沉而緊者。必欲嘔。其脉沉而滑者。挾熱利。其脉浮而滑者。必下血。

病在陽。當以汗解。而反以水潠之。若灌之。其熱被刼不得去。益煩。皮上粟起。意欲飲水。反不渴。服文蛤散。若不差。與五苓散。若寒實結胸。無熱證者。與三物小白散。

太陽與少陽併病。頭項强痛。或眩。時如結胸。心下痞而堅。當刺大椎第一間。肺俞肝俞。慎不可發汗。發汗卽讝語。讝語則脉弦。讝語五六日不止。當刺期門。

婦人中風。發熱惡寒。經水適來。得之七八日。熱除而脉遲。身凉。胸脅下滿。如結胸狀。其人讝語。此爲熱入血室。當刺期門。隨其虛實而取之。

婦人中風七八日續得寒熱。發作有時。經水適斷者。此爲熱入血室。其血必結。故使如瘧狀。發作有時。小柴胡湯主之。

婦人傷寒。發熱。經水適來。晝日明了。暮則讝語。如見鬼狀者。此爲熱入血室。無犯胃氣。及上二焦。必當自愈。

傷寒六七日。發熱微惡寒。肢節煩疼。微嘔。心下支結。外證未去者。柴胡桂枝湯主之。

傷寒五六日。已發汗。而復下之。胸脇滿。微結。小便不利。渴而不嘔。但頭汗出。往來寒熱。心煩。此爲未解也。柴胡桂枝乾姜湯主之。

傷寒五六日。頭汗出。微惡寒。手足冷。心下滿。口不欲食。大便堅。其脉細。此爲陽微結。必有表。復有裏。沉亦爲病在裏。汗出爲陽微。假令純陰結。不得有外證。悉入在于裏。此爲半在外半在裏。脉雖沉緊。不得爲少陰。所以然者。陰不得有汗。今頭汗出。故知非少陰也。可與小柴胡湯。設不了了者。得屎而解。

傷寒五六日。嘔而發熱。柴胡湯證具。而以他藥下之。柴胡證仍在者。復與柴胡湯。此雖以下之。不爲逆。必蒸蒸而振。却發熱汗出而解。若心下滿而堅痛者。此爲結胸。大陷胸湯主之。若但滿而不痛者。此爲痞。柴胡不復中與也。半夏瀉心湯主之。

太陽少陽併病。而反下之。結胸心下堅。利復不止。水漿不肯下。其人必心煩。

脉浮而緊。而反下之。緊反入裏。則作痞。按之自濡。但氣痞耳。

太陽中風。下利嘔逆。表解乃可攻之。其人漐漐汗出。發作有時。頭痛。心下痞堅。滿引脅下痛。嘔卽短氣。此爲表解裏未和。十棗湯主之。

太陽病。醫發其汗。遂發熱惡寒。復下之。則心下痞。表裏俱虛。陰陽氣併竭。無陽則陰獨。復加燒鍼。因胸煩。面色青黃。膚瞤。如此者爲難治。今色微黃。手足溫者。易愈。

心下痞。按之濡。其脉關上自浮。大黃黃連瀉心湯主之。

若心下痞。而復惡寒汗出者。附子瀉心湯主之。

本以下之。故心下痞。與瀉心湯痞不解。其人渴而口燥煩。小便不利者。五苓散主之。一方云。忍之一日乃愈。

傷寒汗出解之後。胃中不和。心下痞堅。乾噫食臭。脅下有水氣。腹中雷鳴而利。生姜瀉心湯主之。

傷寒中風。醫反下之。其人下利。日數十行。穀不化。腹中雷鳴。心下痞堅而滿。乾嘔而煩。不得安。醫見心下痞。謂病不盡。復下之。其痞益甚。此非結熱。但胃中虛。客氣上逆。故使之堅。甘草瀉心湯主之。

傷寒。服湯藥下利不止。心下痞堅。服瀉心湯已。復以他藥下之。利不止。醫以理中與之。利益甚。理中者理中焦。此利在下焦。赤石脂禹餘糧湯主之。若不止者。當利其小便。

傷寒吐下後。發汗虛煩。脉甚微。八九日。心下痞堅。脇下痛。氣上衝咽喉。眩冒。經脉動惕者。久而成痿。

傷寒汗出。若吐若下。解後。心下痞堅。噫氣不除者。旋覆代赭石湯主之。

太陽病。外證未除。而數下之。遂挾熱而利不止。心下痞堅。表裏不解者。桂枝人參湯主之。

大下以後。不可更行桂枝湯。若汗出而喘。無大熱者。可與麻黃杏仁甘草石膏湯。

傷寒大下後。復發其汗。心下痞。惡寒者。表未解也。不可攻痞。當先解表。解乃可攻其痞。解表宜桂枝湯。攻痞宜大黃黃連瀉心湯。

傷寒發熱。汗出不解。心下痞堅。嘔吐下利者。大柴胡湯主之。

病如桂枝證。頭不痛。項不強。寸脉微浮。胸中痞堅。氣上衝咽喉不得息者。此爲胸有寒也。當吐之。宜瓜蒂散。

病者若脇下素有痞。連在臍傍。痛引少腹。入陰俠陰筋者。此爲藏結。死。

傷寒若吐若下後。七八日不解。熱結在裏。表裏俱熱。時時惡風。大渴。舌上乾燥而煩。欲飲水數升者。白虎加人參湯主之。

傷寒脉浮。發熱無汗。其表不解者。不可與白虎湯。渴欲飲水。無表證者。白虎湯主之。

凡用白虎湯。立夏後至立秋前得用之。立秋後不可服也。

春三月病常苦裏冷。白虎湯亦不可與。與之則嘔利而腹痛。

諸亡血虛家。亦不可與白虎湯。得之腹痛而利者。急當温之。

太陽與少陽併病。心下痞堅。頭項强而眩。當刺大椎第一間。肺俞肝俞。慎勿下之。

傷寒無大熱。口燥渴而煩。其背微惡寒者。白虎加人參湯主之。

太陽與少陽合病。自下利者。與黄芩湯。若嘔者。黄芩加半夏生薑湯主之。

傷寒。胸中有熱。胃中有邪氣。腹中痛。欲嘔吐。黄連湯主之。

傷寒八九日。風溼相摶。身體疼煩。不能自轉側。不嘔不渴。脉浮虛而濇者。桂枝附子湯主之。若其人大便堅。小便自利。朮附子湯主之。

風溼相摶。骨節疼煩。掣痛不得屈伸。近之則痛劇。汗出短氣。小便不利。惡風不欲去衣。或身微腫。甘草附子湯主之。

傷寒脉浮滑。而表熱裏寒者。白通湯主之。舊云白通湯。一云白虎者恐非。舊云以下出叔和

傷寒脉結代。心中驚悸。炙甘草湯主之。

辨陽明病形證治第五

陽明之爲病。胃家實是也。

問曰。病有太陽陽明。有正陽陽明。有微陽陽明。何謂也。答曰。太陽陽明者。脾約。一作脾結是也。正陽陽明者。胃家實是也。微陽陽明者。發其汗。若利其小便。胃中燥。大便難是也。

問曰。何緣得陽明病。答曰。太陽病發其汗。若下之。亡其津液。胃中乾燥。因轉屬陽明。不更衣。內實大便難者。爲陽明病也。

問曰陽明病外證云何。答曰身熱汗出。而不惡寒。但反惡熱也。

問曰病有得之一日。不惡熱而惡寒者云何。答曰然雖一日惡寒自罷。即汗出惡熱也。

問曰惡寒何故自罷。答曰陽明居中土也。萬物所歸。無所復傳。始雖惡寒。二日自止。此爲陽明病也。

本太陽初得病時。發其汗。汗先出不徹。因轉屬陽明也。

病發熱無汗。嘔不能食。而反汗出濈濈然。是爲轉屬陽明。

傷寒脉浮而緩。手足自溫。是爲繫在太陰。太陰身當發黄。若小便自利者。不能發黄。至七八日便堅。爲屬陽明。

傷寒轉繫陽明者。其人濈濈然微汗出也。

陽明中風。口苦咽乾。腹滿微喘。發熱惡寒。脉浮緊。若下之。則腹滿小便難也。

陽明病。能食爲中風。不能食爲中寒。

陽明病。中寒不能食。而小便不利。手足濈然汗出。此欲作堅瘕。必大便初堅後溏。所以然者。胃中冷。水穀不別故也。

陽明病。初欲食。食之小便反不數。大便自調。其人骨節疼。翕翕如有熱狀。奄然發狂。濈然汗出而解。此爲水不勝穀氣。與汗共併。脉緊即愈。

陽明病欲解時。從申盡戌。

陽明病。不能食。攻其熱必噦。所以然者。胃中虚冷故也。其人本虚。故攻其熱必噦。

陽明病。脉遲。食難用飽。飽即發煩頭眩。必小便難。此欲作穀疸。雖下之。腹滿如故。所以然者。脉遲故也。

陽明病久久而堅者。陽明當多汗。而反無汗。其身如蟲行皮中之狀。此以久虚故也。

各陽明病。反無汗而但小便。二三日嘔而欬。手足若厥者。其人頭必痛。若不嘔不欬。手足不厥者。其頭不痛。

各陽明病。但頭眩。不惡寒。故能食而欬。其人咽必痛。若不欬者。其咽不痛。

陽明病。脉浮而緊。其熱必潮。發作有時。但浮者。必盜汗出。

陽明病。無汗。小便不利。心中懊憹者。必發黄。

陽明病。被火。額上微汗出。小便不利者。必發黄。

陽明病。口燥。但欲漱水。不欲嚥者。必衄。

陽明病。本自汗出。醫復重發汗。病已瘥。其人微煩。不了了者。此大便堅也。以亡精液胃中燥。故令其堅。當問其小便日幾行。若本日三四行。今日再行者。知必大便不久出。今爲小便數少。津液當還入胃中。故知必當大便也。

夫病陽多者熱。下之則堅。汗出多。極。發其汗亦堅。

傷寒嘔多。雖有陽明證。不可攻之。

陽明病。心下堅滿。不可攻之。攻之遂利不止者死。止者愈。

陽明病。面合赤色。不可攻之。攻之必發熱色黄。小便不利也。

陽明病。不吐下而煩者。可與調胃承氣湯。

陽明病。其脉遲。雖汗出不惡寒者。其身必重。短氣腹滿而喘。有潮熱。如此者其外爲欲解。可攻其裏也。手足濈然汗出。此爲已堅。大承氣湯主之。若汗出多。微發熱惡寒者。外爲未解。其熱不潮。未可與承氣湯。若腹大滿不通者。可與小承氣湯。微和其胃氣。勿令至大下。

陽明病。潮熱。大便微堅者。可與大承氣湯。不堅者勿與之。若不大便六七日。恐有燥屎。欲知之法。可與小承氣湯。湯入腹中。轉矢氣者。爲有燥屎。乃可攻之。若不轉矢氣者。此但頭堅後溏。不可攻之。攻之必脹滿不能食也。欲飲水者。與水即噦。其後發潮熱。必復堅而少也。以小承氣湯和之。若不轉矢氣者。慎不可攻也。

夫實則讝語。虛則鄭聲。鄭聲者。重語是也。

直視讝語。喘滿者死。若下利者亦死。

發汗多。重發其汗。若已下。復發其汗。亡其陽。讝語脉短者死。脉自和者不死。

傷寒。吐下後。不解。不大便五六日。上至十餘日。日晡時發潮熱。不惡寒。獨語如見鬼狀。若劇者。發則不識人。循衣撮空。怵惕不安。微喘直視。脉弦者生。澁者死。微者但發熱。讝語者。大承氣湯主之。若一服利。止後服。

陽明病。其人多汗。以津液外出。胃中燥。大便必堅。堅則讝語。小承氣湯主之。一服讝語止。莫復服。

陽明病。讝語。發潮熱。其脉滑而疾者。小承氣湯主之。因與承氣湯一升。腹中轉矢氣者。復與一升。若不轉矢氣。勿更與之。明日不大便。脉反微澁者。裏虛也。爲難治。不可更與承氣湯也。

陽明病。讝語。有潮熱。而反不能食者。必有燥屎五六枚也。若能食者但堅耳。大承氣湯主之。

陽明病。下血讝語者。此爲熱入血室。但頭汗出者。當刺期門。隨其實而瀉之。濈然汗出則愈。

汗出讝語者。以有燥屎在胃中。此爲風也。須下之。過經乃可下之。下之若早。語言必亂。以表虛裏實故也。下之則愈。宜大承氣湯。

傷寒四五日。脉沉而喘滿。沉爲在裏。而反發其汗。津液越出。大便爲難。表虛裏實。久則讝語。

三陽合病。腹滿身重。難以轉側。口不仁而面垢。讝語遺溺。發汗則讝語甚。下之則額上生汗。手足厥冷。若自汗出者。白虎湯主之。

二陽併病。太陽證罷。但發潮熱。手足漐漐汗出。大便難而譫語者。下之卽愈。宜大承氣湯。

陽明病。其脉浮緊。咽乾口苦。腹滿而喘。發熱汗出。不惡寒。反惡熱。身重。發其汗卽躁。心憒憒反譫語。加溫鍼必怵惕煩躁。不得眠。下之。卽胃中空虛。客氣動膈。心中懊憹。舌上胎者。梔子豉湯主之。若渴欲飲水。口乾舌燥者。白虎湯主之。若脉浮。發熱。渴欲飲水。小便不利者。豬苓湯主之。

陽明病。汗出多而渴者。不可與豬苓湯。以汗多胃中燥。豬苓湯復利其小便故也。

脉浮而遲。表熱裏寒。下利清穀者。四逆湯主之。

若胃中虛冷。其人不能食。飲水卽噦。

脉浮。發熱。口乾鼻燥。能食者卽衄。

陽明病。下之。其外有熱。手足溫。不結胸。心中懊憹。饑不能食。但頭汗出。梔子豉湯主之。

陽明病。發潮熱。大便溏。小便自可。而胸脅滿不去者。小柴胡湯主之。

陽明病。脅下堅滿。不大便而嘔。舌上白胎者。可與小柴胡湯。上焦得通。津液得下。胃氣因和。身濈然汗出而解。

陽明中風。脉弦浮大而短氣。腹都滿。脅下及心痛。久按之氣不通。鼻乾。不得汗。其人嗜臥。一身及面目悉黃。小便難。有潮熱。時時噦。耳前後腫。刺之小差。其外不解。病過十日。脉續浮者。與小柴胡湯。但浮無餘證者。與麻黃湯。不溺。腹滿。加噦者。不治。

陽明病。自汗出。若發其汗。小便自利。此爲津液內竭。雖堅不可攻之。當須自欲大便。宜蜜煎導而通之。若土瓜根。豬膽汁皆可爲導。

陽明病。其脉遲。汗出多而微惡寒者。表爲未解。可發其汗。宜桂枝湯。

陽明病。脉浮。無汗。其人必喘。發其汗卽愈。宜麻黃湯主之。

陽明病。發熱而汗出。此爲熱越。不能發黃也。但頭汗出。身無汗。齊頭而還。小便不利。渴引水漿。此爲瘀熱在裏。身必發黃。茵蔯湯主之。

陽明證。其人喜忘者。必有畜血。所以然者。本有久瘀血。故令喜忘。屎雖堅。大便反易。其色必黑。抵當湯主之。

陽明病。下之。心中懊憹而煩。胃中有燥屎者。可攻。其人腹微滿。頭堅後溏者。不可攻之。若有燥屎者。宜大承氣湯。

病者五六日不大便。繞臍痛。躁煩。發作有時。此爲有燥屎。故使不大便也。

病人煩熱。汗出卽解。復如瘧狀。日晡所發熱者。屬陽明也。脉實者。當下之。脉浮虛者。當發汗。下之宜大承氣湯。發汗宜桂枝湯。

大下後。六七日不大便。煩不解。腹滿痛者。此有燥屎。所以然者。本有宿食故也。大承氣湯主之。

病人小便不利。大便乍難乍易。時有微熱。喘冒不能臥者。有燥屎故也。大承氣湯主之。

食穀欲嘔者。屬陽明。吳茱萸湯主之。得湯反劇者。屬上焦。

太陽病。寸緩。關小浮。尺弱。其人發熱。汗出復惡寒。不嘔。但心下痞者。此以醫下之也。若不下。其人復不惡寒而渴者。爲轉屬陽明。小便數者。大便卽堅。不更衣十日無所苦也。渴欲飲水者。少少與之。但以法救之。渴者。宜五苓散。

脉陽微而汗出少者。爲自和。汗出多者。爲太過。陽脉實。因發其汗。出多者。亦爲太過。太過者。陽絶於內。亡津液。大便因堅。

脉浮而芤。浮則爲陽。芤則爲陰。浮芤相搏。胃氣生熱。其陽則絶。

趺陽脉浮而澁。浮則胃氣强。澁則小便數。浮澁相搏。大便則堅。其脾爲約。麻子仁圓主之。

太陽病。三日。發其汗。不解。蒸蒸然發熱者。屬胃也。調胃承氣湯主之。

傷寒吐後。腹脹滿者。與調胃承氣湯。

太陽病。吐下發汗後。微煩。小便數。大便堅。可與小承氣湯和之愈。

得病二三日。脉弱。無太陽柴胡證。煩躁。心下堅。至四五日雖能食。以小承氣湯。少少與。微和之令小安。至六日。與承氣湯一升。若不大便。六七日。小便少者。雖不能食。但頭堅後溏。未定成堅。攻之必溏。須小便利。屎定堅。乃可攻之。宜大承氣湯。

傷寒六七日。目中不了了。睛不和。無表裏證。大便難。身微熱者。此爲實。急下之。宜大承氣湯。

陽明病。發熱汗多者。急下之。宜大承氣湯。

發汗不解。腹滿痛者。急下之。宜大承氣湯。

腹滿不減。減不足言。當下之。宜大承氣湯。

傷寒腹滿。按之不痛者爲虛。痛者爲實。當下之。舌黄未下者。下之黄自去。宜大承氣湯。

陽明與少陽合病。必下利。其脉不負者爲順。負者爲失。互相尅賊。名爲負。若滑而數者。有宿食也。當下之。宜大承氣湯。

病人無表裏證。發熱七八日。脉雖浮數者。可下之。假令下已。脉數不解。合熱則消穀善饑。至六七日。不大便者。有瘀血。宜抵當湯。若脉數不解。而下不止。必挾熱便膿血。

傷寒七八日。身黄如橘子色。小便不利。少腹微滿。茵蔯蒿湯主之。

傷寒。身黄。發熱。梔子蘗皮湯主之。

傷寒。瘀熱在裏。身必發黄。宜麻黄連軺赤小豆湯主之。

傷寒。發其汗已。身目爲黄。所以然者。以寒溼相搏在裏。不解故也。以爲非瘀熱而不可下。當于寒溼中求之。

辨少陽病形證治第六

少陽之爲病。口苦咽乾。目眩也。

少陽中風。兩耳無聞。目赤。胸中滿而煩。不可吐下。吐下卽悸而驚。

傷寒。脉弦細。頭痛發熱者。屬少陽。少陽不可發汗。發汗則讝語。此屬胃。胃和卽愈。胃不和則煩而悸。

太陽病不解。轉入少陽者。脅下堅滿。乾嘔。不能食飲。往來寒熱。尚未吐下。其脉沉緊。與小柴胡湯。若已吐下發汗溫鍼。讝語。柴胡證罷。此爲壞病。知犯何逆。以法治之。

三陽合病。脉浮大。上關上。但欲寐。目合則汗。

傷寒六七日。無大熱。其人躁煩。此爲陽去入陰也。

傷寒三日。三陽爲盡。三陰當受邪。其人反能食而不嘔。此爲三陰不受邪也。

少陽病欲解時。從寅盡辰。

金匱玉函經卷第三終

金匱玉函經卷第四

辨太陰病形證治第七

太陰之爲病。腹滿而吐。食不下。自利益甚。時腹自痛。若下之。必胸下痞堅。

太陰病。脉浮者。可發其汗。宜桂枝湯。

太陰中風。四肢煩疼。陽微陰澁而長者。爲欲愈。

太陰病欲解時。從亥盡丑。

自利不渴者屬太陰。以其藏有寒故也。當溫之。宜四逆輩。

傷寒。脉浮而緩。手足自溫者。繫在太陰。太陰當發身黄。若小便自利者。不能發黄。至七八日。雖暴煩。下利日十餘行。必自止。所以然者。此脾家實。腐穢當去也。

太陽病。醫反下之。因爾腹滿時痛者。屬太陰也。桂枝加芍藥湯主之。大實痛者。桂枝加大黄湯主之。

太陰爲病。脉弱。其人續自便利。設當行大黄芍藥者。宜減之。其人胃氣弱易動故也。下利先煎芍藥三沸

辨少陰病形證治第八

少陰之爲病。脉微細。但欲寐。

少陰病。欲吐不吐。心煩。但欲寐。五六日自利而渴者。屬少陰也。虚故引水自救。若其人小便色白者。爲少陰病形悉具。所以然者。以下焦虚有寒。不能制溲。故白也。

病人脉陰陽俱緊。而反汗出。爲亡陽。此屬少陰。法當咽痛。而復吐利。

少陰病。欬而下利。譫語者。被火氣刼故也。小便必難。爲強責少陰汗也。

少陰病。脉細沉數。病爲在裏。不可發其汗。

少陰病。脉微。不可發汗。亡陽故也。陽已虚。尺中弱澁者。復不可下之。

少陰病。脉緊。至七八日。自下利。其脉暴微。手足

反溫。脉緊去。此爲欲解。雖煩下利。必自愈。

少陰病下利。若利自止。惡寒而踡。手足温者。可治。

少陰病。惡寒而踡。時自煩。欲去衣被者。可治。

少陰中風。脉陽微陰浮。爲欲愈。

少陰病。欲解時。從子盡寅。

少陰病。八九日。一身手足盡熱者。以熱在膀胱。必便血也。

少陰病。吐利。手足不逆冷。反發熱者。不死。脉不至者。灸少陰七壯。

少陰病。但厥。無汗。而强發之。必動其血。未知從何道出。或從口鼻。或從目出。是名下厥上竭。爲難治。

少陰病。惡寒身踡而利。手足逆冷者。不治。

少陰病。下利止。而頭眩。時時自冒者。死。

少陰病。吐利。煩躁。四逆者。死。

少陰病。四逆。惡寒而身踡。脉不至。不煩而躁者死。

少陰病。六七日。息高者。死。

少陰病。脉微細沉。但欲臥。汗出不煩。自欲吐。五六日自利。復煩躁不得臥寐者。死。

少陰病。始得之反發熱。脉沉者。麻黄附子細辛湯主之。

少陰病。得之二三日。麻黄附子甘草湯微發汗。以二三日無裏證。故微發汗。

少陰病。得之二三日已上。心中煩。不得臥。黄連阿膠湯主之。

少陰病。得之一二日。口中和。其背惡寒者。當灸之。附子湯主之。

少陰病。身體痛。手足寒。骨節痛。脉沉(一作微)者。附子湯主之。

少陰病。下利便膿血。桃花湯主之。

少陰病。二三日至四五日腹痛。小便不利。下利不止而便膿血。桃花湯主之。

少陰病。下利便膿血者。可刺。

少陰病。吐利。而手足逆冷。煩躁欲死者。吳茱萸湯主之。

少陰病。下利。咽痛。胸滿心煩。豬膚湯主之。

少陰病。二三日。咽痛者。可與甘草湯。不差者。與桔梗湯。

少陰病。咽中傷生瘡。不能語言。聲不出者。苦酒湯主之。

少陰病。咽中痛。半夏散及湯主之。

少陰病。下利。白通湯主之。

少陰病。下利。脉微。服白通湯利不止。厥逆無脉。乾嘔煩者。白通加豬膽汁湯主之。服湯脉暴出者死。微續者生。

少陰病。二三日不已。至四五日腹痛。小便不利。四肢沉重疼痛而利。此爲有水氣。其人或欬。或小便自利。或下利。或嘔者。眞武湯主之。

少陰病。下利清穀。裏寒外熱。手足厥逆。脉微欲絕。身反不惡寒。其人面赤色。或腹痛。或乾嘔。或咽痛。或利止而脉不出。通脉四逆湯主之。

少陰病。四逆。其人或欬。或悸。或小便不利。或腹中痛。或泄利下重者。四逆散主之。

少陰病。下利。六七日。欬而嘔渴。心煩不得眠者。豬苓湯主之。

少陰病。得之二三日。口燥咽乾者。急下之。宜大承氣湯。

少陰病。下利清水。色純青。心下必痛。口乾燥者。急下之。宜大承氣湯。

少陰病。六七日。腹脹不大便者。急下之。宜大承氣湯。

少陰病。脉沉者。急温之。宜四逆湯。

少陰病。飲食入口卽吐。心下嗢嗢欲吐。復不能吐。始得之手足寒。脉弦遲者。此胸中實。不可下也。當吐之。若膈上有寒飲。乾嘔者。不可吐。急溫之。宜四逆湯。

少陰病。下利。脉微濇。嘔而汗出。必數更衣。反少者。當溫其上灸之。（脉經云，灸厥陰五十壯）

辨厥陰病形證治第九

厥陰之爲病。消渴。氣上撞心。心中疼熱。饑不欲食。甚者食則吐蚘。下之不肯止。

厥陰中風。其脉微浮爲欲愈。不浮爲未愈。

厥陰病欲解時。從丑盡卯。

厥陰病。渴欲飲水者。少少與之卽愈。

辨厥利嘔噦病形證治第十

諸四逆厥者。不可下之。虛家亦然。

傷寒。先厥後發熱而利者。必自止。見厥復利。

傷寒。始發熱。六日厥。反九日而利。凡厥利者。當不能食。今反能食。恐爲除中。食以索餅。不發熱者。知胃氣尚在。必愈。恐暴熱來出而復去也。後三日脉之。其熱續在。期之旦日夜半愈。後三日脉之而數。其熱不罷。此爲熱氣有餘。必發癰膿。

傷寒脉遲六七日。而反與黄芩湯徹其熱。脉遲爲寒。而與黄芩湯復除其熱。腹中應冷。當不能食。今反能食。此爲除中。必死。

傷寒。先厥後發熱。下利必自止。而反汗出。咽中痛者。其喉爲痺。發熱無汗。而利必自止。不止者必便膿血。便膿血者。其喉不痺。

傷寒一二日至四五日而厥者。必發熱。前熱者後必厥。厥深者熱亦深。厥微者熱亦微。厥應下之。而反發其汗。必口傷爛赤。

凡厥者。陰陽氣不相順接。便爲厥。厥者手足逆冷是也。

傷寒病。厥五日。熱亦五日。設六日當復厥。不厥

者自愈厥終不過五日以熱五日故知自愈

傷寒脉微而厥至七八日膚冷其人躁無暫安時者此爲藏厥非蚘厥也蚘厥者其人當吐蚘今病者靜而復時煩此爲藏寒蚘上入膈故煩須臾復止得食而嘔又煩者蚘聞食臭出其人當自吐蚘蚘厥者烏梅圓主之

傷寒熱少厥微指頭寒嘿嘿不欲食煩躁數日小便利色白者此熱除也欲得食其病爲愈若厥而嘔胷脅煩滿者其後必便血

病者手足厥冷言我不結胸小腹滿按之痛者此冷結在膀胱關元也

傷寒發熱四日厥反三日復熱四日厥少熱多其病當愈四日至七日熱不除必清膿血

傷寒厥四日熱反三日復厥五日其病爲進寒多熱少陽氣退故爲進

傷寒六七日其脉微手足厥冷煩躁灸厥陰厥不還者死

傷寒發熱下利厥逆躁不得臥者死

傷寒六七日不便利忽發熱而利其人汗出不止者死有陰無陽故也

傷寒五六日不結胸腹濡脉虛復厥者不可下此爲亡血下之死

傷寒發熱而厥七日下利者爲難治

傷寒脉促手足厥逆者可灸之

傷寒脉滑而厥者裏有熱也白虎湯主之

手足厥寒脉爲之細絶當歸四逆湯主之若其人内有久寒當歸四逆加吴茱萸生薑湯主之

大汗出熱不去内拘急四肢疼又下利厥逆而惡寒者四逆湯主之

大汗出若大下利而厥冷者四逆湯主之

表熱裏寒者脉雖沉而遲手足微厥下利清穀此裏寒也所以陰證亦有發熱者此表熱也

表寒裏熱者。脉必滑。身厥舌乾也。所以少陰惡寒而倦。此表寒也。時時自煩。不欲厚衣。此裏熱也。

病者手足厥冷。脉乍緊者。邪結在胸中。心中滿而煩。饑不能食者。病在胸中。當吐之。宜瓜蒂散。

傷寒厥而心下悸者。宜先治水。當與茯苓甘草湯。却治其厥。不爾。水漬入胃。必作利也。

傷寒六七日。大下後。寸脉沉遲。手足厥逆。下部脉不至。咽喉不利。唾膿血。洩利不止者。爲難治。麻黄升麻湯主之。

傷寒四五日。腹中痛。若轉氣下趣少腹者。爲欲自利也。

傷寒本自寒下。醫復吐之。寒格更逆吐下。食入即出者。乾薑黄芩黄連湯主之。

下利有微熱而渴。脉弱者自愈。

下利脉數。有微熱。汗出者自愈。設復緊。爲未解。

下利手足厥冷。無脉者。灸之不温。而脉不還。反微喘者死。

少陰負趺陽者。爲順也。

下利。寸脉反浮數。尺中自濇者。必清膿血。

下利清穀。不可攻其表。汗出必脹滿。

下利。脉沉弦者。下重。脉大者爲未止。脉微弱數者。爲欲自止。雖發熱不死。

下利。脉沉而遲。其人面少赤。身有微熱。下利清穀。必鬱冒汗出而解。病人必微厥。所以然者。其面戴陽。下虚故也。

下利。脉反數而渴者。今自愈。設不差。必清膿血。以有熱故也。

下利後。其脉絶。手足厥。晬時脉還。手足温者生。不還不温者死。

傷寒下利。日十餘行。脉反實者死。

下利清穀。裏寒外熱。汗出而厥。通脉四逆湯主之。

熱利下重。白頭翁湯主之。

下利腹脹滿。身體疼痛。先溫其裏。乃攻其表。溫裏宜四逆湯。攻表宜桂枝湯。

下利欲飲水。爲有熱也。白頭翁湯主之。

下利譫語者。有燥屎也。宜小承氣湯。

下利後更煩。按之心下濡者。爲虛煩也。梔子豉湯主之。

嘔家有癰膿。不可治。嘔膿盡自愈。

嘔而發熱者。小柴胡湯主之。

嘔而脉弱。小便復利。身有微熱。見厥者難治。四逆湯主之。

乾嘔吐涎沫。而復頭痛。吳茱萸湯主之。

傷寒。大吐大下之。極虛復極汗出者。以其人外氣怫鬱。復與之水。以發其汗。因得噦。所以然者。胃中寒冷故也。

傷寒噦而腹滿。問其前後。知何部不利。利之即愈。

辨霍亂病形證治第十一

問曰。病有霍亂者何。答曰。嘔吐而利。名曰霍亂。

問曰、病發熱頭痛。身疼惡寒。不復吐利。當屬何病。答曰、當爲霍亂。吐下利止。復更發熱也。

傷寒。其脉微濇。本是霍亂。今是傷寒。却四五日。至陰經上。轉入陰。當利。本素嘔下利者。不治。若其人似欲大便。但反失氣。而仍不利。是爲屬陽明。便必堅。十三日愈。所以然者。經盡故也。

下利後便當堅。堅則能食者愈。今反不能食。到後經中。頗能食。復過一經。能食。過之一日當愈。若不愈。不屬陽明也。

惡寒。脉微而復利。利止亡血也。四逆加人參湯主之。

霍亂。頭痛發熱。身疼痛。熱多欲飲水。五苓散主之。寒多不用水者。理中湯主之。

吐利止。而身痛不休者。當消息和解其外。宜桂枝湯小和之。

吐利。汗出發熱惡寒。四肢拘急手足厥冷者。四逆湯主之。

既吐且利。小便復利。而大汗出下利清穀。裏寒外熱。脈微欲絕者。四逆湯主之。

吐已下斷。汗出而厥。四肢拘急不解。脈微欲絕者。通脈四逆加豬膽汁湯主之。

辨陰陽易差後勞復病形證治第十二

傷寒。陰陽易之爲病。其人身體重。少氣。少腹裏急。或引陰中拘攣。熱上衝胸。頭重不欲舉。眼中生花。眼胞赤。膝脛拘急。燒裩散主之。

大病差後勞復者。枳實梔子湯主之。若有宿食者。加大黃。如博碁子大五六枚。

傷寒差已後。更發熱者。小柴胡湯主之。脈浮者。以汗解之。脈沉實者。以下解之。

大病差後。從腰以下有水氣。牡蠣澤瀉散主之。

大病差後。其人喜唾。久不了了者。胃上有寒。當温之。宜理中圓。

傷寒解後。虛羸少氣。氣逆欲吐。竹葉石膏湯主之。

傷寒脈已解。而日暮微煩者。以病新差。人强與穀。脾胃氣尚弱。不能消穀。故令微煩。損穀即愈。

吐下發汗後。其人脈平而小煩者。此新虛不勝穀氣故也。

病後勞復發熱者。麥門冬湯主之。

金匱玉函經卷第四終

金匱玉函經卷第五

漢仲景張機著　上海陳世傑懷三重校
晉王叔和撰次　門人張邵煥有文𠫭
宋林億等校正　平江余謙牧心恭重校
門人張　嵩峻天閱

辨不可發汗病形證治第十三

夫以爲疾病至急。倉猝尋按。要者難得。故重集諸可與不可方治。比之三陰三陽篇中。此易見也。又時有不止是三陰三陽。出在諸可與不可中也。

少陰病。脉細沉數。病爲在裏。不可發其汗。

脉浮而緊。法當身體疼痛。當以汗解。假令尺中脉遲者。不可發其汗。何以故。此爲榮氣不足。血氣微少故也。

少陰病。脉微。不可發其汗。亡陽故也。

脉濡而弱。弱反在關。濡反在巔。微反在上。澁反在下。微則陽氣不足。濇則無血。陽氣反微。中風汗出。而反躁煩。澁則無血。厥而且寒。陽微發汗。躁不得眠。

動氣在右。不可發汗。發汗則衄而渴。心苦煩。飲即吐水。

動氣在左。不可發汗。發汗則頭眩。汗不止。筋惕肉瞤。

動氣在上。不可發汗。發汗則氣上衝心。

動氣在下。不可發汗。發汗則無汗。心中大煩。骨節苦疼。目運惡寒。食則反吐。穀不得前。一云穀不消化

咽中閉塞。不可發汗。發汗則吐血。氣微絕。手足逆冷。雖欲踡臥。不能自温。

諸脉數動微弱。並不可發汗。發汗則小便反難。胞中反乾。胃燥而煩。其形相象。根本異源。

脉濡而弱。弱反在關。濡反在巔。弦反在上。微反在下。弦爲陽運。微爲陰寒。上實下虛。意欲得温。

微弦爲虚。不可發汗。發汗則寒慄不能自還。欬者則劇。數吐涎沫。咽中必乾。小便不利。心中飢煩。晬時而發。其形似瘧。有寒無熱。虚而寒慄。欬而發汗。踡而苦滿。腹中復堅。

厥而脉緊。不可發汗。發汗則聲亂。咽嘶。舌萎。其聲不能出。

諸逆發汗。微者難愈。劇者言亂。睛眩者死。命將難治。

太陽病。得之八九日。如瘧狀。發熱而惡寒。熱多寒少。其人不嘔。清便續自可。一日再三發。其脉微而惡寒者。此爲陰陽俱虚。不可復發其汗。

太陽病。發熱惡寒。寒多熱少。脉微弱。則無陽也。不可復發其汗。

咽喉乾燥者。不可發其汗。

亡血家不可攻其表。汗出則寒慄而振。

衄家不可攻其表。汗出則額陷脉上促急而緊。直視而不能眴。不得眠。

汗家重發其汗。必恍惚心亂。小便已。陰疼。可與禹餘糧圓。

淋家不可發汗。發汗必便血。

瘡家雖身疼痛。不可攻其表。汗出則痓。

冬溫發其汗。必吐利。口中爛生瘡。

下利清穀。不可攻其表。汗出必脹滿。

欬而小便利。若失小便者。不可攻其表。汗出則厥逆冷。

傷寒一二日。至四五日厥者。必發熱。前厥者後必熱。厥深熱亦深。厥微熱亦微。熱應下之。而發其汗者。必口傷爛赤。

傷寒頭痛。翕翕發熱。形象中風。常微汗出。又自嘔者。下之益煩。懊憹如飢。發汗即致痓。身強難以屈伸。熏之即發黄。不得小便。灸即發欬唾。

傷寒其脉弦細。頭痛發熱。此爲屬少陽。少陽不可發其汗。

中風。往來寒熱。傷寒五六日已後。胸脇苦滿。嘿嘿不欲食飲。煩心喜嘔。或胸中煩而不嘔。或渴。或腹中痛。或脇下痞堅。或心中悸。小便不利。或不渴。外有微熱。或欬。屬小柴胡湯證。

傷寒四五日。身體熱惡風。頸項强。脇下滿。手足溫而渴。屬小柴胡湯。

傷寒六七日。發熱微惡風。支節煩疼。微嘔。心下支結。外證未去者。屬柴胡桂枝湯證。

太陽病。發其汗。因致痓。

太陽與少陽併病。頭項强痛。或眩。時如結胸。心下痞而堅。不可發其汗。

少陰病。欬而下利。讝語。是爲被火氣刼故也。小便必難。以强責少陰汗也。

少陰病。但厥無汗。而强發之。必動其血。未知從何道出。或從口鼻。或從耳目出。是爲下厥上竭。爲難治。

傷寒有五。皆熱病之類也。同病異名。同脉異經。病雖俱傷于風。其人自有固疾。則不得同法。其人素傷風。因復傷于熱。風熱相薄。則發風溫。四肢不收。頭痛身熱。常汗出不解。治在少陰。厥陰。不可發汗。汗出讝語獨語。內煩燥擾不得臥。善驚。目亂無精。治之復發其汗。如此者。醫殺之也。

傷寒溼溫。其人常傷于溼。因而中暍。溼熱相薄。則發溼溫病。若兩脛逆冷。腹滿叉胸。頭目痛苦。妄言。治在足太陰。不可發汗。汗出必不能言。耳聾。不知痛所在。身青面色變。名曰重暍。如此者醫殺之也。

辨可發汗病形證治第十四

凡發汗。欲令手足俱周。漐漐然一時間許。益佳。不可令如水流漓。若病不解。當重發汗。汗多必亡陽。陽虛不得重發汗也。

凡服湯藥發汗。中病便止。不必盡劑也。

凡云可發汗。無湯者圓散亦可。要以汗出爲解。然不如湯隨證良驗。

大法。春夏宜發汗。

太陽病。外證未解。脉浮弱者。當以汗解。宜桂枝湯。

太陽病。脉浮而數者。可發汗。宜桂枝湯。一云麻黄湯。

陽明病。其脉遲。汗出多而微惡寒。表爲未解。可發其汗。宜桂枝湯。

夫病脉浮大。問病者言但堅耳。設利者爲虛。大逆。堅爲實。汗出而解。何以故。脉浮當以汗解。

傷寒。其脉不弦緊而弱。弱者必渴。被火必譫語。弱者發熱。脉浮。解之當汗出愈。

病者煩熱。汗出則解。復如瘧狀。日晡發熱者。屬陽明。脉浮虛者。當發其汗。宜桂枝湯。

病常自汗出。此爲營氣與衛氣不和也。營行脉中。爲陰主內。衛行脉外。爲陽主外。復發其汗。衛和則愈。宜桂枝湯。

病人藏無他病。時發熱。自汗出。不愈。此衛氣不和也。先其時發汗則愈。宜桂枝湯。

脉浮而緊。浮則爲風。緊則爲寒。風則傷衛。寒則傷營。營衛俱病。骨節煩疼。可發其汗。宜麻黄湯。

太陽病不解。熱結膀胱。其人如狂。血必自下。下者卽愈。其外未解。尚未可攻。當先解其外。宜桂枝湯。

太陽病。下之微喘者。表未解故也。宜麻黄湯。又云桂枝加厚朴杏子湯。

傷寒脉浮緊。不發其汗。因衄。宜麻黄湯。

陽明病。脉浮。無汗。其人必喘。發其汗卽愈。宜麻黄湯。

太陽病脉浮者。可發其汗。宜桂枝湯。

太陽脉浮緊。無汗而發熱。其身疼痛。八九日不解。其表候續在。此當發其汗。服湯藥微除。發煩目眩。劇者必衄。衄乃解。所以然者。陽氣重故也。宜麻黄湯。

傷寒不大便。六七日。頭痛有熱者。不可與承氣湯。其小便清者。此爲不在裏。仍在表也。當發其汗。頭痛者必衄。宜桂枝湯。

下利腹脹滿。身體疼痛。先溫其裏。乃攻其表。宜桂枝湯。

下利後。身體疼痛。清便自調。急當救表。宜桂枝湯。

太陽病。頭痛發熱。汗出惡風。屬桂枝湯證。

太陽中風。脉陽浮而陰濡弱。浮者熱自發。濡弱者汗自出。嗇嗇惡寒。淅淅惡風。翕翕發熱。鼻鳴乾嘔。屬桂枝湯。

太陽病。發熱汗出。此爲營弱衛强。故使汗出。欲救邪風。屬桂枝湯證。

太陽病。下之。其氣上撞。屬桂枝湯證。

太陽病。初服桂枝湯。而反煩不解者。當先刺風池風府。乃與桂枝湯則愈。

燒針令其汗。針處被寒。核起而赤者。必發賁豚。氣從小腹上撞心者。灸其核上各一壯。却與桂枝加桂湯。

太陽病。項背强几几。反汗出惡風者。屬桂枝加葛根湯。

太陽病。項背强几几。無汗惡風。屬葛根湯。

太陽與陽明合病。而自利。屬葛根湯證。不利但嘔者。屬葛根加半夏湯證。

太陽病。桂枝證。而反下之。遂利不止。其脉促。表未解。喘而汗出。屬葛根黄芩黄連湯證。

太陽病。頭痛發熱。身體疼。腰痛。骨節疼痛。惡風。無汗而喘。屬麻黄湯證。

太陽與陽明合病。喘而胸滿者。不可下也。屬麻黃湯證。

太陽中風。脉浮緊。發熱惡寒。身體疼痛。不汗出而煩躁。頭痛。屬大青龍湯證。脉微弱。汗出惡風。不可服之。服之則厥。筋惕肉瞤。此爲逆也。

陽明中風。脉弦浮大。而短氣。腹滿。脇下及心痛。久按之氣不通。鼻乾不得汗。其人嗜卧。一身及目悉黃。小便難。有潮熱。時時噦。耳前後腫。刺之小差。其外不解。病過十日。脉續浮。與柴胡湯。但浮。無餘證。與麻黃湯。不溺。腹滿加噦者。不治。

太陽病。十日已去。其脉浮細。嗜卧。此爲外解。設胸滿脇痛。與小柴胡湯。脉浮麻黃湯。

傷寒。脉浮緩。其身不疼。但重乍有輕時。無少陰證者。可與大青龍湯發之。

傷寒。心下有水氣。欬而微喘。發熱不渴。服湯已而渴者。此爲寒去。爲欲解。屬小青龍湯證。

少陰病。得之二三日。麻黃附子甘草湯。微發汗。

脉浮。小便不利。微熱。消渴。可與五苓散。利小便發汗。

辨不可吐病形證治第十五

太陽病。當惡寒而發熱。今自汗出。反不惡寒發熱。關上脉細而數者。此醫吐之故也。若得病一日二日吐之者。腹中飢。口不能食。三日四日吐之者。不喜糜粥。欲食冷食。朝食暮吐。此醫吐之所致也。此爲小逆。

太陽病。吐之。但太陽病當惡寒。今反不惡寒。不欲近衣。此爲吐之内煩也。

少陰病。其人飲食入口卽吐。心中嗢嗢欲吐。復不能吐。始得之手足寒。脉弦遲者。此胸中實。不可下也。若膈上有寒飲。乾嘔者。不可吐。當温之。

諸四逆厥者。不可吐之。虚家亦然。

辨可吐病形證治第十六

凡服湯吐。中病便止。不必盡劑也。

大法春宜吐。

病如桂枝證。其頭不痛。項不强。寸口脉微浮。胸中痞堅。氣上撞。咽喉不得息。此爲胸有寒。當吐之。

病胷上諸實。胸中鬱鬱而痛。不能食。欲使人按之。而反有涎沫唾。下利日十餘行。其脉反遲。寸口微滑。此可吐之。吐之利則止。

少陰病。其人飲食入則吐。心中嗢嗢欲吐。復不能吐。當遂吐之。

宿食在上脘。當吐之。

病者手足逆冷。脉乍緊。邪結在胸中。心下滿而煩。飢不能食。病在胸中。當吐之。

辨不可下病形證治第十七

脉濡而弱。濡反在關。弱反在巔。微反在上。濇反在下。微則陽氣不足。濇則無血。陽氣反微。中風汗出而反躁煩。濇則無血。厥而且寒。陽微不可下。下之則心下痞堅。

動氣在右。不可下。下之則津液內竭。咽燥鼻乾。頭眩心悸。

動氣在左。不可下。下之則腹裏拘急。食不下。動氣反劇。身雖有熱。臥反欲踡。

動氣在上。不可下。下之則掌握熱煩。身上浮冷。熱汗自泄。欲水自灌。

動氣在下。不可下。下之則腹滿。卒起頭眩。食則下清穀。心下痞堅。

咽中閉塞。不可下。下之則上輕下重。水漿不下。臥則欲踡。身體急痛。復下利日數十行。

諸外實者。不可下。下之則發微熱。亡脉則厥。當臍握熱。

諸虛者不可下。下之則渴。引水者易愈。惡水者劇。

脉濡而弱。弱反在關。濡反在巔。弦反在上。微反在下。弦爲陽運。微爲陰寒。上實下虛。意欲得溫。微弦爲虛。虛者不可下。微則爲欬。欬則吐涎沫。下之欬則止而利不休。胸中如蟲齧。粥入則出。小便不利。兩脇拘急。喘息爲難。脛背相牽。臂則不仁。極寒反汗出。軀冷若氷。眼睛不慧。語言不休。穀氣多入則爲除中。口雖欲言。舌不得前。

脉濡而弱。弱反在關。濡反在巔。浮反在上。數反在下。浮則爲陽虛。數則爲無血。浮則爲虛。數則生熱。浮則爲虛自汗而惡寒。數則爲痛。振而寒慄。微弱在關。心下爲急。喘汗不得呼吸。呼吸之中。痛在於脇。振寒相搏。其形如瘧。醫反下之。令脉急數。發熱狂走。見鬼。心下爲痞。小便淋漓。小腹甚堅。小便血也。

脉濡而緊。濡則陽氣微。緊則營中寒。陽微衛中風。發熱而惡寒。營緊胃氣冷。微嘔心內煩。醫以爲大熱。解肌發其汗。亡陽虛煩躁。心下苦痞堅。表裏俱虛竭。卒起而頭眩。客熱在皮膚。悵怏不得眠。不知胃氣冷。緊寒在關元。技巧無所施。汲水灌其身。客熱應時罷。慄慄而振寒。重被而覆之。汗出而冒巔。體惕而又振。小便爲微難。寒氣因水發。清穀不容間。嘔吐反腸出。顛倒不得安。手足爲微逆。身冷而內煩。遲欲從後救。安可復追還。

脉浮而大。浮爲氣實。大爲血虛。血虛爲無陰。孤陽獨下陰部。小便難。胞中虛。今反小便利而大汗出。法應衛家當微。今反更實。津液四射。營竭血盡。乾煩不得眠。血薄肉消。而成暴液。醫復以毒藥攻其胃。此爲重虛。客陽去有期。必下如汙泥而死。

趺陽脉遲而緩。胃氣如經也。趺陽脉浮而數。浮則傷胃。數則動脾。此非本病。醫特下之所爲也。

營衛內陷。其數先微。脉反但浮。其人必大便堅。氣噫而除。何以言之。脾脉本緩。今數脉動脾。其數先微。故知脾氣不治。大便堅。氣噫而除。今脉反浮。其數改微。邪氣獨留。心中則飢。邪熱不殺穀。潮熱發渴。數脉當遲緩。脉因前後度數如法。病者則飢。數脉不時。則生惡瘡也。

脉數者久數不止。止則邪結。血氣不能復。正氣却結於藏。故邪氣浮之。與皮毛相得。脉數者不可下。下之必煩。利不止。

少陰病。脉微。不可發其汗。無陽故也。陽已虛。尺中弱澁者。復不可下之。

脉浮大。宜發汗。醫反下之。此爲大逆。

脉浮而大。心下反堅。有熱。屬藏者攻之。不令發汗。屬府者。不令溲數。溲數則大便堅。汗多卽熱愈。汗少則便難。脉遲尙未可攻。

二陽併病。太陽初得病時。發其汗。汗先出復不徹。因轉屬陽明。欲自汗。不惡寒。若太陽證不罷。不可下。下之爲逆。

結胷證。其脉浮大。不可下。下之卽死。

太陽與陽明合病。喘而胸滿。不可下。下之卽死。

太陽與少陽合病。心下痞堅。頸項強而眩。勿下之。

諸四逆厥者。不可下之。虛家亦然。

病欲吐者。不可下之。

太陽病。有外證未解。不可下。下之爲逆。

夫病發于陽。而反下之。熱入因作結胸。發于陰。而反下之。因作痞。

脉浮緊。而下之。緊反入裏。則作痞。

夫病陽多者熱。下之則堅。

本虛攻其熱。必噦。

無陽陰強而堅。下之必清穀而腹滿。

太陰之爲病。腹滿而吐。食不下。下之益甚。腹時自痛。胸下痞堅。

厥陰之爲病。消渴。氣上撞心。心中疼痛熱。飢而不欲食。甚者則欲吐。下之不肯止。

少陰病。其人飲食入則吐。心中嗢嗢欲吐。復不能吐。始得之手足寒。脉遲。此胸中實。不可下之。

傷寒五六日。不結胸。腹濡。脉虛。復厥者。不可下。下之亡血死。

傷寒發熱。但頭痛。微汗出。發其汗則不識人。熏之則喘。不得小便。心腹滿。下之短氣而腹脹。小便難。頭痛背强。加溫針則必衄。

傷寒。其脉陰陽俱緊。惡寒。發熱。則脉欲厥。厥者脉初來大。漸漸小。更來漸大。是其候也。惡寒甚者。翕翕汗出。喉中痛。熱多者。目赤睛不慧。醫復發之。咽中則傷。若復下之。則兩目閉。寒多清穀。熱多便膿血。熏之則發黃。熨之則咽燥。小便利者可救。難者危殆。

傷寒發熱。口中勃勃氣出。頭痛目黃。衄不可制。貪水者必嘔。惡水者厥。下之咽中生瘡。假令手足溫者。下重便膿血。頭痛目黃者。下之目閉。貪水者。下之其脉必厥。其聲嚶。咽喉塞。發其汗則戰慄。陰陽俱虛。惡水者。下之裏冷。不嗜食。大便完穀出。發其汗。口中傷。舌上胎滑。煩躁。脉數實。不大便。六七日後必便血。發其汗。小便即自利。

得病六七日。小便少者。雖不大便。但頭堅後溏。未必其成堅。攻之必溏。當須小便利。定堅乃可攻之。

藏結者無陽證。不往來寒熱。其人反靜。舌上胎滑者。不可攻也。

傷寒嘔多。雖有陽明證。不可攻之。

陽明病。潮熱微堅。可與承氣湯。不堅勿與之。若不大便六七日。恐有燥屎。欲知之法。可與小承氣湯。若腹中轉矢氣者。爲有燥屎。乃可攻之。若不轉矢氣者。此爲但頭堅後溏。不可攻之。攻之必腹滿不能食。欲飲水者。必噦。其後發熱者。必復堅。以小承氣湯和之。若不轉矢氣者。愼不可攻之。

陽明病。面合赤色者。不可攻之。必發熱色黃者。小便不利也。

陽明病。當心下堅滿。不可攻之。攻之利遂不止者死。止者生。

陽明病。自汗出。若發其汗。小便自利。此爲津液內竭。雖堅不可攻之。當須自欲大便。宜蜜煎導而通之。若土瓜根猪膽汁皆可以導。

傷寒中風。醫反下之。其人下利日數十行。穀不化。腹中雷鳴。心下痞堅而滿。乾嘔而煩。不能得安。醫見心下痞。爲病不盡。復重下之。其痞益甚。此非結熱。但以胃中虛。客氣上逆。故使之堅。屬甘草瀉心湯證。

下利。其脉浮大。此爲虛。以强下之故也。設脉浮革。因爾腸鳴。屬當歸四逆湯證。

辨可下病形證治第十八

凡服下藥。用湯勝圓。中病卽止。不必盡劑。

大法秋宜下。

陽明病。發熱汗多者。急下之。宜承氣湯。一云大柴胡湯

少陰病。得之二三日。口燥咽乾。急下之。宜承氣湯。

少陰病。六七日。腹滿不大便者。急下之。宜承氣湯。

少陰病。下利清水。色青者。心下必痛。口乾燥者。可下之。宜大柴胡湯承氣湯。

下利。三部脉皆平。一云浮 按其心下堅者。可下之。宜承氣湯。

下利脉遲而滑者。內實也。利未欲止。當下之。宜承氣湯。

陽明與少陽合病而利。不負者爲順。負者失也。互相尅賊爲負。

脉滑而數者。有宿食也。當下之。宜大柴胡湯承氣湯。

問曰人病有宿食。何以別之。師曰寸口脉浮大。按之反澁。尺中亦微而澁。故知有宿食。當下之。宜承氣湯。

下利不欲食者。有宿食也。當下之。宜承氣湯。

下利已瘥。至其年月日時復發者。此爲病不盡故也。復當下之。宜承氣湯。

下利脉反滑。當有所去。下之乃愈。宜承氣湯。

病腹中滿痛者爲實。當下之。宜大柴胡湯。

腹滿不減。減不足言。當下之。宜大柴胡湯承氣湯。

傷寒後脉沉實。沉實者下之解。宜大柴胡湯。

傷寒六七日。目不了了。睛不和。無表裏證。大便難。微熱者。此爲實。急下之。宜大柴胡湯承氣湯。

太陽病未解。其脉陰陽俱停。必先振。汗出而解。但陽脉微者。先汗之而解。陰脉微者。先下之而解。宜承氣湯。一云大柴胡湯。

脉雙弦而遲。心下堅。脉大而堅者。陽中有陰也。可下之。宜承氣湯。

結胷者項亦强。如柔痓狀。下之卽和。宜陷胸圓。

病者無表裏證。發熱七八日。脉雖浮數。可下之。宜大柴胡湯。

太陽病六七日。表證續在。其脉微沉。反不結胸。其人發狂。此熱在下焦。小腹當堅而滿。小便自利者。下血乃愈。所以然者。太陽隨經瘀熱在裏故也。屬抵當湯證。

太陽病身黃。其脉沉結。小腹堅。小便不利。爲無血也。小便自利。其人如狂者。血證諦也。屬抵當湯。

傷寒有熱。而小腹滿。應小便不利。今反利者。爲有血也。當下之。宜抵當圓。

陽明病。發熱而汗出。此爲熱越。不能發黃也。但頭汗出。其身無有。齊頸而還。小便不利。渴飲水漿。此爲瘀熱在裏。身必發黃。屬茵蔯蒿湯證。

陽明證。其人喜忘。必有畜血。所以然者。本有久瘀血。故令喜忘。屎雖堅。大便必黑。屬抵當證。

汗出而讝語者。有燥屎在胃中。此爲風也。過經乃可下之。下之若早。讝語而亂。以表虛裏實故也。下之則愈。宜大柴胡湯承氣湯。

病者煩熱。得汗出卽解。復如瘧狀。日晡所發熱者。屬陽明。脉實者當下之。宜大柴胡湯承氣湯。

陽明病讝語。有潮熱。而反不能食者。必有燥屎五六枚。若能食者。但堅耳。屬承氣湯。

下利而讝語者。爲有燥屎也。屬承氣湯。

得病二三日。脉弱。無太陽柴胡證而煩。心下堅。至四日雖能食。以承氣湯少與微和之。令小安。至六日。與承氣湯一升。不大便六七日。小便少者。雖不能食。但頭堅後溏。未定其成堅。攻之必溏。當須小便利。定堅。乃可攻之。宜大柴胡湯承氣湯。

太陽中風。下利嘔逆。表解乃可攻之。其人漐漐汗出。發作有時。頭痛心下痞堅。滿引脇下痛。嘔卽短氣。不惡寒。此爲表解裏未和。屬十棗湯證。

太陽病不解。熱結膀胱。其人如狂。血自下。下者卽愈。其外不解。尚未可攻。當先解其外。外解小腹急結者。乃可攻之。宜桃仁承氣湯。

傷寒七八日。身黃如橘子色。小便不利。小腹微滿。屬茵蔯湯證。

傷寒發熱。汗出不解。後心中痞堅。嘔而利者。屬大柴胡湯證。

傷寒十餘日。熱結在裏。復往來寒熱。屬大柴胡湯證。但結胸無大熱。此爲水結在胸脇。頭微汗出。屬大陷胸湯證。

傷寒六七日。結胸熱實。其脉沉緊。心下痛。按之如石堅。屬大陷胸湯證。

陽明病。其人汗多。津液外出。胃中燥。大便必堅。堅者則讝語。屬承氣湯證。

陽明病。不吐下而心煩者。屬承氣湯證。

陽明病。其脉遲。雖汗出而不惡寒。其體必重。短氣腹滿而喘。有潮熱。如此者。其外爲解。可攻其裏。若手足濈然汗出。此大便已堅。承氣湯主之。其熱不潮。腹大滿而不大便者。屬小承氣湯。微和其胃氣。勿令至大下。

陽明病。潮熱微堅。可與承氣湯。不堅勿與之。言不大便六七日。恐有燥屎。欲知之法。可與小承氣湯。若腹中轉矢氣者。爲有燥屎。乃可攻之。

陽明病。讝語妄言。發潮熱。其脉滑疾。如此者。承氣湯主之。因與承氣湯一升。腹中轉矢氣者。復與一升。如不轉矢氣者。勿與之。明日又不大便。脉反微濇。此爲裏虚。爲難治。不可復與承氣湯。

大下後六七日。不大便。煩不解。腹滿痛。此有燥屎。所以然者。本有宿食故也。屬承氣湯證。

病者小便不利。大便乍難乍易。時有微熱。怫鬱。不能臥。有燥屎故也。屬承氣湯證。

二陽併病。太陽證罷。但發潮熱。手足漐漐汗出。大便難而讝語者。下之卽愈。宜承氣湯。

金匱玉函經卷第五　終

金匱玉函經卷第六

辨發汗吐下後病形證治第十九

發汗後。水藥不得入口。爲逆。

發汗後。飲水多者必喘。以水灌之亦喘。

未持脉時。病人叉手自冒心。師因教試令欬而不卽欬者。此必兩耳無所聞也。所以然者。重發汗虚故也。

發汗後身熱。又重發其汗。胸中虚冷。必反吐也。

二陽併病。太陽初得病時。發其汗。汗先出。復不徹。因轉屬陽明。續自微汗出。不惡寒。若太陽證不罷者。不可下之。下之爲逆。如此者。可小發其汗。設面色緣緣正赤者。陽氣怫鬱在表。當解之。熏之。若發汗不大徹。不足言。陽氣怫鬱不得越。當汗而不汗。其人燥煩。不知痛處。乍在腹中。乍在四肢。按之不可得。其人短氣。但坐汗出而不徹故也。更發其汗卽愈。何以知其汗出不徹。以脉澁。故知之。

陽明病。本自汗出。醫復重發其汗。病已瘥。其人微煩。不了了。此大便堅也。以亡津液。胃中燥。故令其堅。當問小便日幾行。若本日三兩行。今日再行者。故知大便不久出。今爲小便數少。津液當還入胃中。故知必當大便也。

大下後發汗。其人小便不利。此亡津液。勿治之。其小便利必自愈。

病人脉數。數爲熱。當消穀引食。而反吐者。以醫發其汗。陽氣微。膈氣虚。脉則爲數。數爲客熱。不能消穀。胃中虚冷。故吐也。

病者有寒。復發其汗。胃中冷。必吐蚘。

傷寒發其汗。身目爲黄。所以然者。寒濕相搏。在裏不解故也。

發汗後。重發其汗。亡陽讝語。其脉反和者不死。

傷寒發汗已。解半日許。復煩。其脉浮數。可復發其汗。宜桂枝湯。

傷寒大下後。復發其汗。心下痞。惡寒者。表未解也。不可攻其痞。當先解表。表解乃可攻其痞。解表宜桂枝湯。攻痞宜大黃瀉心湯。

發其汗。反躁。無表證者。宜大柴胡湯。

服桂枝湯大汗出。若脉但洪大者。與桂枝湯。若其形如瘧狀。一日再發。汗出便解。與桂枝二麻黃一湯。

服桂枝湯。大汗出。大煩渴不解。若脉洪大。屬白虎湯證。

太陽病。發其汗。遂漏不止。其人惡風。小便難。四肢微急。難以屈伸。屬桂枝加附子湯證。

發汗不解。腹滿痛者。急下之。宜承氣湯。一云大柴胡湯。

發汗後。身體疼痛。其脉沉遲。屬桂枝加芍藥生薑人參湯證。

太陽病。發其汗而不解。其人發熱。心下悸。頭眩身瞤而動。振振欲僻地者。屬真武湯證。

發汗後。其人臍下悸。欲作賁豚。屬茯苓桂枝甘草大棗湯證。

發汗過多。以後其人叉手自冒心。心下悸而欲得按之。屬桂枝甘草湯證。

發汗後。腹脹滿。屬厚朴生姜半夏甘草人參湯

發其汗不解。而反惡寒者。虛故也。屬甘草附子湯證。

不惡寒。但熱者。實也。當和其胃氣。屬小承氣湯。

太陽病。發汗後。大汗出。胃中乾燥。煩不得眠。其人欲飲水。當稍飲之。令胃中和即愈。

太陽病三日。發其汗不解。蒸蒸發熱者。屬調胃承氣湯。

傷寒脉浮。自汗出。小便數。頗復微惡寒。而脚攣急。反與桂枝湯。欲攻其表。得之便厥。咽燥乾。煩

吐逆。作甘草乾薑湯以復其陽。厥愈足溫。更作芍藥甘草湯與之。其脚卽伸。而胃氣不和。讝語。可與承氣湯。重發汗。復加燒針者。屬四逆湯。

傷寒。汗出解之後。胃中不和。心下痞堅。乾噫食臭。脇下有水氣。腹中雷鳴而利。屬生薑瀉心湯。

傷寒五六日。其人已發汗。而復下之。胸脇滿微結。小便不利。渴而不嘔。但頭汗出。往來寒熱而煩。此爲未解。柴胡桂枝乾薑湯證。

陽明病汗出。若復發其汗。小便自利。此爲津液內竭。雖堅不可攻之。當須自欲大便。宜蜜煎導而通之。若土瓜根、猪膽汁。皆可以導。

凡病。若發汗。若吐。若下。若亡血。無津液而陰陽自和者。必自愈。

傷寒大吐下之極虛。復極汗者。其人外氣怫鬱。復與之水。以發其汗。因得噦。所以然者。胃中寒冷故也。

傷寒。吐下發汗後。心下逆滿。氣上撞胸。起則頭眩。其脉沉緊。發汗卽動經。身爲振搖。屬茯苓桂枝白术甘草湯證。

發汗吐下以後。不解煩躁。屬茯苓四逆湯證。

發汗吐下後。虛煩不得眠。劇者反覆顛倒。心中懊憹。屬梔子湯。若少氣。梔子甘草湯。若嘔者。梔子生姜湯證。

傷寒下後。煩而腹滿。臥起不安。屬梔子厚朴湯。

傷寒吐下發汗。虛煩。脉甚微。八九日。心下痞堅。脇下痛。氣上衝咽喉。眩冒。經脉動惕者。久而成痿。

傷寒發汗。吐下解後。心下痞堅。噫氣不除者。屬旋覆代赭湯證。

太陽病。吐下發汗後。而微煩。小便數。大便因堅。可與小承氣湯和之則愈。

太陽病不解。轉入少陽。脇下堅滿。乾嘔不能食。

往來寒熱。尚未吐下。其脉沉緊。可與小柴胡湯。若已吐下發汗溫針。柴胡湯證罷。此爲壞病。知犯何逆。以法治之。

吐利發汗。其人脉平而小煩。此新虛不勝穀氣故也。

下已。後發其汗。必振寒。又其脉微細。所以然者。内外俱虛故也。

發汗。若下之。煩熱胸中塞者。屬梔子湯證。

下以後復發其汗者。則晝日煩躁不眠。夜而安靜。不嘔不渴。而無表證。其脉沉微。身無大熱。屬附子乾薑湯證。

大汗出。若大下利。厥者。屬四逆湯證。

太陽病。先下而不愈。因復發其汗。表裏俱虛。其人因冐。冐家當汗出愈。所以然者。汗出表和故也。表和故下之。

太陽病。先發汗。不解。而下之。其脉浮。不愈。浮爲在外。而反下之。故不愈。今脉浮。故在外。當解其外則愈。宜桂枝湯。

傷寒六七日。發熱微惡寒。支節煩疼。微嘔。心下支結。外證未去者。屬柴胡桂枝湯證。

發汗多。亡陽狂語者。不可下。可與柴胡桂枝湯和其營衛。以通津液。後自愈。

太陽病。醫發其汗。遂發熱惡寒。復下之。則心下痞堅。表裏俱虛。陰陽氣併竭。無陽則陰獨。復加火針。因而煩。面色青黃。膚瞤。如此者爲難治。今色微黃。手足溫者易愈。

夫病陽多熱。下之則堅。汗出多。極發其汗。亦堅。

太陽病重發汗。而復下之。不大便五六日。舌上燥而渴。日晡所小有潮熱。從心下至小腹堅滿而痛。不可近。屬大陷胸湯證。

三陽合病。腹滿身重。難以轉側。口不仁。面垢。譫語。遺溺。發汗則譫語。下之則額上生汗。手足厥冷。自汗。屬白虎湯證。

傷寒服湯藥。而下利不止。心下痞。服瀉心湯已。復以他藥下之。利不止。醫以理中與之。利益甚。理中者理中焦。此利在下焦。與赤石脂禹餘糧湯。若不止者。當利其小便。

傷寒。醫以圓藥下之。身熱不去。微煩。屬梔子乾姜湯證。

傷寒中風。柴胡湯證具。而以他藥下之。若柴胡湯證不罷。復與柴胡湯。必蒸蒸而振。却發汗出而解。此雖已下。不為逆也。若心下滿而堅痛者。此為結胸。屬大陷胸湯證。若但滿而不痛者。此為痞。柴胡不復中與也。屬半夏瀉心湯證。

得病六七日。脉遲浮弱。惡風寒。手足溫。醫再三下之。不能多。其人脇下滿。面目及身黃。頭項強。小便難。與柴胡湯。後必下重。渴飲水而嘔。柴胡不復中與也。食穀則噦。

病者無表裏證。發熱七八日。脉雖浮數者。可下之。假令已下。脉數不解。而合熱。則消穀善飢。至六七日不大便者。有瘀血。屬抵當湯證。若脉數不解。而下不止。必挾熱便膿血。

脉浮數。法當汗出而愈。而下之。則體重心悸者。不可發其汗。當自汗出而解。所以然者。尺中脉微。此裏虛。須表裏實。津液和。自汗出愈。

陽明病。其脉浮緊。咽乾口苦。腹滿而喘。發熱汗出。而不惡寒。反偏惡熱。其身體重。發其汗即燥。心憒憒而反讝語。加溫針必怵惕。煩躁不得眠。下之即胃中空虛。客氣動膈。心中懊憹。舌上胎者。屬梔子湯證。若渴欲飲水。口乾舌燥者。與白虎湯。若脉浮。發熱。渴欲飲水。小便不利。與猪苓湯。

發汗已後。不可更與桂枝湯。汗出而喘。無大熱。屬麻黃杏子石膏甘草湯證。

病人脉微而濇者。此爲醫所病也。大發其汗。又數大下之。其人亡血。病當惡寒。而發熱無休止。時夏月盛熱。而欲着複衣。冬月盛寒。而欲裸其體。所以然者。陽微卽惡寒。陰弱卽發熱。此醫發其汗。使陽氣微。又大下之。令陰氣弱。五月之時。陽氣在表。胃中虛冷。陽氣内微。不能勝冷。故欲着複衣。十一月之時。陽氣在裏。胃中煩熱。陰氣内弱。不能勝熱。故欲裸其體。又陰脉遲濇。故知亡血也。

傷寒吐後。腹滿者。屬承氣湯證。

傷寒本自寒下。醫復吐下之。寒格更逆吐。食入卽出。屬乾薑黄芩黄連人參湯證。

傷寒吐下。七八日不解。熱結在裏。表裏俱熱。時時惡風。大渴。舌上乾燥而煩。欲飲水數升。屬白虎湯證。

傷寒吐下後。未解。不大便五六日。至十餘日。其人日晡所發潮熱。不惡寒。獨語如見鬼神之狀。若劇者。發則不識人。循衣妄撮。怵惕不安。微喘直視。脉弦者生。濇者死。微者但發熱讝語。屬承氣湯證。若下者。勿復服。

太陽病。過經十餘日。心下嗢嗢欲吐。而胸中痛。大便反溏。其腹微滿。欝欝微煩。先時自極吐下者。可與承氣湯。不爾者不可與。欲嘔胸中痛微溏者。此非柴胡湯證。以嘔故知極吐下也。

太陽病。下之微喘者。表未解故也。屬桂枝湯證。一云麻黄湯證。

太陽病。脉浮而動數。浮則爲風。數則爲熱。動則爲痛。數則爲虛。頭痛發熱。微盜汗出。而反惡寒。其表未解。醫反下之。動數則遲。頭痛則眩。胃中空虛。客氣動膈。短氣躁煩。心中懊憹。陽氣内陷。心下因堅。則爲結胸。屬大陷胸湯證。若不結胸。但頭汗出。其餘無有。齊頸而還。小便不利。身必發黃。

太陽病。下之脈促。不結胸者。此爲欲解。其脈浮者。必結胸。其脈緊者。必咽痛。其脈絃者。必兩脇拘急。其脈細而數者。頭痛未止。其脈沉而緊者。必欲嘔。脈沉而滑者。挾熱利。其脈浮而滑者。必下血。

太陽病。下之。其脈促胸滿者。屬桂枝去芍藥湯。若微惡寒。桂枝去芍藥加附子湯證。

太陽病。桂枝證。醫反下之。遂利不止。其脈促。表未解。喘而汗出。屬葛根黄芩黄連湯證。

太陽病。醫反下之。因腹滿時痛。爲屬太陰。屬桂枝加芍藥湯證。其大實痛。屬桂枝加大黄湯證。

太陽病。下之。其氣上衝。可與桂枝湯。不上衝者。不可與之也。

太陽病。二三日。終不能臥。但欲起者。心下必結。其脈微弱者。此本寒也。而反下之。利止者。必結胸。未止者。四五日復重下之。此挾熱利也。

太陽病。外證未除。而數下之。遂挾熱利而止。心下痞堅。表裏不解。屬桂枝人參湯證。

大下以後。不可更行桂枝湯。汗出而喘。無大熱。屬麻黄杏仁石膏甘草湯證。

太陽病。五日。下之。六七日不大便而堅者。屬柴胡湯證。

太陽病。過經十餘日。反再三下之。後四五日。柴胡湯證續在。先與柴胡湯。嘔止小安。其人鬱鬱微煩者。爲未解。屬大柴胡湯證。

傷寒。八九日。下之。胸滿煩驚。小便不利。讝語。一身不可轉側。屬柴胡加龍骨牡蠣湯證。

傷寒。十三日不解。胸脇滿而嘔。日晡所發潮熱。而微利。此證當柴胡湯下之。不得利。今反利者。故知醫以圓藥下之。非其治也。潮熱者實也。先再服小柴胡湯以解其外。後屬柴胡加芒硝湯。

傷寒十三日。過經而譫語。內有熱也。當以湯下之。小便利者。大便當堅。而反利。其脉調和者。故知醫以圓藥下之。非其治也。自利者。其脉當微厥。今反和者。此爲內實。屬承氣湯證。

傷寒五六日。嘔而發熱。柴胡湯證具。而以他藥下之。心下滿而堅痛者。此爲結胸。屬大陷胸湯。

陽明病。下之。其外有熱。手足温。不結胸。心中懊憹者。飢不能食。但頭汗出。屬梔子湯證。

陽明病。下之。心中懊憹而煩。胃中有燥屎者。可攻。其人腹微滿。頭堅後溏者。不可下之。有燥屎者。宜承氣湯。

陽明病。不能食。下之不解。其人不能食。攻其熱必噦。所以然者。胃中虛冷故也。

陽明病。脉遲。食難用飽。飽卽發煩。頭眩者。必小便難。此欲作穀疸。雖下之。其腹滿卽如故耳。所以然者。脉遲故也。

趺陽脉微弦。而如此。爲強下之。

下利。其脉浮大。此爲虛。以強下之故也。設脉浮革。故爾腸鳴。屬當歸四逆湯證。

傷寒。醫下之。續得下利清穀不止。身體疼痛。急當救裏。後身體疼痛。清便自調。急當救表。救裏宜四逆湯。救表宜桂枝湯。

大下後。五七日不大便。煩不解。腹痛而滿。有燥屎者。本有宿食故也。

大下後。口燥者。裏虛故也。

火逆下之。因燒針煩躁。屬桂枝甘草龍骨牡蠣湯。

辨可温病形證治第二十

大法冬宜服温熱藥及灸。

師曰、病發熱頭痛。脉反沉。若不差。身體更疼痛。當救其裏。宜温藥。四逆湯。

下利腹滿。身體疼痛。先温其裏。宜四逆湯。

自利不渴者屬太陰。其藏有寒故也。當溫之。宜四逆輩。

少陰病。其人飲食入則吐。心中嗢嗢。欲吐復不能吐。始得之手足寒。脉弦遲。若膈上有寒飲乾嘔者。不可吐。當溫之。宜四逆湯。

少陰病。其脉沉者。急當溫之。宜四逆湯。

下利欲食者。就當溫之。

下利。脉遲緊。爲痛未欲止者。當溫之。得冷者滿而便腸垢。

下利。其脉浮大。此爲虛。以強下之故也。設脉浮革。因爾腸鳴。當溫之。與水者噦。宜當歸四逆湯。

少陰病下利。脉微澁者。卽嘔。汗出必數更衣反少。當溫之。

傷寒。醫下之。而續得下利清穀不止。身體疼痛。急當救裏。宜溫之。以四逆湯。

諸溫之屬。可與理中四逆附子湯熱藥治之。

辨不可火病形證治第二十一

太陽中風。以火刼發其汗。邪風被火熱。血氣流溢。失其常度。兩陽相熏灼。其身發黃。陽盛卽欲衄。陰虛小便難。陰陽俱虛竭。身體卽枯燥。但頭汗出。齊頸而還。腹滿微喘。口乾咽爛。或不大便。久則讝語。甚者至噦。手足躁擾。循衣摸牀。小便利者。其人可治。

太陽病。醫發其汗。遂發熱惡寒。復下之。則心下痞。此表裏俱虛。陰陽氣併竭。無陽則陰獨。復加火針。因而煩。面色青黃。膚瞤者。難治。今色微黃。手足溫者愈。

傷寒加溫鍼必驚。

陽脉浮。陰脉弱者。則血虛。血虛則筋惕。其脉沉者。營氣微也。其脉浮。而汗出如流珠者。衛氣衰也。營氣微者。加燒針。血留不行。更發熱而煩躁也。

傷寒脉浮。醫以火廹之。亡陽驚狂。臥起不安。屬桂枝去芍藥加蜀漆龍骨牡蠣救逆湯。

問曰。得病十五六日。身體黄。下利。狂欲走。師脉之。言當清血如豚肝乃愈。後如師言。何以知之。師曰。寸口脉。陽浮。陰濡而弱。陽浮則爲風。陰濡弱爲少血。浮虚受風。少血發熱。風則微寒。灑淅項强。頭眩。醫加火熏鬱令汗出。惡寒遂甚。客熱因火而發。怫鬱蒸肌膚。身目爲黄。小便微難。短氣。從鼻出血。而復下之。胃無津液。泄利遂不止。熱瘀在膀胱。畜結成積聚。狀如豚肝。當下未下。心亂迷憒。狂走赴水。不能自制。畜血若去。目明心了。此皆醫爲。無他禍患。微難得愈。劇者不治。

傷寒。其脉不弦緊而弱。弱者必渴。被火必讝語。

太陽病。以火熏之。不得汗。其人必躁。到經不解。必清血。

陽明病被火。額上微汗出。而小便不利。必發黄。

陽明病。其脉浮緊。咽乾口苦。腹滿而喘。發熱汗出而不惡寒。反惡熱。其身體重。發其汗卽躁。心憒憒而反讝語。加温針者必怵惕。又煩躁不得眠。

少陰病。欬而下利。讝語。是爲被火氣刼故也。小便必難。爲强責少陰汗也。

太陽病二日。而反燒瓦熨其背。大汗出。火熱入胃。胃中水竭燥煩。必發讝語。十餘日振而反汗出者。此爲欲解。其汗從腰以下不得汗。其人欲小便不得。反嘔。欲失溲。足下惡風。大便堅者。小便當數。而反不數及多便已。其頭必卓然而痛。其人足心必熱。穀氣從下流故也。

風温爲病。脉陰陽俱浮。自汗出。身重多眠。鼻息必鼾。語言難出。若被火者。微發黄色。劇則如驚癇。時瘛瘲。若火熏之。一逆尚引日。再逆促命期。

火逆下之。因燒針煩躁者。桂枝甘草龍骨牡蠣湯主之。

傷寒頭痛。翕翕發熱。形象中風。常微汗出。自嘔者。熏之則發黃。不得小便。

傷寒。發熱頭痛。微汗出。熏之則喘。加溫鍼則必衄。

傷寒。脉陰陽俱緊。惡寒發熱。則脉欲厥。厥者脉初來大。漸漸小。更來漸漸大。是其候也。若熏之則發黃。熨之則咽燥。小便利者可救。難者危殆。

辨可火病形證治第二十二

二陽併病。太陽初得病時。發其汗。汗先出不徹。因轉屬陽明。續自微汗出。不惡寒。若太陽病證不罷者。不可下。可小發其汗。設面色緣緣正赤者。陽氣怫鬱在表不得越。當解之熏之。當汗而不汗。其人躁煩。不知痛處。乍在腹中。乍在四肢。按之不可得。其人短氣。但坐以汗出不徹故也。更發其汗則愈。何以知汗出不徹。以脉澁故知之。

下利。穀道中痛。當溫之。以爲宜火熬末鹽熨之。一方炙枳實熨之。

辨不可灸病形證治第二十三

微數之脉。慎不可灸。因火爲邪。則爲煩逆。追虛逐實。血散脉中。火氣雖微。内攻有力。焦骨傷筋。血難復也。

脉浮。當以汗解。而反灸之。邪無從出。因火而盛。病從腰以下必重而痺。此爲火逆。若欲自解。當須汗出。

脉浮。熱甚。反灸之。此爲實。實以虛治。因火而盛。必咽燥唾血。

辨可灸病形證治第二十四

燒鍼令其汗。鍼處被寒。核起而赤者。必發賁豚。氣從小腹上衝者。灸其核上各一壯。與桂枝加桂湯。

少陰病。得之一二日。口中和。其背惡寒者。當灸之。

少陰病。其人吐利。手足不逆。反發熱者。不死。脉不至者。灸其少陰七壯。

少陰病。下利脉微澁者。卽嘔。汗出必數更衣反少。當温其上灸之。

諸下利。皆可灸足大都五壯。一云七壯 商丘陰陵泉皆三壯。

下利。手足厥冷。無脉。灸之。主足厥陰是也。灸不温。反微喘者死。

傷寒五六日。脉微。手足厥冷。煩躁。灸厥陰。厥不還者死。

傷寒脉促。手足厥逆。可灸之。灸少陰厥陰。

辨不可刺病形證治第二十五

大怒無刺。大一作新後同　已刺無怒。已一作新下同

新内無刺。已刺無内。

大勞無刺。已刺無勞。

大醉無刺。已刺無醉。

大飽無刺。已刺無飽。

大饑無刺。已刺無饑。

大渴無刺。已刺無渴。

大驚無刺。

無刺熇熇之熱。無刺漉漉之汗。無刺渾渾之脉。身熱甚。陰陽皆爭者。勿刺也。其可刺者。急取之。不汗則洩。所謂勿刺者。有死徵也。

無刺病與脉相逆者。上工刺未生。其次刺未盛。其次刺已衰。麤工逆此。謂之伐形。

辨可刺病形證治第二十六

太陽病。頭痛至七日自當愈。其經竟故也。若欲作再經者。當鍼足陽明。使經不傳則愈。

太陽病。初服桂枝湯。而反煩不解者。當先刺風池風府。却再與桂枝湯則愈。

傷寒。腹滿而譫語。寸口脉浮而緊者。此爲肝乘脾。名曰縱。當刺期門。

傷寒。發熱。嗇嗇惡寒。其人大渴。欲飲酢漿者。其腹必滿而自汗出。小便利。其病欲解。此爲肝乘肺。名曰橫。當刺期門。

陽明病。下血而譫語。此爲熱入血室。但頭汗出者。刺期門。隨其實而瀉之。濈然汗出則愈。

婦人中風。發熱惡寒。經水適來。得之七八日。熱除。脉遲身凉。胸脇下滿。如結胸狀。其人譫語。此爲熱入血室。當刺期門。隨其實而取之。平病云熱入血室。無犯胃氣。及上二焦。與此相反。豈謂藥不謂鍼。

太陽與少陽併病。心下痞堅。頸項强而眩。當刺大椎第一間。肺俞肝俞。勿下之。

婦人傷寒。懷娠腹滿。不得大便。從腰以下重。如有水氣狀。懷娠七月。太陰當養不養。此心氣實當刺瀉勞宮及關元。小便利則愈。

傷寒。喉痺。刺手少陰。少陰在腕。當小指後動脉是也。鍼入三分補之。

少陰病。下利便膿血者。可刺。

辨不可水病形證治第二十七

發汗後。飲水多者。必喘。以水灌之。亦喘。

傷寒。吐下之。極虛復極汗出者。其人外氣怫鬱復與之水。以發其汗。因得噦者。胃中寒冷故也。

脉浮而遲。表熱裏寒。下利清穀。胃中虛冷。其人不能食。飲水卽噦。

下利。其脉浮大。此爲虛。以强下之故也。設脉浮革。因爾腸鳴。當温之。與水者噦。

陽明病。潮熱微堅。可與承氣湯。不堅勿與之。若不大便六七日。恐有燥屎。欲知之法。可與小承氣湯。若腹中轉矢氣者。此爲但頭堅後溏。不可攻之。攻之必腹滿不能食。欲飲水者卽噦。

病在陽。當以汗解。而反以水潠之。若灌之。其熱却不得去。須臾益煩。皮上粟起。意欲飲水。反不渴。服文蛤散不差。與五苓散。寒實結胸。無熱證者。與三物小白散。

身熱皮粟。不解。欲引衣自覆。若以水灌之洗之。其熱被刼。益不得去。當汗而不汗。即煩。假令汗出已。腹中痛。與芍藥三兩。如上法。

寸口脉浮大。醫反下之。此爲大逆。浮即無血。大則爲寒。寒氣相搏。則爲腸鳴。醫乃不知。而反飲水。令汗大出。水得寒氣。冷必相搏。其人必餲。

寸口脉濡而弱。濡即惡寒。弱則發熱。濡弱相搏。藏氣衰微。胸中苦煩。此非結熱。而反搏之。居水漬布。冷銚貼之。陽氣遂微。諸府無依。陰脉凝閉。結在心下。而不肯移。胃中虚冷。水穀不化。小便縱通。復不能多。微則可救。劇則寒在心下。當奈何。

辨可水病形證治第二十八

太陽病。發汗後。若大汗出。胃中乾燥。煩不能眠。其人欲飲水。當稍飲之。令胃中和則愈。

厥陰病。渴欲飲水者。與水飲之即愈。

太陽病。寸口緩。關上小浮。尺中弱。其人發熱而汗出。復惡寒。欲嘔。但苦心下痞者。此爲下之故也。若不下。其人復不惡寒而渴者。爲轉屬陽明病。小便數者。大便必堅。不更衣十日無所苦也。欲飲水者。與之。但當如法救之。宜五苓散。

寸口脉洪而大。數而滑。洪大則營氣長。滑數則胃氣實。營長則陽盛。怫鬱不得出。胃實則堅難大便則乾燥。三焦閉塞。津液不通。醫發其汗。陽盛不周。復重下之。胃燥熱蓄。大便遂擯。小便不利。營衛相搏。心煩發熱。兩眼如火。鼻乾面赤。舌燥齒黄焦。故大渴。過經成壞病。鍼藥所不能制。與水灌枯槁。陽氣微散。身寒溫衣覆汗出。表裏

通利其病卽除形脉多不同此愈非法治但醫所當慎妄犯傷營衛

霍亂而頭痛發熱身體疼痛熱多欲飲水屬五苓散證

嘔吐而病在膈上後必思水者急與豬苓湯飲之水亦得也

論熱病陰陽交併生死證二十九

問曰溫病汗出輒復熱而脉躁疾不爲汗衰狂言不能食病名爲何對曰病名陰陽交交者死人所以汗出者生于穀穀生于精今邪氣交爭於骨肉之間而得汗者是邪却而精勝也精勝則當能食而不復熱熱者邪氣也汗者精氣也今汗出而輒復熱者邪勝也不能食者精無俾也汗出而熱留者壽可立而傾也夫汗出而脉尚躁盛者死今脉不與汗相應此不能勝其病也狂言者是失志失志者死此有三死不見一生雖愈必死

熱病已得汗而脉尚躁盛此陰脉之極也死其得汗而脉靜者生

熱病脉尚躁盛而不得汗者此陽脉之極也死脉躁盛得汗者生

熱病已得汗而脉尚躁喘且復熱勿膚刺喘甚者死熱病陰陽交者死

熱病陽進陰退頭獨汗出死陰進陽退腰以下至足汗出亦死陰陽俱進汗出已熱如故亦死陰陽俱退汗出已寒慄不止鼻口氣冷亦死

熱病所謂并陰者熱病已得汗因得泄是謂并陰故治一作活

熱病所謂并陽者熱病已得汗脉尚躁盛大熱汗出雖不汗出若衄是謂并陽故治

金匱玉函經卷第六終

金匱玉函經卷第七

方藥炮製

凡野葛不入湯。入湯則殺人。不謂今葛根也。凡半夏不㕮咀。以湯洗十數度。令水清滑盡。洗不熟有毒也。茱萸椒之類。不㕮咀。生薑一觔。出汁三合半。生薑皆薄切之。乃擣絞取汁。湯成乃熟煮。如升數。無生者。用乾者一兩當二兩。附子大黄之類。皆破解。不㕮咀。或炮或生。皆去黑皮。刀刲取裏白者。故曰中白。用木芍藥刮去皮。大棗擘去核。厚朴即斜削如脯法。桂削去皮。用裏黑潤有味者爲佳。細辛斬折之。麻黄亦折之。皆先煮數沸。生則令人煩。汗出不可止。折節益佳。用桃核杏核。皆須泡去皮乃熬。勿取兩人者。作湯不熬。巴豆去皮心。復熬變色。瞿麥小草。斬折不㕮咀。石葦手撲速吹去毛盡。曝令燥。復撲之。不盡令人淋。藜蘆去頭毛。葶藶皆熬黄黑色。巴豆桃仁杏仁皆不可從藥。別擣令如膏。乃稍納藥末中。更下麤羅。凡㕮咀藥。欲如大豆。麤則藥力不盡。凡煎藥皆去沫。沫濁難飲。令人煩。膠乃成下。去滓。乃納之。飴亦然。凡圓藥膠炙之。乃可擣。用膠炙令盡沸。凡擣圓藥。欲各異擣。藥有難易擣耳。凡煮藥用遲火。火駛藥力不出盡。當以布絞之。綿不盡汁也。凡篩藥欲細篩。篩訖更合治之。和調蜜圓者。益杵數爲佳。凡散石藥。以藥計分之。下絹篩佳。散藥麤篩佳。凡作膏欲生。熟則力少。

桂枝湯方第一

桂枝三兩　芍藥三兩　甘草二兩炙

生薑三兩切　大棗十二枚擘

右五味。㕮咀三物。水七升。微火煮取三升。去滓。温服一升。須臾飲熱粥一升餘。以助藥力。温覆令汗出。一時許益佳。若不汗。再服如前。

又不汗。後服當小促其間。令半日許。三服盡。病重者。一日一夜服。晬時觀之。服一劑盡。病證猶在。當復作服。若汗不出者。服之二三劑。乃解。

桂枝麻黄各半湯方第二

桂枝一兩十六銖　芍藥　生薑

甘草炙　麻黄各一兩　大棗四枚

杏仁二十四枚

右七味。㕮咀。以水五升。先煮麻黄一二沸。去上沫。內諸藥。煮取一升八合。去滓。温服六合。本方二湯各三合。併爲六合。頓服。今裁爲一方。

桂枝二麻黄一湯方第三

桂枝一兩十七銖　芍藥一兩六銖　麻黄十六銖

生薑一兩六銖　杏仁十六枚　甘草一兩二銖

大棗五枚

右七味。以水五升。先煮麻黄一二沸。去上沫。內諸藥。煮取二升。去滓。温服一升。本方桂枝湯二分。麻黄湯一分。合爲二升。分再服。今合爲一方。

桂枝二越婢一湯方第四

桂枝　芍藥　甘草

麻黄各十八銖　生薑一兩三銖　大棗四枚

石膏二十四銖

右七味。㕮咀。以水五升。先煑麻黄一二沸。去上沫。內諸藥。煮取二升。去渣。温服一升。本方當裁爲越脾湯桂枝湯合之。飲一升。今合爲一方。桂枝湯二分。越脾湯一分。

桂枝加桂湯方第五

桂枝五兩　芍藥三兩　甘草二兩炙

生薑二兩　大棗十二枚

右五味。以水七升。煮取三升。去滓。温服一升。

本方桂枝湯。今加桂。

桂枝加附子湯方第六

桂枝　芍藥各三兩　甘草二兩炙

生薑三兩　大棗十二枚　附子一枚炮去皮破八片

右六味。㕮咀三物。以水七升。煮取三升。去滓。温服一升。本方桂枝湯。今加附子。

桂枝去芍藥湯方第七

桂枝三兩　甘草二兩炙　生薑三兩

大棗十二枚

右四味。㕮咀。以水七升。煮取三升。去滓。温服一升。本方桂枝湯。今去芍藥。

桂枝去芍藥加附子湯方第八

桂枝三兩　甘草二兩炙　生薑三兩

大棗十二枚　附子一枚炮

右五味。㕮咀以水七升。煮取三升。去滓。温服一升。本方桂枝湯。今去芍藥加附子。

桂枝去桂加茯苓白术湯方第九

芍藥三兩　甘草二兩炙　生薑三兩

大棗十二枚　茯苓　白术各三兩

右六味。㕮咀。以水七升。煮取三升。去滓。温服一升。小便利卽愈。本方桂枝湯。今去桂加茯苓术。

桂枝去芍藥加蜀漆龍骨牡蠣救逆湯方第十

桂枝三兩　甘草二兩炙　生薑三兩

蜀漆三兩洗去腥　大棗十二枚　牡蠣五兩熬

龍骨四兩

右七味。㕮咀。以水八升。先煮蜀漆。減二升。納諸藥。取三升。去滓。温服一升。本方桂枝湯。今去芍藥。加蜀漆龍骨牡蠣。一法以水一斗二升。煮取五升。

桂枝加芍藥生薑人參湯方第十一

桂枝三兩　芍藥　生薑各四兩

甘草二兩炙　人參三兩　大棗十二枚

右六味。㕮咀四味。以水一斗一升煮。取三升。去滓。温服一升。本方桂枝湯今加芍藥生姜人參。

桂枝倍加芍藥湯方第十二

桂枝三兩　芍藥六兩　生薑三兩

甘草二兩炙　大棗十二枚

右五味。㕮咀。以水七升煮。取三升。去滓。温服一升。本方桂枝湯。今加用芍藥。

桂枝加大黃湯方第十三

桂枝三兩　芍藥六兩　生薑三兩

甘草二兩炙　大棗十二枚　大黃三兩

右六味。㕮咀。以水七升煮。取三升。去滓。温服一升。

桂枝人參湯方第十四

桂枝　甘草炙各四兩　人參

白术　乾薑各三兩

右五味。以水九升煮。四味。取五升。去滓。內桂更煮。取三升。去滓。温服一升。日再。夜一服。

桂枝甘草龍骨牡蠣湯方第十五

桂枝一兩　甘草　龍骨

牡蠣熬各三兩

右爲末。以水五升煮。取二升。去滓。温服八合。日三服。

桂枝甘草湯方第十六

桂枝四兩　甘草二兩炙

右二味。以水三升煮。取一升。去滓頓服。

桂枝加葛根湯方第十七

桂枝三兩　芍藥二兩　甘草二兩炙

生薑三兩　大棗十二枚　葛根四兩

右六味。以水九升。先煮。葛根。減二升。去上沫。內諸藥煮。取三升。去滓。温服一升。覆取微似汗。不須啜粥。餘如桂枝法。

葛根湯方第十八

葛根四兩　麻黄　生薑各三兩
桂枝　芍藥　甘草各二兩
大棗十二枚

右七味。㕮咀。以水一斗。先煮麻黄葛根。減二升。去上沫。内諸藥煮。取一升。去滓。温服一升。取汗。不須啜粥。

葛根加半夏湯方第十九

葛根四兩　麻黄　生薑
桂枝　芍藥　甘草各二兩
大棗十二枚　半夏半升洗

右八味。以水一斗。先煮葛根麻黄。減二升。去上沫。内諸藥煮。取三升。去滓。温服一升。取汗。

葛根黄芩黄連湯方第二十

葛根半斤　甘草二兩炙　黄芩
黄連各三兩

右四味。㕮咀。以水八升。先煮葛根。減二升。内諸藥煮。取二升。去滓。温分服。

麻黄湯方第二十一

麻黄三兩　桂枝二兩　甘草一兩炙
杏仁七十枚

右四味。㕮咀。以水九升。先煮麻黄。減二升。去上沫。内諸藥煮。取二升半。去滓。温服八合。温覆出汗。不須啜粥。餘如桂枝法。

麻黄杏子甘草石膏湯方第二十二

麻黄四兩　杏子五十枚　石膏半斤碎綿裹
甘草一兩炙

右四味。以水七升。先煮麻黄。減二升。去上沫。内諸藥煮。取二升。去滓。温服一升。

麻黄附子甘草湯方第二十三

麻黄二兩　附子一枚炮去皮破八片

甘草二兩炙

右三味。以水七升。先煮麻黃一二沸。去上沫。內諸藥煮。取二升半。去滓。溫服八合。

麻黃附子細辛湯方第二十四

麻黃二兩　附子一枚去皮破作八片炮

細辛二兩

右三味。以水一斗。先煮麻黃減二升。去上沫。內諸藥煮。取三升。去滓。溫服一升。

麻黃連軺赤小豆湯方第二十五

麻黃　連軺　生薑各二兩

赤小豆一升　杏仁三十枚去皮尖　甘草一兩炙

大棗十二枚　生梓白皮一升

右八味。以潦水一斗。先煮麻黃一二沸。去上沫。內諸藥煮。取三升。去渣。溫服一升。

麻黃升麻湯方第二十六

麻黃二兩半　升麻　當歸各一兩六銖

黃芩　萎蕤　知母各十八銖

石膏碎綿裹　甘草炙　桂枝

芍藥　乾薑　白朮

茯苓　麥門冬去心各六銖

右十四味。㕮咀。以水一斗。先煮麻黃一二沸。去上沫。內諸藥煮。取三升。去渣。分溫三服。一飯間。當出汗愈。

大青龍湯方第二十七

麻黃六兩　桂枝二兩　甘草二兩炙

石膏雞子大碎綿裹　杏仁四十枚　生薑三兩

大棗十二枚

右七味以水九升。先煮麻黃減二升。去上沫。內諸藥煮。取三升。去滓。溫服一升。覆令汗出。多者溫粉撲之。一服汗者。停後服。若復服。汗多亡陽。遂虛惡風煩躁。不得眠。

小青龍湯方第二十八

麻黃　芍藥　細辛

桂枝　乾薑　甘草

五味子碎　半夏各半升

右八味。以水一斗。先煮麻黃減二升。去上沫。內諸藥煮。取三升。去滓。溫服一升。渴者去半夏加栝樓根三兩。微利去麻黃加蕘花如雞子。熬令赤色。噎者去麻黃加附子一枚炮。小便不利。少腹滿者去麻黃加茯苓四兩。喘者去麻黃加杏仁半升。蕘花不治利。麻黃定喘。今反之者。疑非仲景意。

小建中湯方第二十九

桂枝　甘草炙　生薑各三兩

芍藥六兩　大棗十二枚　膠飴一升

右六味。以水七升煮。取三升。去滓。內膠飴。更上火消解。溫服一升。嘔家不可服。以甘故也。

小柴胡湯方第三十

柴胡半觔　黃芩　人參

甘草　生薑各三兩　半夏半升

大棗十二枚

右七味。㕮咀。以水一斗二升煮。取六升。去滓。再煮取三升。溫服一升。日三。若胸中煩。不嘔者。去半夏人參加栝蔞實一枚。若渴者。去半夏加人參。合前成四兩半。栝蔞根四兩。若腹中痛者。去黃芩加芍藥三兩。若脅下痞堅者。去大棗加牡蠣四兩。若心下悸。小便不利者。去黃芩加茯苓四兩。若不渴。外有微熱者。去人參加桂三兩。溫覆微發其汗。若欬者。去人參大棗生薑。加五味子半升。乾薑二兩。

柴胡桂枝乾薑湯方第三十一

柴胡半觔　桂枝三兩　乾薑二兩

甘草二兩炙　牡蠣二兩熬　栝蔞根四兩

黃芩三兩

右七味。以水一斗二升煮。取六升。去滓。再煎取三升。温服一升。初服微煩。復服汗出愈。

柴胡桂枝湯方第三十二

柴胡四兩　黃芩　人參各一兩半

半夏二合半　甘草一兩炙　桂枝

芍藥　生薑各一兩半　大棗六枚

右九味。以水七升煮。取三升。去滓。温服一升。

柴胡加龍骨牡蠣湯方第三十三

柴胡四兩　黃芩　生薑

龍骨　人參　桂枝

牡蠣熬　黃丹　茯苓各一兩半

半夏二合半　大棗六枚　大黃二兩

右十二味。以水八升煮。取四升。內大黃更煮。取二升。去滓。温服一升。本方柴胡湯內加龍骨牡蠣黃丹桂茯苓大黃也。今分作半劑。

大柴胡湯方第三十四

柴胡半斤　黃芩三兩　芍藥三兩

半夏半升　生薑三兩　枳實四枚炙

大棗十二枚　大黃二兩

右八味。以水一斗二升煮。取六升。去滓。再煎取三升。温服一升。一方無大黃。然不加不得名大柴胡湯也。

柴胡加芒硝湯方第三十五

柴胡二兩十六銖　黃芩一兩　人參一兩

甘草一兩炙　生薑一兩　半夏五枚

大棗四枚　芒硝二兩

右七味。以水四升煮。取二升。去滓。分二服。以解爲差。不解更作服。

柴胡加大黃芒硝桑螵蛸湯方第三十六

柴胡二兩　黃芩　人參

甘草炙　生薑各十八銖　半夏五枚

大棗四枚　芒硝三合　大黃四兩

桑螵蛸五枚

右前七味。以水四升煮。取二升。去滓。下芒硝大黃桑螵蛸煮。取一升半。去滓。溫服五合。微下即愈。本方柴胡湯。再服以解其外。餘一服加芒硝大黃桑螵蛸。

茯苓桂枝甘草大棗湯方第三十七

茯苓半觔　桂枝四兩　甘草二兩炙

大棗十五枚

右四味。以甘瀾水一斗。先煮茯苓減二升。內諸藥煮。取三升。去滓。溫服一升。日三。

茯苓桂枝白朮甘草湯方第三十八

茯苓四兩　桂枝　白朮各三兩

甘草二兩

右四味。以水六升煮。取三升。分溫三服。小便即利。

茯苓甘草湯方第三十九

茯苓三兩　甘草一兩炙　桂枝二兩

生薑三兩

右四味。以水四升煮。取二升。去滓。分溫三服。

五苓散方第四十

豬苓十八銖　澤瀉一兩六銖　茯苓十八銖

桂半兩　白朮十八銖

右五味。為末。以白飲和服方寸匕。日三服。多飲煖水。汗出愈。

甘草乾薑湯方第四十一

甘草二兩炙　乾薑二兩

右二味。㕮咀。以水三升煮。取一升五合。去滓。分溫再服。

芍藥甘草湯方第四十二

芍藥四兩　甘草四兩炙

右二味。㕮咀。以水三升煮。取一升五合。去滓。

分温再服。

炙甘草湯方第四十三

甘草四兩炙　生薑三兩　人參二兩

生地黄一觔　桂枝三兩　阿膠

麥門冬半升去心　麻子仁半升　大棗三十枚

右九味。酒七升。水八升。煮。取三升。去滓。内膠烊盡。温服一升。日三服。

甘草湯方第四十四

甘草二兩

右一味。以水三升。煮。取一升半。去滓。温服七合。日二服。

厚朴生薑半夏甘草人參湯方第四十五

厚朴　生薑　半夏各半觔

甘草二兩　人參一兩

右五味。㕮咀。以水一斗。煮。取三升。去滓。温服一升。日三服。

梔子豉湯方第四十六

梔子十四枚擘　香豉四合綿裹

右二味。以水四升。先煮梔子得二升半。内豉煮。取一升半。去滓。分二服。温進一服。得快吐。止後服。

梔子甘草豉湯方第四十七

梔子十四枚擘　甘草二兩　香豉四合綿裹

右三味。以水四升。先煮梔子甘草得二升半。内豉煮取一升半。去滓。分爲二服。温進一服。得快吐。止後服。

梔子生薑豉湯方第四十八

梔子十四枚擘　生薑五兩　香豉四合綿裹

右三味。以水四升。先煮梔子生薑得二升半。内豉煮。取一升半。去滓。分爲二服。温進一服。得快吐。止後服。

梔子厚朴湯方第四十九

梔子十四枚擘　厚朴四兩　枳實四枚去穰炒

右三味。以水三升煮。取一升半。去滓。分爲二服。溫進一服。得吐。止後服。

梔子乾薑湯方第五十

梔子十四枚擘　乾薑二兩

右二味。以水三升煮。取一升。去滓。分爲三服。溫進一服。得快吐。止後服。

梔子黃檗湯方第五十一

梔子十四枚擘　黃檗二兩十六銖　甘草一兩炙

右三味。㕮咀。以水四升煮。取一升半。去滓。分溫再服。

金匱玉函經卷第七終

金匱玉函經卷第八

小陷胸湯方第五十二

栝樓實一枚　黃連二兩　半夏半升

右三味。以水六升。先煮栝樓取三升。去滓。內諸藥煮。取二升。去滓。分溫三服。

大陷胸湯方第五十三

大黃六兩去皮　芒硝一升　甘遂一錢

右三味。以水六升。先煮大黃取二升。去滓。內芒硝煮一兩沸。內甘遂末。溫服一升。得快利。止後服。

大陷胸圓方第五十四

大黃半觔　葶藶　芒硝

杏仁各半升

右四味。擣和取如彈圓一枚。甘遂末一錢匕。白蜜一兩。水二升煮。取一升。頓服。一宿乃下。

又大陷胸湯方第五十五

桂枝四兩　甘遂四兩　大棗十二枚

栝樓實一枚去皮　人參四兩

右五味。以水七升煮。取三升。去滓。溫服一升。胸中無堅。勿服之。

文蛤散方第五十六

文蛤五兩

右一味爲散。沸湯和服。一方寸匕。

白散方第五十七

桔梗　貝母各十八銖　巴豆六銖去皮心熬黑

右三味爲散。白飲和服。强人半錢。羸人減之。病在膈上必吐。在膈下必利。不利進熱粥一杯。利過不止。進冷粥一盃。

大黃瀉心湯方第五十八

大黃二兩　黃連一兩

右二味㕮咀。以麻沸湯二升漬之。須臾絞去滓。分溫再服。

附子瀉心湯方第五十九

大黃二兩　黃連　黃芩各一兩

附子一枚炮去皮破別煮取汁

右四味㕮咀。三味以麻沸湯二升漬之。須臾絞去滓。內附子汁。分溫再服。

半夏瀉心湯方第六十

半夏半升　黃芩　乾薑

甘草炙　人參各三兩　黃連一兩

大棗十六枚

右七味。以水一斗煮。取六升。去滓再煮。取三升。溫服一升。日三服。

甘草瀉心湯方第六十一

甘草四兩　黃芩三兩　乾薑三兩

半夏半升　黃連一兩　大棗十二枚

右六味。以水一斗煮。取六升。去滓再煎。取三升。溫服一升。日三服。

生薑瀉心湯方第六十二

生薑四兩　人參　甘草

黃芩各三兩　半夏半升　乾薑

黃連各一兩　大棗十二枚

右八味。以水一斗煮。取六升。去滓再煎。取三升。溫服一升。日三服。

禹餘糧圓方

闕

赤石脂禹餘糧湯方第六十三

赤石脂一觔碎　禹餘糧一觔碎

右二味。以水六升煮二升。去滓分溫三服。

旋覆代赭石湯第六十四

旋覆花三兩　代赭石一兩　人參二兩

大棗十二枚　生薑五兩　半夏半升

甘草二兩

右七味。以水一斗煮。取六升。去滓再煎。取三升。温服一升。日三服。

瓜蒂散方第六十五

瓜蒂熬黄　赤小豆各六銖

右二味。各别擣篩爲散。合治之。取一錢匕。以香豉一合。用熱湯七合煮。作稀糜。去滓取汁和散。温頓服之。不吐者少少加。得快吐乃止。

諸亡血虚家。不可與瓜蒂散。

白虎湯方第六十六

石膏一觔碎　知母六兩　甘草二兩

粳米六合

右四味。以水一斗煮。米熟湯成。去滓。温服一升。日三服。

白虎加人參湯方第六十七

人參三兩　石膏一觔　知母六兩

甘草二兩　粳米六合

右五味。以水一斗煮。米熟湯成。去滓。温服一升。日三服。

桂枝附子湯方第六十八

桂枝四兩　附子三枚炮　甘草二兩炙

大棗十五枚　生薑三兩

右五味。以水六升煮。取二升。去滓。分温三服。

术附湯方第六十九

白术四兩　附子三枚炮　甘草三兩炙

生薑二兩　大棗十五枚

右五味。以水六升煮。取二升。去滓。分温三服。一服覺身痺半日許。再服如冒狀。勿怪也。即是附子與术。並走皮中逐水氣。未得除。故使之耳。法當加桂四兩。其人大便堅。小便自利。故不加桂也。

甘草附子湯方第七十

甘草三兩炙　附子二枚炮　白术三兩

桂枝四兩

右四味。以水六升煮。取三升。去滓。溫服一升。日三服。汗出即解。能食。汗止復煩者。服五合。恐一升多者。宜服六七合爲始。

芍藥甘草附子湯方第七十一

芍藥　甘草各一兩　附子一枚炮

右三味㕮咀。以水三升煮。取一升三合。去滓。分溫三服。

乾薑附子湯方第七十二

乾薑一兩　附子一枚

右二味。以水三升煮一升。頓服之。

十棗湯方第七十三

芫花熬　甘遂　大戟

右三味。等分爲散。以水一升半。先煮棗十枚。取八合。去滓。內藥末。强人一錢。羸人半錢。若下少病不除。明日加半錢。

附子湯方第七十四

附子二枚炮　茯苓三兩　人參二兩

白术四兩　芍藥三兩

右五味。㕮咀。以水八升煮。取三升。去滓。溫服一升。日三服。

大承氣湯方第七十五

大黃四兩酒洗　厚朴半觔炙去皮　枳實五枚炙

芒硝三合

右四味。以水一斗先煮二味。取五升。去滓。內大黃煮。取二升。去滓。內芒硝更上微火一兩沸。分溫再服。得下。餘勿服。

小承氣湯方第七十六

大黃四兩　厚朴二兩炙去皮　枳實三枚大者炙

右三味。以水四升煮。取一升二合。去滓。分溫三服。初服當更衣。不爾盡飲之。若更衣。勿復服。

調胃承氣湯方第七十七

大黃四兩清酒浸　甘草二兩炙　芒硝半升

右三味㕮咀。以水三升煮取一升。去滓。內芒硝。更上火。微煮令沸。少少溫服。

桃仁承氣湯方第七十八

桃仁五十枚去皮尖　大黃四兩　桂枝二兩

甘草二兩炙　芒硝二兩

右五味。以水七升。先煮四味。取二升半。去滓。內硝更煮微沸。溫服五合。日三服。微利。

豬苓湯方第七十九

豬苓　茯苓　阿膠

澤瀉　滑石碎各一兩

右五味。以水四升。先煮四味。取二升。去滓。內膠消盡。溫服七合。日三服。

蜜煎導方第八十

蜜七合

右一味內銅器中。微火煎如飴。勿令焦。俟可丸。捻作挺如指許長二寸。當熱作。令頭銳。內穀道中。以手急抱。欲大便時。乃去之。

又大豬膽一枚。瀉汁。和醋少許。以灌穀道中。如一食頃。當大便出。宿食惡物。

麻子仁圓方第八十一

麻子仁二升　芍藥半觔　大黃一觔

厚朴一觔炙　枳實半觔炙　杏仁一觔

右六味爲末。煉蜜爲圓桐子大。飲服十圓。日三服。漸加。以和爲度。

抵當圓方第八十二

水蛭二十箇熬　䗈蟲二十五箇　桃仁三十箇去皮尖

大黃三兩

右四味杵分爲四圓。以水一升煮一圓。取七合服之。晬時當下血。若不下。更服。

抵當湯方第八十三

水蛭三十箇熬　䗈蟲三十箇熬去翅足

桃仁二十箇去皮尖　大黄三兩酒浸

右四味爲末。以水五升煮。取三升。去滓。溫服一升。不下再服。

茵蔯蒿湯第八十四

茵蔯蒿六兩　梔子十四枚擘　大黄二兩去皮

右三味以水一斗。先煮茵蔯減六升。内二味煮。取三升。去滓。分温三服。小便當利。尿如皂角汁狀。色正赤。一宿腹減。黄從小便去也。

黄連阿膠湯方第八十五

黄連四兩　黄芩一兩　芍藥二兩

雞子黄二枚　阿膠三兩

右五味以水五升。先煮三物。取二升。去滓。内膠烊盡。小冷。内雞子黄。攪令相得。温服七合。日三服。

黄連湯方第八十六

黄連二兩　甘草一兩炙　乾薑一兩

桂枝二兩　人參二兩　半夏五合

大棗十二枚

右七味。以水一斗煮。取六升。去滓。分五服。日三服。夜二服。

桃花湯方第八十七

赤石脂一觔一半全用一半篩末　乾薑一兩

粳米一升

右三味。以水七升煮。米令熟。去滓。温服七合。内赤石脂末方寸匕。日三服。若一服愈。餘勿服。

吴茱萸湯方第八十八

吴茱萸一升洗　人參三兩　生薑六兩

大棗十二枚

右四味。以水七升煮。取二升。去滓。温服七合。日三服。

豬膚湯方第八十九

豬膚一觔

右以水一斗煮。取五升。去滓。加白蜜一升。白粉五合熬。香和相得。溫分六服。

桔梗湯方第九十

桔梗一兩　甘草二兩

右二味。以水三升煮。取一升。去滓。分温再服。

苦酒湯方第九十一

雞子一枚去黃內苦酒於殼中　半夏洗破如棗核大十四枚內苦酒中

右以雞子殼。置刀鐶中。安火上。三沸去滓。細含嚥之。不差更作。

半夏散方第九十二

半夏　桂枝　甘草炙各等分

右三味。各別擣篩合治之。白飲和服方寸匕。日三服。若不能散服。以水一升。煎七沸。內散一二方寸匕。更煎三沸。下火令小冷。少少嚥之。

白通湯方第九十三

葱白四莖　乾薑一兩　附子一枚生用去皮破

右三味。以水三升煮。取一升。去滓。分溫再服。

白通加豬膽汁湯方第九十四

葱白四莖　乾薑一兩　附子一枚生

人尿五合　豬膽汁一合

右以水三升。煮一升。去滓。內人尿膽汁。和相得。分溫再服。無膽亦可。

真武湯方第九十五

茯苓　芍藥　生薑各三兩

白朮二兩　附子一枚炮

右五味。以水八升煮。取三升。去滓。溫服七合。日三服。若欬者。加五味子半升。細辛乾薑各一兩。若小便利者。去茯苓。若下利者。去芍藥加乾薑二兩。若嘔者。去附子加生薑。足前成半觔。

烏梅圓方第九十六

烏梅三百箇　細辛六兩　乾薑十兩

黃連一觔　當歸四兩　附子六兩炮

蜀椒四兩去子　桂枝六兩　人參六兩

黃檗六兩

右十味。異擣篩。合治之。以苦酒漬烏梅一宿。去核。蒸之五升米下。飯熟取擣成泥。和藥令相得。內臼中。與蜜杵二千圓。如梧桐子大。先食飲服十圓。日三服。稍加至二十圓。禁生冷滑物食臭等。

乾薑黃芩黃連人參湯方第九十七

乾薑　黃芩　黃連

人參各三兩

右四味。以水六升煮。取二升。去滓。分溫再服。

白頭翁湯方第九十八

白頭翁　黃連　黃檗

秦皮各三兩

右四味。以水七升煮。取二升。去滓。溫服一升。不愈更服一升。

黃芩人參湯方九十九

黃芩　人參　桂枝

乾薑各二兩　半夏半升　大棗十二枚

右六味。以水七升煮。取二升。去滓。分溫再服。

黃芩湯方第一百　芍藥二兩

黃芩　甘草二兩炙　大棗十二枚

右四味。以水一斗煮。取三升。去滓。溫服一升。日再服。夜一服。

黃芩加半夏生薑湯方第一百一

黃芩三兩　芍藥　甘草各二兩炙

大棗十二枚　半夏半升　生薑一兩半

右六味。以水一斗煮。取三升。去滓。溫服一升。

日再服夜一服。

理中圓及湯方第一百二

人參　甘草炙　白术

乾薑各三兩

右四味。搗篩爲末。蜜和圓。如雞黄大。以沸湯數合。和一圓。研碎温服之。日三服。夜二服。腹中未熱。益至三四圓。然不及湯。湯法以四物依兩數切。用水八升。煮取三升。去滓。温服一升。日三服。

加減法

若臍上築者。腎氣動也。去术加桂四兩。

吐多者。去术加生薑三兩。下多者。還用术。

悸者。加茯苓二兩。

渴欲得水者加术。足前成四兩半。

腹中痛者加人參。足前成四兩半。

寒者加乾薑。足前成四兩半。

腹滿者去术加附子一枚。

服湯後如食頃。飲熱粥一升許。微自温。勿發揭衣被。

四逆散方第一百三

甘草炙　柴胡　芍藥

枳實炙各十分

右四味爲散。白飲服方寸匕。日三服。欬者加五味子乾薑各五分。并主久痢。悸者加桂枝五分。小便不利者加茯苓五分。腹痛者加附子一枚炮。泄利下重者先以水五升煮薤白三升。取三升。去滓。以散三方寸匕。内湯中煮。取一升半。分温再服。

四逆湯方第一百四

甘草二兩炙　乾薑一兩半　附子一枚生去皮破

右三味。以水三升煮。取一升二合。去滓。分温再服。强人可大附子一枚。乾薑三兩。

通脉四逆湯方第一百五

乾薑三兩強人四兩　甘草二兩炙　附子大者一枚生用破

右三味。以水三升煮。取一升二合。去滓。分温再服。其脉即出者愈。

面色赤者加葱九莖。腹中痛者加芍藥二兩。嘔者加生薑二兩。咽痛者加桔梗二兩。利止脉不出者加人參二兩。

人參四逆湯方第一百六

人參一兩　甘草二兩炙　乾薑一兩半

附子一枚生

右四味。以水三升煮。取一升二合。去滓。分温再服。

茯苓四逆湯方第一百七

茯苓四兩　甘草二兩炙　乾薑一兩半

附子一枚生　人參一兩

右五味㕮咀。以水五升煮。取一升二合。去滓。分温再服。

通脉四逆加豬膽汁湯方一百八

乾薑三兩　甘草二兩炙　附子大者一枚生

豬膽汁四合

右三味。以水三升煮。取一升二合。去滓。內豬膽汁。分温再服。

當歸四逆湯方一百九

當歸　桂枝　芍藥各二兩

細辛一兩　大棗二十五枚　甘草炙

通草各二兩

右七味㕮咀。以水八升煮。取三升。去滓。温服一升。日三服。

當歸四逆加吳茱萸生薑湯方第一百十

當歸　桂枝　芍藥

細辛　甘草炙　通草各三兩

大棗二十五枚　吳茱萸二兩　生薑半觔

右九味㕮咀，以水四升，清酒四升，煮取三升，去滓，温服一升，日三。

燒裩散方第一百十一

右取婦人中裩近隱處，剪燒灰，以水和服方寸匕，日三服，小便卽利，陰頭微腫則愈。婦人病，取男子裩當燒灰。

枳實梔子豉湯方第一百十二

枳實三枚，炙　梔子十四枚，擘　豉一升，綿裹

右以清漿水七升，空煎減三升，內枳實梔子煮，取二升，內豉更煮五六沸，去滓，分温再服，取汗出。若有宿食，加大黃，如博棊子大五六枚。

牡蠣澤瀉散方第一百十三

牡蠣熬　澤瀉　栝蔞根

蜀漆洗去腥　葶藶熬　商陸根熬

海藻洗去鹹，各等分

右七味爲散，白飲和服方寸匕，小便利卽止。

竹葉石膏湯方第一百十四

竹葉二把　石膏一觔　半夏半升

人參三兩　甘草二兩，炙　粳米半升

麥門冬一升，去心

右七味，以水一斗，煮取六升，去滓，內粳米，煮米熟湯成，去米，温服一升，日三服。

麥門冬湯方第一百十五

麥門冬七升　半夏一升　人參二兩

甘草二兩，炙　粳米三合　大棗十二枚

右六味，以水一斗六升，煮取六升，温服一升，日三夜一服。

附遺

調氣飲　治赤白痢，小腹痛不可忍，下重，或面青手足俱變者，用黃蠟三錢，阿膠三錢，同溶化，入黃連末五錢，攪勻，分三次熱服，神妙。

猪肚黄連丸　治消渴飲水。用雄猪肚一枚。入黄連末五兩。栝樓根白粱米各四兩。知母三兩。麥門冬三兩。縫定蒸熟。擣丸如梧子大。每服三十丸。米飲下。

青木香丸　主陽衰諸不足。用崑崙青木香六路訶子皮各二十兩。擣篩。糖和丸。梧子大。每空腹酒下三十丸。日再。其效尤速。

治五噎吐逆。心膈氣滯。煩悶不下。用蘆根五兩。剉。以水三大盞。煮取二盞。去滓。温服。

治小兒羸瘦。用甘草三兩。炙焦爲末。蜜丸綠豆大。每温水下五丸。日二服。

治小兒撮口發噤。用生甘草二錢半。水一盞。煎六分。温服。令吐痰涎。後以乳汁點兒口中。

治小兒中蠱欲死者。用甘草五錢。水二盞。煎五分服。當吐出。

金匱玉函經卷第八　終

註解傷寒論勘誤表

頁	欄	行	字	誤	正
三一	上	一三	九	商	商
三八	下	二〇	一二	暖	服
三九	下	一〇	一一下	其三十穴	其三十九穴
四五	上	一四	九下	桂枝去桂	桂枝湯去桂
四五	下	一三	白芍藥下右側小註	苦	味
五二	上	一八	人參下左側小註	味溫	味甘溫
五三	下	一五	四起	以水肆升	以水肆升煑取二升
五六	下	一	半夏下右側小註	斤	升
五九	上	一七	牡蠣下左側小註	熬	煅
五九	下	七	末二	凡	反
六〇	下	一	左側小註	脚	腥
六二	上	一五	二一、二三	諦證	證諦
六五	下	一〇	芭豆下左側小註	平	辛
六五	下	一四	三字起	强人半錢	强人半錢匕
六六	上	一	九	五	五六
七一	下	一一	半夏下左側小註	甘	辛
七八	上	三	九字起	腹中轉氣者	腹中轉失氣者
八〇	上	一七	二	攖	攪
八二	上	一六	末	貳	叁
八二	下	一九	末九	陽明發熱	陽明病發熱

頁	欄	行	字	誤	正
八三	上	一一	末	喜	善
八三	上	一八	三	脇	協
八四	上	四	三	之病	之爲病
八六	上	二〇	六字起	脉不至	脉不至者
八七	上	七	末字起	內藥	內諸藥
八七	上	一〇	五字起	無證	無裏證
八八	下	二	七字起	和相得	和令相得
八九	下	五		白通加猪膽汁方	白通加猪膽汁湯方
一〇一	上	八	一七	久	灸
一〇四	上	三	四	無	亡
一〇四	上	二二	二一	胃	衛
一〇五	上	五	八字起	微汗	微汗出
一〇六	上	一三	一二一	當	當宜
一〇七	上	一四		（缺）	麻黃三兩去節
一〇七	上	一五	二	陸	柒
一〇七	上	一七	末	法	湯法

頁	欄	行	字	誤	正